NURSING TEXTBOOK SERIES

看護学概論

看護追求へのアプローチ

田中幸子 編著

第5版

JN003024

医歯薬出版株式会社

〈執筆者一覧〉

編集

田中幸子　　　　東京慈恵会医科大学医学部看護学科　　教授

編集協力

山本直美　　　　佛教大学保健医療技術学部看護学科　　教授
中島小乃美　　　佛教大学保健医療技術学部看護学科　　教授

執筆

岡田朱民　　　　佛教大学保健医療技術学部看護学科　　講師
柏原寛美　　　　佛教大学保健医療技術学部看護学科　　助教
勝山貴美子　　　横浜市立大学大学院医学研究科看護学専攻　　教授
小林菜穂子　　　聖泉大学看護学部看護学科　　准教授
髙島留美　　　　聖泉大学看護学部看護学科　　助教
田中幸子　　　　編集に同じ
中島小乃美　　　編集協力に同じ
西山ゆかり　　　聖泉大学看護学部看護学科　　教授
羽入千悦子　　　東京慈恵会医科大学医学部看護学科　　講師
藤本真記子　　　青森県立保健大学健康科学部看護学科　　准教授
堀　良子　　　　駒沢女子大学看護学部看護学科　　教授
山本加奈子　　　川崎医療福祉大学保健看護学部保健看護学科　　准教授
山本直美　　　　編集協力に同じ

This book is originally published in Japanese
under the title of :

NTS Kangogakugairon
Kangotsuikyu-eno Approach
（An Introduction to Nursing : Approach to Nursing）

Editor :
Tanaka, Sachiko
　Professor, The Jikei University School of Nursing

ⓒ 2005　1 st ed.
ⓒ 2022　5 th ed.

ISHIYAKU PUBLISHERS, INC.
　7-10, Honkomagome 1 chome, Bunkyo-ku,
　Tokyo 113-8612, Japan

第5版の発行にあたって

　本書「看護学概論　看護追求へのアプローチ（An Introduction of Nursing）」は，2005年の初版出版から17年が経過しました．地球温暖化による自然災害の増加や新型コロナウイルス感染症（COVID-19）の世界的な流行など社会状況が大きく変化するなか，看護に対する社会のニーズはより高まってきています．本書はこうした看護のニーズに対応し，さらにこれまで本書の編集を担われてきました，ライダー島崎玲子先生，岡崎寿美子先生，小山敦代先生の看護学概論に対する教育理念を受け継ぎ，新たなメンバーで第5版を発行することとなりました．

　看護学概論は，看護学を学ぶ目的で入学してきた学生が最初に接するIntroduction of Nursingに相当する専門科目であり，各看護学の基盤となる基礎看護学の一部として位置づけられています．「看護とは何か」「専門職としての看護職者は何をするのか」「看護学とはどういう学問か」という看護の本質と看護全般の概念をとらえ，看護の位置づけと役割の重要性を認識し，看護職者になる者としての姿勢・態度を学ぶ科目です．また，同時に，看護学への関心を高め，各領域の専門看護学へつなげる科目でもあります．

　本書では，わかりやすく簡潔な記述を心がけ，章立ての最初のページに「学習のねらい」とキーワードをつけ，学習の目的を明確にしました．

　今回の改訂にあたっては，第4版の構成を大枠で踏襲しながら，新しい情報や動向を盛り込みつつ，看護の継承を重視して看護の歴史も充実させた内容となっています．また，従来章立てを"Chapter1"，"Chapter2"，……のように表現していたものをわかりやすく「第1章」「第2章」……と表示しています．

　冒頭にIntroductionとして「看護を学ぶにあたって」を入れ，本書がどのような内容で構成され，どのように学ぶことができるのかを解説しました．第1章は「看護実践に必要な諸概念」，第2章「看護の歴史」，第3章「看護実践と看護活動の場」，第4章「拡大する看護活動の場」，第5章「看護と法律」，第6章「看護と倫理」，第7章「専門職としての看護と教育」，第8章「看護理論の概要」，第9章「看護過程と看護診断」，第10章「看護研究」で構成されています．おもな改訂内容としては，看護と倫理において，インフォームド・コンセントとアドボカシーを充実させ，災害看護については，「看護職の倫理綱領」に新たに自然災害における看護師の行動指針が追加されたことを解説し，熊本地震や新型コロナウイルス感染症についても追記しました．また，看護理論についても看護界でよく活用されている理論家を追加し，看護理論の理解を深めるために看護と哲学，思想とのかかわりを盛り込みました．さらに巻末資料として，ヘルシンキ宣言やリスボン宣言などを添付しました．本書は看護師国家試験出題基準とも照合し，大切な用語や概念はきちんと理解できるよう心がけています．

　本書が看護学を最初に学ぶ学生の知的好奇心を刺激し，看護を具体的にイメージし，看護への関心や探求心を養い，自らの看護観を築く礎になってほしいと願っています．

　最後に，第5版への改訂にあたり，たいへんお世話になりました医歯薬出版編集部に感謝申し上げます．

2021年11月　田中幸子

はじめに —— 初版の序文

　新しく看護の道を目指して入学した学生のなかには，まだ本当に看護の仕事はどのようなものかを理解せず憧れにも似た感情や，目的なしに看護を選んだという複雑な気持ちをもつ人がいると思います．このように看護について白紙状態の看護学生が，看護の重要性や看護は実際どのような仕事であるか，また看護を提供するためにはどのような基本的な知識が必要かを短期間で学習するのは大変なことです．1年次に学ぶ看護学概論がその役割を果たすものですが，わずかな期間で，学生がしっかりとした概念をもつに至るのは至難の技です．学生たちのなかには4年生になってはじめて看護学概論がわかったとコメントをする人もいます．

　このような状況を改善するためには，看護教員は抽象的な概念や理論をいかに具体的にわかりやすく教えるか工夫することが必要ですが，難しい用語が羅列された情報過多の教科書では学生が内容を把握しきれません．ともすれば国家試験のために教科書の文章をそのまま丸暗記してしまいがちな学生の傾向に対して，本書は彼らの知的好奇心を刺激し，自己学習により学びを深め，自らの看護観を築いていく，そうしたきっかけとなることを目指した看護学概論の教科書を目指しました．そのため，極力煩雑な説明を省いてできるだけ簡潔な記述を心がけ，また演習を適宜取り入れ，学生の積極的な探求心を刺激するように構成しています．

　Part I の序章では，ケリー（Kelly）の看護学の哲学的アプローチを参考にし概要（schema；シェーマ）を作成しました．学生がシェーマのコアを頭のなかに入力（インプット）することにより，看護は何かという基本的な概念を理解し，次第にコアの外部へと広がりをもち，看護の全体像をイメージできるように工夫をしました．また，患者中心の看護の図は，筆者自身が1960年代コロンビア大学ティーチャーズカレッジのネルソン教授の授業 “Fundamentals of Nursing” の授業で教わった資料を使用しました．40年以上前に学んだ知識が現在の看護の世界でも通用するのを再確認し，ネルソン教授の偉大さを実感しました．

　さらに，本書の特徴のひとつとして，後半で看護理論を大きく取りあげていることがあげられます．看護理論は看護の基礎であり，実践の素地となります．現在，多くの看護理論が発表されていますが，実際に現場で活用できなければ理論としての意味がありません．また，今紹介されている多くの看護理論のなかには，完全に，また正確に解釈し理解することは困難な理論もあります．看護理論を自分の能力に応じて理解，解釈し，自分の哲学（philosophy）として変形し活用できればよいと思います．また，看護理論の学習を通して理論と実践の関係について考え，実践の素地を形成し，さらに自らの看護観を養ってほしいと願います．

　そうした考えから理論の選択にあたっては現在の看護現場で活用できるものとし，また，前半と同様に記述は簡潔を心がけ，演習を追加して学生が自ら学んで身につける姿勢を育むように工夫しました．ロジャース（Rogers M）の演習の資料は，青森県立保健大学のリボウィッツ（Leibowitz）学長（当時）が米国においてロジャースの研修会でいただいたものを提供してくださいました．そして，筆者が自分なりに解釈，理解して活用したものです．

　学生が看護理論の醍醐味に気づき，将来，研究や看護理論の構築に興味をもつことを願っています．

　最後に，この看護学概論の作成にあたって協力してくださった先生方，医歯薬出版の担当者各位に感謝いたします．

2005年3月　ライダー島崎玲子

contents

第7章 専門職としての看護と教育 126

第9章 看護過程と看護診断 219

❶ 看護過程 （堀　良子） 219

❷ 看護診断 （堀　良子） 225

第10章 看護研究 230

❶ 看護学における研究の意義 （山本直美） 231

❷ 量的研究と質的研究 （山本直美） 231

❸ 看護研究の実際 （山本直美） 232

看護を知るために　本書の視点と特徴

　看護を目指し，看護の大学あるいは専門学校に入学した学生が，最初に学ぶものが看護学概論と看護技術である．看護の実践は，患者との人間的なかかわりから体得するものである．したがって，できるだけ早く看護職に対しての自覚をもち看護への動機づけを行うために，早期体験としての臨地実習が多くの看護学校で1年生後期から実施されている．このため，看護学概論は1年生の前期という短い期間の学習ではあるが，臨地実習の前までにしっかりとした基本となる知識を身につけてほしいと願うものである．看護学概論は1年次から4年次までの看護科目の骨子となるもので，非常に幅広い内容を包括している．そのため学生にとっては，母性・小児・成人・老年看護学のような各論と異なり，抽象的で理解しにくいかもしれない．しかし，概論をしっかりと勉強していると，各論で納得し深く理解できる．

　つまり，看護学概論の学習目的とは，科学的，主体的な思考過程をふまえて，看護を学問として追求し，実践できる素地をつくることである．本書の学習目標は以下のとおりである．

> 1．看護の概念を世界的，歴史的に展望し，看護の本質を見極めることができる．
> 2．看護の対象としての人間を生物学的・心理学的・社会学的存在として認識し，総合的にみられる．
> 3．初期から現代までに開発された理論を理解し，活用の素地をつくる．
> 4．看護活動の基本的過程が理解でき，活動内容の大綱がわかる．
> 5．看護活動の場におけるチーム員の機能が理解でき，構成員としての役割が認識でき，責任を遂行できる．
> 6．看護の専門職者としてふさわしい資質，倫理観，価値観を培うことができる．

　看護師の役割は，人びとの疾病の予防，健康の維持増進，疾病からの回復への援助，看護ケアの提供，健康への指導という幅広い機能をもち，単に医師の指示で看護をする時代は終わり，看護師は自立した看護ができるようになった．今後の学習期間においてたくさんの知識を蓄え，自分自身の看護観を形成していくことが必要である．そして，それらの知識をフルに活用して，適切で安全，安楽な技術をもって看護を実践していくことが必要である．これには，高校卒業までの学習法，暗記法から脱皮して，自分自身で考え学習しなければならない．自己学習を支援することも本書の目的のひとつである．

　本書の第1章〜第7章は，看護についてのおもな考え方を紹介する．学生自身が情報を追加しながら幅広い看護の考え方を学習し，自分はこのように看護について考えるという独自の看護観を培ってほしい．第8章〜第10章は，米国において開発された初期から近年までの看護理論の要約や，看護過程，看護研究を載せた．専門職看護師としての実践には，科学的根拠や看護理論の活用が不可欠であることを認識してほしい．

Introduction
看護を学ぶにあたって

　皆さんは「看護」をどのようにイメージしているでしょうか.

　子どもの頃に読んだナイチンゲールの伝記をイメージする人もいるかもしれないし, 医師の診察の介助をする看護師をイメージしたり, 注射をする看護師をイメージするかもしれません. そうしたイメージに良い印象をもって, 看護職を志し, 学ぼうとされていることと思います.

＊　　　　　＊　　　　　＊

　ただ, こうした看護師像が当初から存在したわけではありません. 看護が職業として社会的に認知されるまでには長い歴史がありました. 『癒しの女性史　医療における女性の復権』[1) では, 女性がつねに癒し手であったこと, ありとあらゆる性差別の歴史のなかで産婆が誕生し, 健康運動にかかわり光を見出していったことが述べられています. その歴史の延長線上に男性の看護職者の誕生や看護職者の活動領域の拡大があります. そうした長い看護のあゆみを理解することは, 今後どのように進んでいくべきかの指標を考える手助けになります. また, 専門職として自分の職業の成り立ちをしっかり理解することは, 看護という職業のアイデンティティを深め, 地道に努力し成長していくことにつながると考えます. 先人がさまざまな苦難に負けず実践してきた活動を知ることによって, 自分自身が遭遇する苦難に対しどうすべきかの道しるべとなり, 背中を押してくれるかもしれません. さらに, 看護の歴史の断面は複雑で, どこに視点を当てるのかによっても異なる多様なものです. まだわかっていないこともたくさんあります. 本書では, 看護の歴史として理解されている部分を取り上げています. 看護の歴史に関心をもち, 学習を進めるなかで, まだわかっていない部分を自分の力で解明していくことが大切です. そうした解明に役立つのが看護研究です. 本書では最後の第10章で看護研究の基本的な考えについて説明しています.

　日本は1945年8月, 第二次世界大戦で敗戦し, 米国から占領されました. 戦前は軍国主義一色だった日本は, 民主主義の国に変わりました. 当時の人々がどんな思いで敗戦を受け止めたのか, 占領をどのように受け入れたのか, 見る人によって異なるでしょう. わたしたちの法律：保健婦助産婦看護婦法（現在の保健師助産師看護師法）の立法・改正にかかわった金子光氏は, 『保健婦助産婦看護婦法の解説』[2) において,「新しく制定された政令（保健婦助産婦看護婦令）およびそれを引きついで定められた法律（保健婦助産婦看護婦法）は, 従来の制度には全然考えられていなかった新しい思想に基づいてつくられている」と述べています. 看護の視点から戦前と戦後の変容を理解することで, 先人が遺して

1

くださった大切なものに気づくことができると思います.

＊　　　　　＊　　　　　＊

　看護職のキャリアと働き方を変えていったのも先人の力によるところが大きいのです. 民主化された戦後も, 女性は結婚をしたら仕事は辞めるものという考え方が根強く残っていました. 病院での就労は多くの場合は全寮制でした. それが, 結婚しても, 子どもが生まれても仕事をしたい, というパイオニアが少しずつ現れ, それが古い空き部屋を活用した院内保育所の設置につながりました. 一部の有志で始まった院内保育所は労働組合が支援するようになったり, 病院が必要性を認め, 子どもの養育にふさわしい環境の整った院内保育所へと変わっていきました. このことは院内保育所の設置にとどまらず, 看護職者のキャリアと働き方に対する病院管理者や社会の人びとの認識を変えたところに大きな意義があると思います. これらは看護に情熱をもったパイオニアがいなければ成しえなかったことといえるでしょう. 本書の第7章では, 専門職としての看護の発展過程について述べています. 看護専門職の定義については歴史的にはナイチンゲールの著作やブラウン・レポートから解釈することができます. また, 米国看護師協会や日本看護協会も専門職としての看護を定義しており, 看護が専門職であるということはきわめて重要な意味をもちます. そして, 専門職であることの軸のひとつに教育制度があります. 第7章ではどのような教育制度で看護職者が教育・育成されてきたのか, 看護教育の体制と課題が説明されています. 看護界は“看護の質の向上”を理念に教育制度の改善に取り組んでいます.

＊　　　　　＊　　　　　＊

　看護職がかかわる多くの人びととは何らかの健康課題をもっている人々であり, 同時に苦しみ, 悩み, 困難感をもっている場合が少なくありません. その人にどのように接し, 支えていけばよいのでしょうか. その人のもつ苦しみや辛さをどのようにすれば理解できるのでしょうか. 村上靖彦氏は, 「『私はあなたのことを理解している』という思い込みは, 当事者への暴力になる危険と常に背中合わせである. それでも, 理解しようと最大限の努力をはらわなければならないというジレンマのなかで, 考え続けるのがケアラー (ケアを行う人) 特有の倫理観といえるだろう」[3]と述べています.

　一方, 患者さんが望まないケアであっても医療上必要であればやらなければならないのでしょうか. 現実の臨床場面でも, 患者さんの思いと医療上の利益が対立することが少なくありません. 看護の倫理では看護場面で考えなければならない人権の尊重, 対象者のアドボカシーなどについて学んでいきます. 人びとの価値観の変容によって看護職者に求められるものも時代によって変化していきますから, 看護職者はつねに学び続けることが必要です. 現行の医療法では, 看護師等は医療を受ける者の意向を十分に尊重すること, 良質かつ適切な医療を行うよう努めることが規定されています. そうした医療を提供するために保健師助産師看護師法では, 免許を受けた後も臨床研修その他の研修を受け, 資質の向上を図るよう努めることが規定されています.

＊　　　　　＊　　　　　＊

　看護理論は, 看護とは何か, 看護をどう実践するのかなど, 看護専門職の先人が哲学的に考え打ち立てたものです. 看護実践の過程では, 予想しえないいろいろな現象が起こり, その現象の意味を解釈していくことが重要です. 科学の知 (自然科学の知ともいえます) は, 仮説と演繹的推理と実験の反復から成り立ち, 普遍性を重視します. 一方, 看護実践

のように患者さんに接していくなかでその現象から経験的に獲得される臨床の知というものは，直感と経験と類推の積み重ねで成り立つ[4]といわれています．看護理論を活用することによって，自分が経験した看護を意味づけしたり，目の前の患者さんにどのような看護が適切かを推察することができます．本書では看護過程の発展過程と背景に触れつつ，看護理論を説明しています．理論は実践に活用してこそ力を発揮するものといわれています．また，専門職看護師としての看護実践には，科学的根拠と看護理論の活用が不可欠であるともいわれています．ぜひ，看護の臨地実習などで活用してください．

＊　　　　　＊　　　　　＊

　これまで述べてきたように，看護学概論を構成する学習内容にはそれぞれ大切な意義があり，本書では看護実践に必要なこうした基本的内容をすべて網羅しているといえます．最初に手に取るのははじめて看護を学ぶ人がほとんどだと思いますが，ずっと手元に置いて疑問が生じた際など必要なときに広げて看護を学びなおすことができると思います．看護職を志し，学びはじめた皆さんが，数年後には看護師としてわたしたちの仲間になる日がくるのを楽しみにしています．

〈文献〉
1）Achterberg J（1990），長井英子訳（1994）：癒しの女性史　医療における女性の復権．春秋社．
2）金子　光（1960）：保健婦助産婦看護婦法の解説．中央医書出版社，p23．
3）村上靖彦（2021）：ケアとは何か　看護・福祉で大事なこと．中央公論新社，p5．
4）中村雄二郎（1992）：臨床の知とは何か．岩波書店，p136．

第1章
看護実践に必要な諸概念

学習のねらい

① 看護実践に必要な4つの概念（看護・人間・健康・環境）について学ぶ.

② 看護とは何かについて，その定義を学ぶ.

③ 看護の役割と機能について学ぶ.

④ 看護の対象である人間を，全体性をもつ統合体として認識することを学ぶ.

⑤ 人間のもつニードと，その個別性について学ぶ.

⑥ 人間は成長発達するものであることについて学ぶ.

⑦ 人間とストレス，その対処行動について学ぶ.

⑧ 健康とは何かについて，その定義を学ぶ.

⑨ 健康の維持・増進ならびに疾病予防，現代の健康問題について学ぶ.

⑩ 人間と環境が影響を及ぼし合うことについて学ぶ.

Key Words

看護，人間，健康，環境，看護の定義，ケア，ケアリング，役割機能，統合体，
生命体と生活体，基本的欲求，ニード，ストレス，コーピング，健康，
プライマリ・ヘルスケア，ヘルスプロモーション，健康日本21，
ノーマライゼーション，環境，ホメオスタシス

　看護は古来より，身体が弱い者，乳児や子ども，また，発熱や下痢などの病にある者の世話をする者として，人びとの生活とともにあった. 19世紀，ナイチンゲール（Nightingale F）を近代看護学の母として，その精神は世界に広まり，戦争や社会の変遷とともに看護は今日に至った. わが国においても，幾多の変遷をたどりながら現在に至ったが，対象者を病から救い，弱い者を手助けするという看護の精神そのものに変わりはない. しかし，諸科学の発展とともに看護も実践の科学として発展して久しい（第2章を参照）.

　看護学を学び，実践するにあたっては，看護，人間，健康，環境とは何かを理解しておかなければならない. 看護とは，人間とは，健康とは，環境とは何かについて理解することではじめて看護を実践することができる. したがって，看護学を学ぶうえでこの4つの

概念は重要であり，看護を実践するうえでこれらの概念に関連する知識は不可欠である．この4つの概念は，米国の看護系大学を対象にした調査から抽出されたもので，わが国の看護教育課程においても必ず学ぶ概念となった．これらの概念が日本に紹介されたのは，1978（昭和53）年の「看護研修学校同窓会第3回研究セミナー報告」[1]としてである．これは，当時全米看護連盟（National League for Nursing；NLN）の大学・大学院教育研究局局長補佐であったトレス（Torres G）と同連盟の看護教育顧問であったユラ（Yura H）が1974年に報告した「Today's Conceptual Framework：Its Relationship to the Curriculum Development Process」[2]を訳したものであった．

　トレスとユラは，米国の50大学の看護学部教育課程を対象に，カリキュラムにおいてどのような概念が最も多く含まれているかを調査した．その結果，看護の4つの概念として，"看護""人間""健康""環境"が抽出され，看護教育者たちは，看護を学び，実践していくためには，この4つに関連する知識が不可欠であると支持したのである．

　現在，看護を学ぶわたしたちには，一般に「看護学概論」といわれる教科書が数種類あり，学習を深めることができる．それらの教科書は，目次の表現や構成の違いはあるものの，総じて看護の対象である"人間"，看護の目的である"健康"，看護の実践の場であり人間を取り巻くところ（社会）である"環境"，そして，定義・役割・機能などに関する"看護"について論じている．

　グラス（Glass L）[3]は，医学と看護の相違を提示するためにも，看護には独自の概念枠組みが必要であると述べ，概念枠組みについて「いくつかの考え方を緩やかに系統立てたもので，カリキュラムや看護の実践，研究その他に全体的構想を提供するものである」と説いた．そして，この概念を用いることについて，①カリキュラムの内容や学習活動を順序づけ系統立てる，②カリキュラムの内容や教科を配置したり，学習活動を順序づけたり，選択したりするのに一貫した統合されたアプローチを与える，③看護の実践が定義されていて自ら学ぶ必要性を知ることができ，その他看護の教育・研究・実践のために必要であると述べている．

　看護独自の概念を学ぶことで，対象・目的などの進むべき方向性が明らかになる．看護を実践するうえで，人間という看護の対象について深く学び，健康，環境，看護についての知識を得て，一つひとつに対して自分なりの考えをもつことが大切である．

　4つの概念は"看護の基本的なもの"であり"看護の根本的なもの"である．

① 看護の概念

　概念とは，物事の何たるかを示す本質的な部分ととらえることができる．つまり，看護の概念とは，看護が「どういう事か」「どういう物か」について，そのことの原理を説明することである．近代看護の創始者であるナイチンゲールは，1860年に『看護覚え書（Note on Nursing）』を出版し，その副題を「What it is and what it is not　看護であること，看護でないこと」として，すでに「看護とは何か」その本質を定義している．そして，時代の変遷を経てもなおナイチンゲールの看護の精神は受け継がれてきた．そして今日では，日本や欧米の看護理論家が看護の概念定義をするなかで，care/caring という概念との融合

において理解されるようになっている.

　看護って何?　看護師って何する人?　と聞かれたとき,看護が患者の何を守り,そのことが患者の療養生活にとってどれだけ意味があることなのか,自分の言葉でしっかりと伝えられることを期待したい.

1) 看護の概念定義とその普遍性

　ナイチンゲール,ヘンダーソン,薄井坦子については,第8章も参照のこと.

(1) ナイチンゲールの看護の定義

　ナイチンゲールの『看護覚え書』には,看護の定義が以下のように示されている.

　「看護とは,新鮮な空気,陽光,暖かさ,清潔さ,静けさを適切に整え,これらを活かして用いること,また食事内容を適切に選択し適切に与えること　―こういったことのすべてを患者の生命力の消耗を最小にするように整えることを意味すべきである」(序章)[4]

　「看護がなすべきこと,それは自然が患者に働きかけるに,最も良い状態に患者をおくことである」(14章)[5]

　良い看護を受けた患者は回復に向かい,看護が不十分であったり間違った方向性であったりする場合は回復が遅れ,時には命の危機を招くことさえある.それをナイチンゲールは「わたしたちが病気やけがで倒れたとき,どのような医学的治療を受けるかとはまったく別問題として,あるいはそれ以上に,どのような看護を受けるかによって,その回復のあり方は大きく違ってくる」として,看護の責任を説いている.つまり,いくら最先端の治療を受けたとしても,病者の生活行動そのものが整わないかぎり,生命を脅かす可能性があるということであり,その責任は看護師にのみあることを自覚しなければならない.

(2) ヘンダーソンの基本的看護＝看護師独自の機能

　ヘンダーソン(Henderson V)は,1960年に『看護の基本となるもの(Basic Principles of Nursing Care)』において,人間の基本的な欲求に対してそれを満たすために行われる基本的看護こそが看護独自の機能であると説いた(p15を参照).基本的欲求はマズローのニード論を基盤としている.

　「看護師の独自の機能は,病人であれ,健康人であれ,各人が,健康あるいは健康の回復(あるいは平和な死)に資するような行動をするのを援助することである.その人々が必要なだけの体力と意思力と知識とをもっていれば,これらの行動は他者の援助を得なくても可能であろう.この援助は,その人ができるだけ早く自立できるようなやり方で行う」[6]

　さらに,「看護の第一義的な責任は,患者の日常の生活のパターンを保つのを助けること,すなわち,普通は他者に助けてもらわなくともできる呼吸,食事,排泄,休息,睡眠や活動,身体の清潔,体温の保持,適切に衣類をつける,等々の行動を助けることである」[7]

　ヘンダーソンは「看護とは」ではなく,「看護師の機能は」としている点で,看護の概念定義をあえてしていない.しかし,ナイチンゲールとヘンダーソンの看護への考え方は非常に似ていることにあらためて気づかされる.約100年の時代を超えてなお,看護が守らなければならないことは,看護の対象となる者の生活行動を整える,あるいは助けることなのである.

(3) 薄井坦子『科学的看護論　初版』

　薄井は，『科学的看護論』において「看護とは，生命力の消耗を最小にするよう生活過程を整えることである」と看護を定義している[8]．薄井は，ナイチンゲールの看護の原理を正しく受け止める必要性を説き，日本で唯一の看護理論を提唱している．

　薄井のいう「生活過程」とは，ナイチンゲールでは「こういったことのすべて」，ヘンダーソンでは「普通は他者に助けてもらわなくともできる　…（略）…　等々の行動」と同義であると考える．すなわち，〈生命を維持する過程：呼吸・循環・体温〉〈生活習慣を獲得し維持する過程：運動・休息睡眠・食・排泄・衣・清潔〉〈社会関係を維持発展させる過程：労働・学習・娯楽・性・環境〉の3側面を生活過程としている[9]．そして，このような生活の仕方を変化させる要因を〈発達段階〉〈生活過程の特徴〉〈健康障害の種類〉〈健康の段階〉として，それらの関係からどこをどのように整えるのかを導き出す看護の思考を体系化している．

2）日本と諸外国における看護組織団体が提唱する看護の定義

　日本看護協会（Japanese Nursing Association；JNA），日本看護科学学会（Japan Academy of Nursing Science；JANS），国際看護師協会（International Council of Nurses；ICN），米国看護師協会（American Nurses Association；ANA）による看護の定義を，それぞれ表1-1，2，3，4にまとめた．

表 1-1　日本看護協会（JNA）による看護の概念，機能，概念的定義（抜粋）

看護の概念 （1964年） …「厚生省の看護制度に関する意見要旨」に対する見解並びに要望	そもそも看護とは，健康であると不健康であるとを問わず，個人または集団の健康生活の保持増進および健康への回復を援助することである．すなわち人間の生命および体力を護り，生活環境を整え，日常生活への適応を援け，早期に社会復帰のできるように支援することを目的とするものである．また治療効果をあげるための診療補助業務は，看護の役割でもある．
看護の概念的定義 （2007年）	看護とは，広義には，人々の生活の中で営まれるケア，すなわち家庭や近隣における乳幼児，傷病者，高齢者や病弱者等への世話等を含むものをいう．狭義には，保健師助産師看護師法に定められるところに則り，免許交付を受けた看護職による，保健医療福祉のさまざまな場で行われる実践をいう．
看護の本来的機能と役割 …看護制度改善に当たっての基本的考え方，看護 （1973年）	看護とは，健康のあらゆるレベルにおいて個人が健康的に正常な日常生活ができるように援助することであり，この場合の健康のあらゆるレベルにおける援助というのは，健康危機，健康破綻，健康回復などの健康のどのレベルにおいても，対象となる人がそれまでもちつづけていた生活のリズム（健康な状態）にまで整えるという意味である．（中略）看護師と対象（患者）との関係は，ある目的をめざして両者が協同していく相互作用の過程である．
看護の本質的な機能 …看護専門職サービス委員会：答申 （1975年）	看護職は，喜び，哀しみ，悩む心を持って，日々生活している対象者そのものに焦点をあわせ，彼は健康上のどのようなことを問題にしているのか，また彼自身は，それをどうしたいと考えているのかということに関心を持ち，それをどのように支援するかということを考えている．その支援とは専門的なものであって，教育的な方向性を有するものである．つまり対象者にとっては看護職と接触することによって「健康に関心を持ち，健康の重要性を認識し，健康問題が発生したときに的確な判断をし，それを自ら実践することができる」というような能力がたかまるような支援でなければならない．つまり，健康問題の根源的な主体は対象者そのものにあるという立場でかかわりを持っている．

（日本看護協会（2007）：看護にかかわる主要な用語の解説．pp42-45.
https://www.nurse.or.jp/home/publication/pdf/guideline/yougokaisetu.pdf ［2021/9/20 閲覧］）

表 1-2 日本看護科学学会（JANS）による看護の定義

看護の定義 （2011 年）	看護とは，個人，家族，集団，地域を対象として，その人々が本来もつ自然治癒力（健全さ，力）を発揮しやすいように環境を整え，健康の保持・増進，健康の回復，苦痛の緩和を図り，生涯を通してその人らしく生を全うすることができることを目的として，専門的知識・技術を用いて身体的・精神的・社会的に支援する働きである．看護の特質は看護の対象である人々の身近にあり，関心を寄せ関わることにより，苦痛や苦悩に気づき，人々の尊厳を守る人間的な配慮を行うことである． その人の尊厳を守り，その人らしく生きていくことを支えるという看護の価値は，人間性を重視する社会になくてはならない価値であり，社会の基盤を支える価値である．

（日本看護科学学会看護学学術用語検討委員会第 9・10 期委員会（2011）：看護学を構成する重要な用語集．日本看護科学学会，p5.）

表 1-3 国際看護師協会（ICN）による看護の定義

看護の定義 （簡約版） （2002 年）	Nursing encompasses autonomous and collaborative care of individuals of all ages, families, groups and communities, sick or well and in all settings. Nursing includes the promotion of health, prevention of illness, and the care of ill, disabled and dying people. Advocacy, promotion of a safe environment, research, participation in shaping health policy and in patient and health systems management, and education are also key nursing roles. 看護とは，あらゆる場であらゆる年代の個人および家族，集団，コミュニティを対象に，対象がどのような健康状態であっても，独自にまたは他と協働して行われるケアの総体である．看護には，健康増進および疾病予防，病気や障害を有する人々あるいは死に臨む人々のケアが含まれる．また，アドボカシーや環境安全の促進，研究，教育，健康政策策定への参画，患者・保健医療システムのマネージメントへの参与も，看護が果たすべき重要な役割である．（日本看護協会国際部訳）
看護師の定義 （1987 年）	The nurse is a person who has completed a program of basic, generalized nursing education and is authorized by the appropriate regulatory authority to practice nursing in his/her country. Basic nursing education is a formally recognized program of study providing a broad and sound foundation in the behavioral, life, and nursing sciences for the general practice of nursing, for a leadership role and for post-basic education for specialty or advanced nursing practice. The nurse is prepared and authorized (1) to engage in the general scope of nursing practice, including the promotion of health, prevention of illness, and care of physically ill, mentally ill, and disabled people of all ages and in all health care and other community settings ; (2) to carry out health care teaching ; (3) to participate fully as a member of the health care team ; (4) to supervise and train nursing and health care auxiliaries ; and (5) to be involved in research. 看護師とは，基礎的で総合的な看護教育の課程を修了し，自国で看護を実践するよう適切な統制機関から権限を与えられている者である．看護基礎教育とは，一般看護実践，リーダーシップの役割，そして専門領域あるいは高度の看護実践のための卒後教育に向けて，行動科学，生命科学および看護科学における広範囲で確実な基礎を提供する，正規に認定された学習プログラムである．看護師とは以下のことを行うよう養成され，権限を与えられている．（1）健康の増進，疾病の予防，そしてあらゆる年齢およびあらゆるヘルスケアの場および地域社会における，身体的，精神的に健康でない人々および障害のある人々へのケアを含めた全体的な看護実践領域に従事すること；（2）ヘルスケアの指導を行うこと；（3）ヘルスケア・チームの一員として十分に参加すること；（4）看護およびヘルスケア補助者を監督し，訓練すること；（5）研究に従事すること．（日本看護協会国際部訳）

（日本看護協会ウェブサイト．
https://www.nurse.or.jp/nursing/international/icn/document/definition/index.html ［2017/12/1 閲覧］）

　　ここで取りあげた看護の概念定義には，一様に看護の対象の範囲，看護の目標，そして目標を達成するための看護活動/実践が含まれている．看護の対象は健康/不健康を問わず，個人とその先のコミュニティへと広がり，どのような対象であっても看護の目標はあ

表 1-4 米国看護師協会（ANA）による看護の定義

看護の定義 『看護の社会政策声明』 （1980年）※1	"Nursing is the diagnosis and treatment of human responses to actual or potential health problems." 看護とは、顕在的または潜在的な健康問題に対する人々の反応（responses）についての診断と処置（治療）である.
看護の定義の特徴 新たな『看護の社会政策声明』（1995年）※1	1980年以来、看護哲学および看護実践は、十分に推敲された〈ケアリング〉の科学と、それと健康と病いに対する人間反応の診断と治療のための伝統的な知識ベースとの統合に影響されてきた. そうしたことから、看護の定義には、以下の同時代的看護実践に必須な4つの特徴が認められる. ① 看護問題のみに焦点を当てるのでなく、健康と病気に対する人間の体験および反応の全範囲に注目すること ② 客観的なデータと患者あるいは集団の主観的な体験の理解を通して得た知識を統合すること ③ 診断と手当ての過程へ科学的知識を適用すること ④ 健康と癒しを促進するケアリングの関わり合いを提供すること
（2013年）※2	What is Nursing? Nursing is the protection, promotion, and optimization of health and abilities, prevention of illness and injury, facilitation of healing, alleviation of suffering through the diagnosis and treatment of human response, and advocacy in the care of individuals, families, groups, communities, and populations. 看護とは何か? 看護は、個人、家族、集団、コミュニティ、およびすべての人々に対する健康や能力（才能）を保護し、促進し、最も良い状態にし、そして、ケアによる病気や障害の予防、癒しの促進、診断や治療を通して受ける人間の反応としての苦しみの緩和である. （筆者訳）

（※1は、American Nurses Association (1995), 小玉香津子訳（1998）：看護はいま ANAの社会政策声明. 日本看護協会出版会. ※2は、http://nursingworld.org/EspeciallyForYou/What-is-Nursing）

くまでも対象の健康回復や豊かな生活/人生へと向かっている. それに揺らぎはない. そして、看護実践は、確実な知識と技術を駆使して対象者とかかわり、対象者が示す反応にまた反応するという相互作用を繰り返しながら目標へと対象者を導いている. その過程で最も理解しなければならないことは、対象者の体験世界である. 健康であれば何の苦もなくできるごく当たり前の生活の営みができなくなるということが、どれほど不自由でつらいことか、そしてその人らしさ、もっというならば人間らしさを諦め、健康回復も期待できないかもしれない不安や孤独に苛まれる、あるいはほんの束の間の痛みからの解放や回復への兆しに喜び、うれし涙を流す対象者の世界である. 看護師は人が人らしくあることを守る砦となる. それは、看護の力で守らないかぎり、他の医療者が守れるわけではないと覚悟しなければならない. すなわち、看護がすべき第一義的責任は人の健康生活を整えることであり、看護することの普遍性は、人間が人間らしく生きていくために欠かせない日々の営みを支援することである. 言い換えれば、人が生まれ、老い、あるいは病に倒れ、そして生き抜いた死を看取る（「生老病死」）という人生のすべてのステージにおいて、健康的で豊かな生活をその人らしくあるように守り続ける実践が看護なのである.

表 1-5 ケア/ケアリングの用語の解説（日本看護協会）

ケア	従来，身体的な世話を言い表す用語として主に使われてきた．身体的な世話により対象者との相互作用が促進されたり，対象者の心身が安楽になったりすることから，「療養上の世話」もしくは「生活の支援」としてのケアに看護の独自性を見出そうとしてきた歴史も長く，看護職にとって重要なキーワードである．また，医療の中では，キュアに対して看護の特徴を際立たせるために，キュア対ケアという構図で用いられる場合もある．
ケアリング	①対象者との相互的な関係性，関わり合い，②対象者の尊厳を守り大切にしようとする看護職の理想・理念・倫理的態度，③気づかいや配慮が看護職の援助行動に示され，対象者に伝わり，それが対象者にとって何らかの意味（安らかさ，癒し，内省の促し，成長発達，危険の回避，健康状態の改善等）をもつという意味合いを含む．また，ケアされる人とケアする人の双方の人間的成長をもたらすことが強調されている用語である．

（日本看護協会（2007）：看護にかかわる主要な用語の解説．pp13-14.
https://www.nurse.or.jp/home/publication/pdf/guideline/yougokaisetu.pdf ［2021/9/20 閲覧］）

3）看護(nursing)とケア(care)/ケアリング(caring)

　「看護」の「看」は，「手」と「目」：「看る」で "気を配って世話をする" の意味．「護」は，"かばう・防ぐ・保護する" という意味がある．「nursing」は，"育て養う，見守り保護する，成長や生活に関与する" という意味がある．近年，医療ではごく当たり前に用いられるケア（care）/ケアリング（caring）という用語は，通常は「看護」とほぼ同義語的に使われていることが多い（ケアリングについては第6章「看護と倫理」も参照）．

　しかし，この用語をそれぞれ解説し（表1-5），意味的な違いがあるとする論文がある[10]．そこでは，「"taking care of patient" は客観的でプロフェッショナルなケア（医学や心理的な看護）を指し，"caring for patient" は患者との人間的なかかわりのあり方で，患者への誠実なケアや気づかいを指す」としている．また，看護理論家のワトソン（Watson J）は，「初版で使った "ヒューマンケア" という用語が "ヒューマンケアリング" とか "ケアリング" という言葉に替わり，より深い人間同士の関わり合いや，人と人とのつながりという意味をもっている」[11]という．そう考えると，看護師の看護はケアではなく，ケアリングであることが望ましい．看護師のケアリングは，単に対象に必要な援助を実践するだけでなく，対象へ人間的な関心を注ぎ，寄り添い，自分の存在そのものも含めて看護実践が対象のためになるかどうか，対象の健康や生活の質を高められるかどうか，対象の成長や発展につながるのかどうかを判断し，心を込めて患者にかかわっていくことである．客観的に見える形で対象に伝わることが少ないケアリングは，むしろ看護師と患者だけに了解可能な何かがその時に伝わっているのであって，看護師のケアリングの成果は，患者の生活行動，健康状態や心情の変化に少しずつ確実に反映されるものである．

4）看護の役割機能の拡大

(1) 療養生活から生活そのものへ

　基本的な看護師の機能を説明するなら，法規定が一般的だと思われる．看護師の役割は保健師助産師看護師法の第5条に謳われている．「『看護師』とは，厚生労働大臣の免許を受けて，傷病者若しくはじょく婦に対する療養上の世話又は診療の補助を行うことを業とする者をいう」（保助看法第5条）．この規定で看護実践をしている看護師は，病気や障害をもつ人びとと出産後の女性たちを対象に，おもに病院や産院などの医療施設で活動して

いるということが想定されている内容である．しかし，超高速で高齢化を迎えた日本の人口動態の変化は，医療の現場も当然変えることになった．2000（平成12）年の介護保険制度の導入は看護活動の場の多様性を生み出した．したがって，「療養上の世話」の療養上という状況においても病院で過ごすことが療養ではなく，福祉施設から在宅へと広がりをみせている．地域へ飛び出していく看護師は，人が長く生きるということから引き起こされる身体機能や認知機能の減弱化と，その人らしさを守る戦いを実践しているといってもよい．つまり，看護師の機能は，健康障害のある人びとだけにとどまらず，さらに在宅高齢者の生活全般あるいは人生そのものにまで気を配らなければいけない．もちろん介護福祉士や訪問介護員といった職種との協働ではあるが，確実に看護師の役割は広がっているといえる．また，2013（平成25）年から2022（令和4）年にかけて，厚生労働省は引き続き「21世紀における第2次国民健康づくり運動」（健康日本21　第二次）に取り組み（p23を参照），主要な生活習慣病（がん，循環器疾患，糖尿病，COPD）の発症予防と重症化予防の徹底に関する目標を14項目あげている[12]．この運動において地域で活動する看護師や保健師の果たす役割拡大に拍車がかかり，責任はこれまで以上に大きくなると考える．しかし，看護活動の場が医療施設や福祉施設，在宅へと広がるなかでも，あるいは，時代の社会情勢，政治，経済や人びとの価値観が変化するなかでも，看護師の機能にとって最も大事なことは患者から離れない看護であることを願う．

(2) グローバル社会へ

　日本の看護が世界に発信され，世界視野で医療や看護の担い手となっていくことも期待されている．多くの看護師は，赤十字国際委員会（International Committee of the Red Cross；ICRC）や国際協力機構（Japan International Cooperation Agency；JICA），種々のNGOを通じて世界的に保健医療活動に参加している．東南アジアやアフリカ諸国への海外派遣事業は公民ともに拡大していくと思われる．

　また，国内に目を転じると，2020（令和2）年末の時点でおよそ289万人の在留外国人がいる[13]．日本に在住しているということは，日本の医療機関を利用しているということである．さらに，多くの観光客が訪日している現状からしても，医療機関を利用する外国人にとって医療サービスの充実は重要な課題である．しかし，在日外国人への看護サービスや医療提供については十分にニーズに応えているとはいえないのが現状である．つまり，看護活動における国際的視野は海外での活動だけに向いていては片手落ちであり，国内での活動にも大きなニーズがあるということを理解しなければいけない．看護/care/caringは，国内外，そして，国籍や人種の違いに関係なく，ケアを必要としているすべての人びとへ医療や福祉，保健にかかわる看護師によって届けられるというグローバル社会を目指して，役割拡大が求められている．国際看護については第4章も参照のこと（p87）．

(3) 災害医療の担い手として

　災害列島日本と称されるほど，日本は自然災害が多い国である．自然災害は日本のどこで起こっても不思議ではない．1961（昭和36）年に災害対策基本法が制定され，1995（平成7）年の阪神・淡路大震災を受けて，その後，2001（平成13）年の厚生労働省防災業務計画制定につながった．東日本大震災は災害医療体制のさらなる充実の契機となり，2011（平成23）年の防災基本計画修正などを経て，「災害医療体制の充実災害拠点病院の整備」「災害派遣医療チーム（DMAT）等の体制整備」「救護所，避難所等において健康管理を実

施する機能の整備」が本格的に取り組まれた[14]．その一形態として，災害発生の場合，迅速に対処する医療班が編成され，現場での被災者の救助活動を行う仕組みができ，当然看護師もその医療班に参加している．

　また，看護界全体としても，災害看護の活動方法を体系化し，共有できる知識体系を確立する必要性と，国内外において学際的なネットワークを発展させ，研究を通して災害看護学の構築を目指すという目的により，1998（平成10）年に「日本災害看護学会」が設立された．災害医療の現場での看護活動には，災害発生時に医療班の一員として迅速な救済活動を行うだけではなく，その後の避難生活で生じてくる健康上の問題やこころの問題など，健康生活の再獲得を目指して，中長期的に被災者と寄り添い看護活動をしていく役割を担うことが期待されている．災害看護については第4章も参照のこと（p80）．

2　人間の理解

1）人間をどうとらえるか

　看護の対象は，言うまでもなく人間である．それも生きている人間を対象とする．それでは，看護の対象である人間は，いったいどういう存在であろうか．「人間とは何か」をまとめると次のように考えられる．
・生命をもつ存在（生命体）：代謝を営み，基本的欲求をもつ．
・生活する存在（生活体）：生きるために活動する．
・社会をつくる存在：言語をもち，他者とかかわりながら生きる，集団をつくる．
・創造する存在：道具を操り，環境に働きかけ適応しやすいように創り出す．
・精神活動をもつ存在：感情，学習，考える．
・生涯にわたって発達し幸福を得ようとする存在：成長・発達，価値を実現する．

　これらは，人間の生きていく営みのなかで個々バラバラに発揮されるのではない．人間のもつ身体的・精神的・社会的側面は，部分の総和（寄せ集め）としてではなく，全体性をもった丸ごとの人間（統合体）として発揮される．ロジャース看護論のロジャース（Rogers ME）は，人間は「解体することのできない実体であり，機械のような集合物ではない．人間は全体として行動する．それ自体で完全性をもち，部分の総和以上であり，その総和とは異なる特性をもつ．人間は統一された全体である」[15]と述べている．看護においては，全体性をもった統合体として人間をみている．

2）生命体と生活体のかかわり

　次にそれぞれを考えてみよう．まず，はじめに，人間は生命をもった生物としての生命体であるといえよう．地球上には，さまざまな生き物が存在する．細菌のような微生物から，植物，動物，その種類をあげたら限りがない．人間は動物のなかで最も高度に発達した生物であるが，生命の営みの仕組みをもっていることは生物に共通している．生命の最小単位は，細胞内で行われる「代謝」の営みである．人は酸素と栄養素を取り入れ，化学変化により，生命活動に必要なエネルギーを取り出したり，成長に必要な蛋白質などの有機物を合成したりする．このように無機物や有機化合物を取り入れて自分のものとする

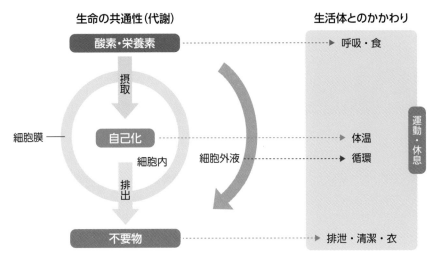

図 1-1 生命の共通性　生命体と生活体のかかわり
（薄井坦子（1995）：看護のための疾病論　ナースが視る病気．講談社，p22．を参考に作成）

（自己化）過程[16]を経て，不要となったものを排出し生き続けていくことができる（図 1-1）．

　人間の細胞内での代謝の営みは，生活体が基本的欲求に基づいて日々繰り返す暮らしによって支えられている．酸素や栄養素を取り入れる「呼吸」や「食」，代謝に必要な酵素の至適温度を維持する「体温」，酸素や栄養素を届け，水や二酸化炭素などの代謝産物を運ぶ「循環」，不要となったものを排出する「排泄」，体温の適切な維持に必要な「衣」，「清潔」や「運動」「休息」のどれをとっても人が生きていくうえで欠かせない日々の営みである．健康を障害すると，この営みを必要十分に行えないことがある．看護が人びとの生活を助けることは，生命活動を支えることにもつながっている．

3）人間の基本的欲求と看護

　人間はこうして毎日の生活の繰り返しで生きていくが，同時に精神的，社会的な存在として日々生活を送っている．ここに植物や他の動物とは違ったニーズ（欲求）が存在し，生命体が生きることの相違性となって現れる．図 1-2 のように，植物，動物，人間と進化していくに従って，ニーズは多様となり複雑化している．人間の後天的・社会的ニーズは，人によって価値観や求めるものがさまざまであり，個別性が存在する．看護が人間を対象とするとき，まずは，生命の共通性である呼吸や食などの生命活動を支える生活体としての理解に加えて，個々の人間の個別性をふまえて理解し，援助しなければならないことがわかるであろう．

（1）マズローのニード階層説

　マズロー（Maslow AH）は，欲求が人間の行動の動機であるとするニード階層説を唱えた．マズローは，人間に共通する基本的欲求を 5 段階の階層（ヒエラルキー）で示した（図 1-3）．最もベースとなる第 1 段階の欲求は「生理的欲求」であり，次の第 2 段階は「安全の欲求」，第 3 段階は「愛と所属の欲求」，第 4 段階は「承認の欲求」，最も高次の第 5 段階の欲求は「自己実現の欲求」であるとした．なぜ階層であるか．マズローによれば，次

植物	動物	人間

 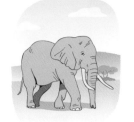 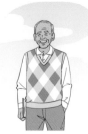

土・水・空気・光・温度

食物・空気・光・温度・休息・排泄・
呼吸・生殖

一時的 (生得的・生物的) 欲求
食物・空気・光・温度・休息・
排泄・呼吸・性・有害／不快な
ものからの回避
二次的 (後天的・社会的) 欲求
財・地位・業績・名誉・独立・
権力・社会的承認・愛情・集団
帰属・自己実現など

図 1-2 生命体が生きることの相違性 (基本的欲求)

自己実現の欲求	自分自身であろうとし, 自分に適している仕事などを行うことの欲求
承認の欲求	自己に対する高い評価や自尊心, 他者から尊重されることに対する欲求
愛と所属の欲求	他者との愛情に満ちた関係, 自己の所属しているグループ内での地位を望む欲求
安全の欲求	安全性, 安定性を求める欲求
生理的欲求	生物体として生きるために必要な欲求

図 1-3 マズローのニード階層説 (基本的欲求のヒエラルキー)
(Maslow AH (1954), 小口忠彦監訳 (1971):人間性の心理学. 産業能率大学出版部.)

のように説明される[17].

・低次の欲求が飽和 (満足) することにより, 新しい高次の欲求が現れる.

・欲求は高次なほど, 人間により特有なものとなり, 高次なものほど, 年齢的に遅れて現れる. すなわち, 個体発生・系統発生と同様の道筋をたどる.

・高次の欲求の満足は, いっそう望ましい主観的成果 (幸福, 落ち着き, 内面の充実) をもたらす.

・高次の欲求の追求と満足は, 心理的健康への道をたどることである.

　人間は, 生命を維持するための生理的欲求をまず満足させ, それらが安全に営まれることを求め, 満足すると, 次に精神的, 社会的な安定や愛情, 地位や高い評価などを求め, 最終的に自己実現を図ろうとして生きていく存在であるといえる. また, 生まれてから死を迎えるまでの生涯にわたって, 高次の欲求を追求し, 満足することで成長し続ける存在ともいえる.

表 1-6 ヘンダーソンの基本的看護の構成要素

①	正常に呼吸する.
②	適切に飲食する.
③	身体の老廃物を排泄する.
④	移動する,好ましい肢位を保持する.
⑤	眠る,休息する.
⑥	適切な衣類を選び,着脱する.
⑦	衣類の調節と環境の調整により,体温を正常範囲内に維持する.
⑧	身体を清潔に保ち,身だしなみを整え,皮膚を保護する.
⑨	環境の危険因子を避け,また,他者を傷害しない.
⑩	自分の感情,欲求,恐怖,あるいは"気分"を表現して,他者とコミュニケーションをもつ.
⑪	自分の信仰に従って礼拝する.
⑫	達成感をもたらすような仕事をする.
⑬	遊ぶ,あるいは種々のレクリエーションに参加する.
⑭	"正常"な発達および健康を導くような学習をし,発見をし,あるいは好奇心を満足させる.

(Henderson V(1960),湯槇ます,小玉香津子訳(2006):看護の基本となるもの.新装版,日本看護協会出版会,pp79-80.)

(2) ヘンダーソンの基本的看護の構成要素

　ヘンダーソン(Henderson V)は,1956年に国際看護婦協会(ICN)より看護の基本原則を小冊子にまとめてほしいと依頼され[18],1960年に『看護の基本となるもの』を出版した.それまで看護の独自の機能について明確に記したものはなかったことから,25カ国語に翻訳され,長きにわたって全世界に大きな影響を与えた.そのなかでヘンダーソンは,基本的看護の構成要素として,患者の14の基本的ニードを示した(表1-6)[19].これらは,マズローの考え方によく対応しており,①〜⑧は「生理的欲求」,⑨は「安全の欲求」,⑩〜⑪は「愛と所属の欲求」,⑫〜⑭は「自己実現の欲求」に通じるものと考えられる.ヘンダーソンが述べているように,看護は対象の代弁者としてこれらを助けるよう援助すること,しかも,自立できるように仕向けるやり方で行うことであり,そうすることは,その人の生活を整え,健康や人間的成長をもたらすことに関連している.ヘンダーソンの看護については第8章も参照のこと(p160).

4) 人間と環境

　人間は,誕生してからこれまで,その人を取り巻く環境の影響を受けて育ち,現在がある.そのなかで培われてきた個人のものの見方や考え方,行動パターンがあり,個人によって違ってくる.生きてきた時代や時間の流れも大きく関与している.お年寄りが「若い人の考え方にはついていけない」と言うとき,また,若者が「そんなの古くさいよ」などと言うとき,生きてきた時代と文化,社会の仕組みや本人を取り巻く環境が違うことから,価値観などが違ってくるのは当然といえる.

　ホームレスのような生活を長く送っていた人が健康を害して入院したとき,その人は出された食事になかなか手をつけようとしなかった.満足のいく食事ができることはその人にとって歓迎されると思えるのになぜだろうと様子をみていたら,誰もいない隙をみて,お膳を床にばらまき,寄せ集めて食べていたという話を聞いたことがある.その人にとっ

て，こぎれいで整った食事は摂ることができなかったようである．これほど極端な話でなくても，たとえば，塩分を比較的多く摂る食文化の地方で育ち，ずっとそのように生活してきた患者に塩分制限が必要となった場合，味のしない病院食を食べることが苦痛となり，梅干しを隠し持っていたことを発見したら，看護師はどう対応するであろうか．その人にとって望ましいことや健康に良いことであっても，その人に適したやり方や，その人の価値観，考え方を尊重し理解したうえで看護することが求められるであろう．

人間は，環境に働きかけ，自分が生きやすいように環境をつくり変えることもできる存在である．たとえば，作った道具を使って火を起こし，寒いときには火のそばで過ごして暖まったり，食べ物を煮る，焼くなどして，より保存がきくように，おいしく食べられるように調理したりする．また，泳いで渡れない海をどうしたら越えていけるかを考え，船を造って渡るなど，太古の昔から文明とともに環境に働きかけ適応してきた．

人間と違って図 1-2 で示した植物や動物は，長い進化の過程で自分を多少つくり変えることにより環境に適応することはあるものの，生命を保つためには，適した環境がなくては生きていけない受け身の存在である．看護は，たとえ人が病気やけがでできていたことができなくなったり，身体の一部を失ったりしたとしても，どのようにしたらそれを補って，あるいは，克服して生活できるかを一緒になって考え，その人の力を信じ，励まし働きかけていくことを考える．

5）人間は生涯を生きる

マズローが「欲求は高次なほど，人間により特有なものとなり，高次なものほど，年齢的に遅れて現れる」と述べたように，人間は生まれてすぐは生理的欲求を満たすことから始まり，年齢を重ねるにつれて高次のレベルに成長し発達していく．成長（growth）という用語は，医学などでは，身体の全部や一部のサイズの増大を指す用語として用いられ，発達（development）は，機能の向上や能力の増大に対して使われている．しかし，メイヤロフ（Mayeroff M）が『ケアの本質』で「1 人の人格をケアするとは，最も深い意味で，その人が成長すること，自己実現することを助けることである」[20]と述べているように，また，マズローが最高段階の自己実現の欲求を「成長欲求」としているように，人間としての人格がより高いものになっていくことや，自己実現して社会に貢献することなどもまた，成長であるとしている．このように人間は，生まれてから死ぬまで成長発達をしていく存在であるといえよう．

誕生に始まり死に至る過程をライフサイクルといい，その生涯は，入学，卒業，就職，結婚，子育て，退職，老後の生活などと続く．個人によって多少の違いはあれ，人間は一生のなかでそれぞれの時期ごとに課題をクリアしながら成長発達していく．成長発達には順序性があり，生まれて 3 カ月頃には首がすわり，次に寝返りがうてるようになり，半年くらい経つとお座りができ，ハイハイをし，次に，誰の助けも借りずに立てるようになり，歩行するといったように，一定の順序で段階を追って成長発達していく．人によって発育速度などの時間軸に差はあるが，順序が逆行したり，飛び越えたりすることはない．

また，人間には，乳児期，幼児期，学童期，青年期，壮年期，老年期と各期に応じた発達段階があり，それぞれの発達段階に応じた課題が存在する．

6) 発達理論

(1) ハヴィガーストによる発達理論

　ハヴィガースト（Havighurst RJ，1900～1991 年）は，発達課題を表 1-7 のように示し，次のように定義して述べている．

　「発達課題は，個人の生涯にめぐりくるいろいろな時期に生ずるもので，その課題を立派

表 1-7 ハヴィガーストによる発達課題の定義

発達課題は，2 つの理由で教育者にとって有効な概念である．第一に，学校における教育の目的を見出したり，設定したりする際の助けとなる．教育とは，人が各自の発達課題を確実に達成するのを援助するために，社会が学校を通して行う努力であると考えられるからである．第二に，教育的努力を払うべき適時（timing）という点で有効である．ある課題の達成に向けて，身体が成熟し，社会が要求し，自我が準備できた時が，教育可能な時機（teachable moment）となるからである．

幼児期（0～6 歳）の発達課題	①歩くことを学ぶこと，②固形食を食べることを学ぶこと，③話すことを学ぶこと，④尿や便の排泄コントロールを学ぶこと，⑤性の相違と性の慎みを学ぶこと，⑥社会的・物理的な現実（reality）を描写するための概念を形成し言語を学ぶこと，⑦文学を読むための準備をすること，⑧善悪の区別を学び，良心を発達させること
児童期（6～12 歳）の発達課題	①通常の遊戯に必要な身体的技能を学ぶこと，②成長する生活体としての自分自身に対する健全な態度を形成すること，③同年齢の仲間と仲良くすることを学ぶこと，④男子または女子としての適切な社会的役割を学ぶこと，⑤読み・書き・計算の基礎的技能を発達させること，⑥日常生活に必要な概念を発達させること，⑦良心や道徳性や価値尺度を発達させること，⑧個人的な自立(personal independence)を遂げること，⑨社会的な集団や制度（institutions）に対する態度を発達させること
青年期（12～18 歳）の発達課題	①同年齢の男女の仲間とのより成熟した新たな関係を達成すること，②男性または女性としての社会的役割を達成すること，③自分の体格を受容し，身体を有効に活用すること，④両親や他の大人たちからの情緒的な自立を遂げること，⑤結婚と家庭生活の準備をすること，⑥経済生活（economic career）の準備をすること，⑦行動の指針としての一連の価値や倫理体系を修得すること−イデオロギーを発達させること−，⑧社会的に責任ある行動を望み，それを達成すること
成人前期（18～30 歳）の発達課題	①配偶者を選ぶこと，②配偶者と一緒に暮らすことを学ぶこと，③家族をスタートさせること，④子どもたちを養育すること，⑤家庭を管理すること，⑥職業に就くこと，⑦市民としての責任を負うこと，⑧気心の合った集団を見出すこと
中年期（30～60 歳）の発達課題	①十代の子どもたちが信頼できる幸福な大人になれるよう支援すること，②大人としての社会的・市民的な責任を果たすこと，③職業生活（occupational career）において満足のいく業績を達成し，それを維持すること，④大人向きの余暇活動を開発すること，⑤自分と配偶者を人間として結びつけること，⑥中年期の生理的変化を受容し，それに適応すること，⑦年老いた両親に適応すること
成人後期（60 歳～）の発達課題	①体力や健康の低下に適応すること，②退職と収入の減少に適応すること，③配偶者の死に適応すること，④同年配の集団との腹蔵のない親善関係を確立すること，⑤社会的役割を柔軟に引き受けて，それに適応すること，⑥身体的に居心地の良い居住設備を整えること

注：Havighurst（1953 年，1972 年）から作表．なお，1953 年と 1972 年の著書では，発達課題の定義には変更がないが，年齢区分および発達課題の数と内容に一部変更があるので，変更されている部分については 1972 年の内容をここでは示してある．年齢区分については，Havighurst（1973 年）は，幼児期：0～5-6 歳，児童期：5-6～12-13 歳，青年期：12-13～18 歳，成人前期：18～35 歳，成人中期：35～60 歳，成人後期：60 歳～としている．なお，成人後期とは老年期を意味している．
（守屋國光（2007）：生涯発達論　人間発達の理論と概念．風間書店，p72.）

に成就すれば，個人は幸福になり，その後の課題においても成功するが，失敗すれば不幸になって社会で認められず，その後の課題を達成することも困難になってくる．発達課題には，主として身体的成熟から生じる課題と，社会の文化的圧力から生じる課題，個人的な価値や抱負から生じる課題があるが，たいていは，これらの要因が結合して一緒に作用することから課題が生じる」[21]．

　ライフサイクルの各期に応じた発達課題をその時期に達成するかどうかは，個人の生涯の幸福または不幸につながるということであり，看護においては，健康問題の解決と同時に，とくに自ら管理できない子どもの成長発達は重要視して働きかけるように考えられている．

(2) エリクソンによる発達理論

　エリクソン（Erikson EH，1902～1994年）は，人の生涯を8つの段階に区分し，心理社会的観点から生涯を通しての自我発達の過程を示した（表1-8）．彼は，生涯の過程で自我が社会と出会った結果として生じる危機を核心的葛藤という形で表現している[22]．核心的葛藤とは，自我がそれぞれの段階で解決すべき基本的課題であり，葛藤は転機であることから，危機という表現が使われている．

　各段階の危機は「○○○○対（versus）○○○○」という肯定的感覚と否定的感覚の二者択一的な表現で表されるが，各危機の解決は前者のみの発達を意味しておらず，両者の好ましい比率を発達させることを意味している．たとえば，第1段階では基本的不信を上回る基本的信頼の好ましい比率が心理社会的適応の第一歩[23]と考えられている．そして，この危機への対応が健全なパーソナリティを促進するとしている．

　エリクソンの発達段階の一端を説明すると，第1段階は乳児期で，その課題は基本的信頼対基本的不信である．乳児はすべての基本的欲求の充足を他者に依存している．世話をする人（母親）が乳児の欲求に合わせて愛情をもってケアを提供するなら，他者に対する信頼の感覚が発達し，自己と他者に対する基本的信頼感をもつようになる．そこから得られる基本的徳目は，生に対する希望である．

　第2段階の幼児初期は，自分の力を試しはじめ，自分の力が及ばないとその能力について疑いや恥を体験する．トイレットトレーニングなどに成功すれば褒められ，失敗すると

表1-8　エリクソンの発達理論の概要

段階	心理社会的危機	基本的徳目	重要な人間関係の範囲
Ⅰ　乳児期	基本的信頼　対　基本的不信	希望	母親的人物
Ⅱ　幼児初期	自律性　対　恥・疑惑	意志	親的人物
Ⅲ　遊戯期	自主性　対　罪悪感	目的	基本的家族
Ⅳ　学童期	勤勉性　対　劣等感	能力	近隣，学校
Ⅴ　青年期	同一性　対　同一性の混乱	忠誠	仲間集団・外部集団，リーダーシップモデル
Ⅵ　前成人期	親密性　対　孤立	愛	友情，性，競争，協力パートナー
Ⅶ　成人期	生殖性　対　停滞	世話	労働の分担と共有
Ⅷ　老年期	統合　対　絶望・嫌悪	叡智	人類，わが種族

（守屋國光（2007）：生涯発達論　人間発達の理論と概念．風間書店，p70．を参考に作成）

恥ずかしい思いをする経験を積み重ねることで，自分をコントロールする自律性を身につける．

7）人間の心理行動の理解

（1）ストレス

ストレスは，人びとが日常のさまざまな出来事によって起こるストレッサーの脅威にさらされて，反応したり，挑戦したりしていくときの複雑な身体的，心理的過程と考えられている（図1-4）[24]．

病理学者のセリエ（Selye H, 1907〜1982年）は，外界からの刺激による生体の侵襲（生物学的侵襲；細菌の侵入など，化学的侵襲；酸の曝露など，物理的侵襲；高温・寒冷など，これらをストレッサーという）によって，人は皮膚，肝臓，その他に病的変化を起こしうること，このとき働く生体メカニズムをストレスといい，その侵襲の度合いに応じて，人の適応経過に警告反応期，抵抗期，疲憊期が存在することを説いた[25]．一方，社会心理的にもストレスは生じ，1970年代になってホームズ（Holmes TH）とレイ（Rahe RH）が，人生のイベント（たとえば，配偶者の死や離婚，失業など）でストレスを測定する方法を開発し，その後，長期にわたってこの考え方が支配してきた．しかし，これらは，個人的意味合いと対処過程の両方を無視しているとして，ラザルス（Lazarus RS, 1922〜2002年）は，心理的ストレスを「ある個人の資源に何か重荷を負わせるような，あるいは，重荷を超えたものとして個人が主観的に評価した要求である」[26]と定義した．同じストレスフルな出来事でも，個人がそれをどう認知し，どう行動するかによって，ストレスの強さの度合いや対処の仕方が異なってくるとした．このような考え方から，ストレスへの対処について記述したストレス・コーピング理論が生まれ，看護において中範囲理論として活

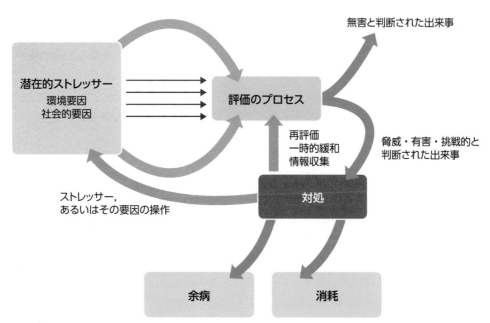

図 1-4 心理生理的なプロセスとしてのストレス
(Gatchel RJ, et al（1989），本明　寛，間宮　武監訳（1992）：健康心理学入門．金子書房，p45．)

用されている.

(2) 孤独，感覚遮断

　人間の基本的欲求として愛と所属の欲求があることは前述した．その欲求が満たされたとき，一心同体の感じや心の連帯を覚え心が安定するが，そうでないときには，淋しさや孤独を感じるようになって心が不安定になる．また，ベッド上での生活を余儀なくされる状況や，集中治療室などの昼夜のない環境で刺激や変化がない状況では，人の精神活動は停滞する．このような孤独で感覚が働かない環境におかれた場合，人間の身体や精神に異常が起こることが確かめられている．

　次のような実験は現代では許されることではないが，かつて2人の大学生を対象として，何の刺激もない，何もない部屋に孤独状況でおかれた実験が行われた．72時間の隔離で，被験者の1人はかなりひどい精神異常を起こした．無気力，思考力の低下，未成熟な欲求への移行，精神の不安定，幻聴などが起こり，手記が非常に乱れてきた[27]という．また，ネズミを使った隔離実験で，孤独な環境におかれたネズミは，4〜6週間経つと粗暴になり，噛みついたりしだし，12週間も経つと手に負えなくなってしまう．そのうえ，皮膚に炎症ができて広がり，解剖すると副腎や甲状腺が肥大し，肝臓や胸腺が萎縮していたという[28]．感染症による隔離や寝たきりで不動化状態になったときなど，孤独や感覚遮断が起こらないような看護が必要なゆえんである．

3　健康

1）健康の概念

(1) 生理学的にみた健康

　健康を生理学的にみた場合，健康は，生体にホメオスタシス（homeostasis）が働いている状態，すなわち，恒常性が維持されている状態をいう．これは，外部環境が変化し外界からの刺激を受けても，生体内の内部環境はつねに変動しながらもある一定の範囲内の変動に保たれている状態，動的平衡が保たれる状態である．一方，疾病は，生体が恒常性を失い，内部環境が通常の範囲を一時的に逸脱した状態をいい，可逆的である．また，死は，疾病の状態がさらに進み，完全に不可逆的になった状態のことである[29]．

(2) WHO の健康の定義

　1948年，世界保健機関（World Health Organization；WHO）は，憲章の前文に健康の定義を記した．それによると，「健康とは，身体的，精神的，社会的に完全に良好な状態（complete well-being）にあることで，単に疾病または虚弱でないということではない」[30]とされている．このWHOの定義は，健康を病気やけがなどがないということを示す考え方でなく，全人的健康観を示したものとして画期的であった．しかし，現実的には，身体的，精神的，社会的に完全に良好な状態の実現は難しく，目指す理想の状態像を描いた静的な概念と考えられている．

　1998年，WHOは執行理事会において，健康の定義を「完全な肉体的，精神的，Spiritual，および社会的福祉の dynamic な状態であり，単に疾病または病弱の存在しないことではない」と，spiritual（スピリチュアル，「霊的」）と dynamic（ダイナミック，「動的」）

の概念を付け加える見直しを行った[31]．翌年のWHO総会で議題にあがったが，早急に審議する必要が他の案件に比べ低いなどの理由で持ち越しとなり，今日に至っている．spiritualは「人間の尊厳の確保や生活の質（QOL）を考えるため本質的なものである」という意見と，dynamicについては「健康と疾病は別個のものではなく連続したものである」という意味づけの発言がなされている[32]．

(3) 動的健康概念の登場

1965年，デュボス（Dubos R）は，変動し続ける環境のなかで，人がどのように変化に対して自らの心身を適合させ，また，どのようにして良い環境をつくりあげるかといった，人間と環境との動的な相互作用のなかに健康が具現化されるものとして，健康の動的概念を提唱し，健康のとらえ方に大きな影響を与えた．デュボスは「健康と幸福は，毎日の生活で出会う挑戦に対して反応し，さらに適応する個人的態度の現れである」[33]と述べている．たとえ障害，病弱，ストレス，厳しい労働などがあったとしても，人間の努力や知恵をもってそれに適応することや克服することで，well-being（良好な状態）で生活することができれば，健康であるとする考え方ができるであろう．

(4) 今日の健康観

今日の健康観は，第一に健康を病気と対立してとらえるのでなく，全体のシステムが調和し，自分の能力が十分発揮できる状態であるウェルネス（wellness，健康状態）から，全体のシステムが不調和な状態であるイルネス（illness，疾病）までの連続的なものとしてとらえられている（図1-5）．健康-半健康人（未病）-半病人-病人-死の過程のなかに存在し，その境界は明確ではなくダイナミックでつねに変化し，人はこの過程を行き来しながらたどって最終的には死を迎える．

第二に，たとえ疾病や障害があろうとも，それらと共存し，精神的にめげないで，個々人の生き方を尊重して自己実現のために努力しようとすること，その姿勢・態度（生き様）を健康というように変化してきた[34]．

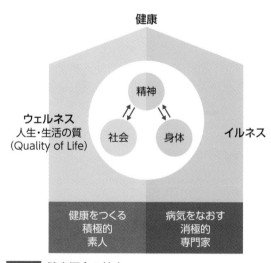

図1-5 健康概念の拡大
（石井敏弘責任編集（1998）：健康教育大要 健康福祉活動の教育的側面に関する指針．ライフサイエンスセンター，p81.）

2) 健康の実現

　健康は，個人においてだけではなく，家族や地域，国家，世界といった集団の力で具現化するものでもある．それぞれの民族，社会，経済，文化，歴史的な背景などによっても，その取り組みは異なってくる．ここに公衆衛生上の課題が存在し，それぞれの社会で健康をつくり出す取り組みが行われている．各国の保健・医療従事者は，WHO の「健康の定義」をモットーとして，人びとの健康を守り高めようと努力を重ねてきた．

(1) プライマリ・ヘルス・ケア(アルマ・アタ宣言)

　1978 年，WHO は世界中の「すべての人々に健康を」をスローガンに健康創造戦略として，「プライマリ・ヘルス・ケアに関するアルマ・アタ宣言」を提唱した．アルマ・アタはソビエト連邦（当時）の地名である．ここでいうプライマリ・ヘルス・ケアとは，その国や地域社会の慣習に受け入れられる方法と実用的で科学的な方法とともに，その国でまかなえる費用で運営され，住民自らが健康のために努力する気持ちをもって十分に参加し利用できる，必須の基本的ヘルスケアである[35]．おもに発展途上国向けの健康創造戦略として提唱された．

(2) ヘルスプロモーション(オタワ憲章)

　1986 年，WHO はカナダのオタワにおいて「ヘルスプロモーションに関するオタワ憲章」を提唱し，ヘルスプロモーションという新しい概念を示した（図 1-6）．ヘルスプロモーションとは，「人びとが自らの健康をコントロールし，改善することができるようにするプロセスである」[36]と定義している．言い換えれば，ヘルスプロモーションは，個人とコミュニティが健康の決定要素をコントロールすることを増大させ，それによって健康を改善することを可能にするプロセスである．それは，健康状態を変化させるための基本的なニーズの充足はもとより，生活の質（QOL）までも高めようとする人びとのために統一された新しい概念である．これらは，先進国向けの 21 世紀の健康戦略として提唱され，活動の方法として，①健康的な公共政策づくり，②健康を支援する環境づくり，③地域活動

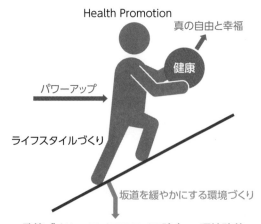

Health Promotion

真の自由と幸福

健康

パワーアップ

ライフスタイルづくり

坂道を緩やかにする環境づくり

政策づくり ＝ ライフスタイル確立 ＋ 環境改善

図 1-6　ヘルスプロモーション
（石井敏弘責任編集（1998）：健康教育大要　健康福祉活動の教育的側面に関する指針．ライフサイエンスセンター，p82.）

の強化，④個人技術の開発，⑤ヘルスサービスの方向転換があると述べられている[37]．

(3) 健康日本21

厚生労働省は，21世紀のわが国を，すべての国民が健やかで心豊かに生活できる活力ある社会とするため，壮年期死亡の減少，認知症や寝たきりにならない状態で生活できる期間（健康寿命）の延伸，および，生活の質（QOL）の向上を実現することを目的として，2000（平成12）年3月に「21世紀における国民健康づくり運動（健康日本21）」を定めた．その基本方針は，生活習慣病の一次予防の重視，健康づくり支援のための環境整備，目標の設定と評価，多様な実施主体による連携のとれた効果的な運動の推進である[38]．

2013（平成25）年から2022（令和4）年までの10年間は，第二次の「健康日本21」国民健康づくり対策が推進されている．第二次では，健康の増進に関する基本的な方向を5つあげている．①健康寿命の延伸と健康格差の縮小（生活習慣の改善や社会環境の整備によって達成すべき最終的な目標），②生活習慣病の発症予防と重症化予防の徹底（がん，循環器疾患，糖尿病，COPD（慢性閉塞性肺疾患）に対処するため，一次予防・重症化予防に重点をおいた対策の推進），③社会生活を営むために必要な機能の維持及び向上（「こころの健康」「次世代の健康」「高齢者の健康」の推進），④健康を支え，守るための社会環境の整備（社会全体が相互に支え合いながら健康を守る環境の整備），⑤栄養・食生活，身体活動・運動，休養，飲酒，喫煙，歯・口腔の健康に関する生活習慣の改善及び社会環境の改善．

この5つの基本的方向に対応して53項目にわたる具体的な目標を設定し，2018（平成30）年には，中間評価として改善達成率を評価した．それによると①と④は高い目標達成率が示されたが，②，③，⑤については，半分程度の達成とされた（図1-7）．

(4) ノーマライゼーション

日本国憲法第13条には「すべて国民は，個人として尊重される．生命，自由及び幸福追求に対する国民の権利については，公共の福祉に反しない限り，立法その他の国政の上で，最大の尊重を必要とする」と定められ，第25条では「すべて国民は，健康で文化的な最低限度の生活を営む権利を有する」と謳われている．

すべての国民が個人として尊重され，健康で文化的，幸福な生活を享受する権利を有し，たとえ疾病や障害があってもそれらと共存し，ウェルネスの状態をつくり出す社会の実現を目指すことが必要である．

健康実現社会においては，ノーマライゼーション（normalization）の考え方とその実現が欠かせない．この考え方は，1960年代に北欧諸国から発展し，1980年国連の「国際障害者年行動計画」で障害者福祉の基本理念として位置づけられた．ノーマライゼーションとは，障害をもつ人も介護が必要な人も，すべての人が同じ社会の一員として存在している社会がノーマルであり，日常の生活においては，障害をもつ人たちのいろいろな欲求が，一般社会の人たちと同じようにごく自然に満たされていくことが当然であるという考え方である[39]．すなわち，障害者をつねに要保護者とすることから，一般市民と同様の権利と義務をもつ普通の市民として処遇することへ「常態化，正常化」する考え方であり[40]，そのために環境を整えていくことが含まれる．

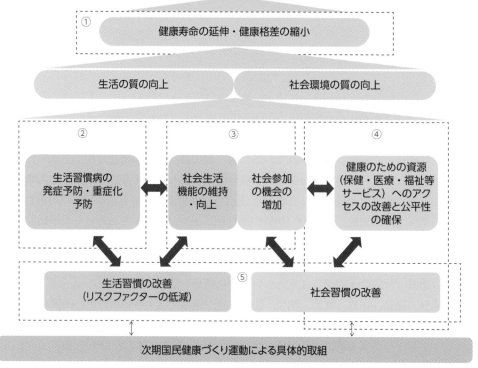

（厚生労働省（2012）：健康日本21（第2次）の推進に関する参考資料）

5つの基本的な方向毎の進捗状況―改善達成率と改善項目数/目標項目数―
①健康寿命の延伸と健康格差の縮小：100%（2/2）
②生活習慣病の発症予防と重症化予防：50.0%（6/12）
③社会生活機能の維持・向上，社会参加の機会の増加：58.3%（7/12）
④健康を支え，守るための社会環境の整備：80.0%（4/5）
⑤生活習慣の改善及び社会環境の改善：59.1%（13/22）

全体の改善達成率
60.4%（32/53）

図 1-7 健康日本 21（第 2 次）の概念図と中間評価報告（厚生労働省ウェブサイト）
（厚生労働省（2018）：「健康日本21（第二次）」中間評価報告書（案）．より作成）

3）健康に影響する要因

　健康には，個人の身体の遺伝的要因や微生物の侵入，免疫システム，生活習慣，事故，その他さまざまな要因が影響し，その結果として疾病，外傷，障害などを招く（**図 1-8**）．
　表 1-9 に示すように，健康にとって「人・集団・組織」や「意識・文化・歴史」「社会構造・活動」といった社会的要因も影響を及ぼしているため重要である[41]．
　家族・家庭は最も基本的な社会の単位である．家庭内の人間関係のあり方がストレスや暴力による外傷に関係したり，食生活などが健康の維持に関係したりしている．また，一緒に生活していることから，家庭内感染を引き起こすことがある．社会構造においては，たとえば，貧しい人（国）の健康状態は，豊かな人（国）の健康状態よりも悪い．物質の欠如は，健康の全決定因子に影響する．食物，水，衛生設備，教育，公共サービスの受けやすさなどである．人間貧困指数は，寿命，成人の識字能力，安全な水の利用，低体重の子どもに応じて発展途上国でスコアが高く，貧弱な健康の指標の結果でもある[42]．貧困という問題は，単にお金がないということでなく，十分に社会参加ができず，人が生きる価

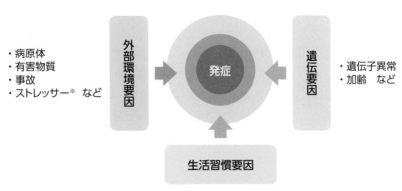

・病原体
・有害物質
・事故
・ストレッサー※ など

外部環境要因

発症

遺伝要因

・遺伝子異常
・加齢 など

生活習慣要因

・食生活・運動・喫煙・飲酒・休養 など

※ストレッサーとは，こころや身体にかかる外部からの刺激を指し，ストレスを引き起こす要因となるもの。

図1-8 疾病の発症要因
(厚生労働省：平成26年版厚生労働白書．p25．)

表1-9 健康に関連する社会的要因と健康障害

社会的要因	病　因	健康障害
[人・集団・組織] 家族・家庭 地域社会 職域・学校集団	ストレス 病原性微生物 暴力	心身症 感染症 他殺・自殺・外傷
[意識・文化・歴史] 食習慣 性差・性習慣 宗教 流行	衣食住：栄養 運動などの行動要因 住居などの環境要因 性的接触	肥満・やせ 糖尿病・高血圧・高脂血症 悪性腫瘍 性感染症
[社会構造・活動] 政治・法制度 教育 経済・職業	衣食住：栄養 上下水道などの環境要因 大気・水・土壌などの汚染 保健医療制度	栄養障害 胃腸系感染症 呼吸器疾患 健康障害全般

(佐藤祐造，他 (2005)：テキスト健康科学．南江堂，p142．)

値のある生活を送ることを制限してしまうことを意味する．

　また，雇用と労働環境も影響している．失業および不満，あるいは不安定な仕事は，ストレス，心配，抑うつの原因となり，心疾患および他の重篤な慢性疾患のリスクファクターである．親の失業と子ども時代の貧困は，生涯にわたり健康に影響を及ぼす[43]．

4) わが国の現代生活における健康問題

　わが国の現代生活においては，人や物の移動の高速化に伴い地球規模で流行する感染症の影響，食生活の欧米化や生活環境の変化に伴う生活習慣病の増加，家庭・地域社会における関係の希薄化や社会・経済構造の変化に伴うストレスの高まりと心の病の増加などが

みられる．その他，アレルギー疾患や過重労働などが現代生活に伴う健康問題にあげられている．

2016（平成 28）年度の厚生労働白書は，「人口高齢化を乗り越える社会モデルを考える」というテーマとなっている．わが国は 2008（平成 20）年の 1 億 2,808 万人をピークとして，人口減少局面に入った．また，1950（昭和 25）年には人口の 5％にも満たなかったわが国の高齢化率は，2015（平成 27）年には 26.7％と急激に上昇，2060 年には 39.9％と，65 歳以上人口が約 2.5 人に 1 人という社会になる見通しを示している．

わが国は，世界のどの国も経験したことのないほどの人口急減，超高齢社会となっており[44]，医療・介護・年金などの課題とともに，合併症をもつことが多い高齢者の健康をどう支えるかが大きな課題となっている．健康日本 21 では，健康寿命を延伸するために脳卒中や骨折などの寝たきりにつながる高齢障害者の減少を目指し，歯の喪失，高血圧や糖尿病，肥満，身体活動などの課題が存在するとしている．

 ## 4 環境（社会）

広辞苑によると，「環境」とは「四囲の外界．周囲の事物．人間または生物を取り巻き，それと相互作用を及ぼし合うものとして見た外界すべて」とある．つまり，環境とは，自分を除いたうえで地球という空間にとどまらず，宇宙や自分以外の世界の事物のすべてということになる．今日，「環境」はさまざまな分野から注目され，人びとの生活と環境問題が地球規模で語られるほどである．それだけ環境問題が人間存在にかかわる重要な要因であるという社会的同意はおおむね形成できているといってよい．

そして，「環境」は看護のメタパラダイム，つまり，看護の考え方の枠組みのひとつとして重要な概念である．看護師は人の健康に深くかかわる専門家であり，その実践は，「人間」と「健康」と「環境」のつながりにおいて，絶えることなく日々繰り返されている．

1）環境とは

(1) 内部環境-外部環境という考え方

フランスの医師で生理学者のクロード・ベルナール（Bernard C, 1813〜1878 年）は「内部環境の固定性」という考え方を提唱した．それは後に，米国の生理学者ウォルター・ブラッドフォード・キャノン（Cannon WB, 1871〜1945 年）によって，ホメオスタシス（恒常性）という概念に発展した．この概念は，生体が内部や外部の環境因子の刺激や変化にかかわらず，自身を一定の状態に保とうとする性質のことを指す．

内部環境とは，自律神経系の働きによって呼吸や循環をコントロールし，内分泌系によって身体のバランスをコントロールし，免疫系によって身体を防御することで，人間の自然治癒力による生命維持にかかわるものである．外部環境とは，健康に影響する物理的環境（自然因子/人工因子）・社会文化的環境であり，いわゆる一般に理解される「環境」は外部環境を指す場合が多い．

(2) 人間-環境系という考え方

人間と環境の関係はこれまで「決定論的な環境論」に始まり，「相互作用論的な環境論」

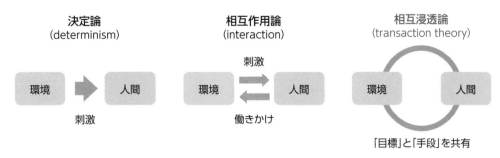

図 1-9 人間-環境系の流れ
(川口孝康（1998）：ベッド周りの環境学. 医学書院, p4. を参考に作成.)

表 1-10 人間-環境系に影響する要素

人間（個人）側の要素	環境側の要素
①身体的要素（健康, 発達, 力量など） ②心理的要素（動機づけ, 欲求など） ③社会的役割要素（経験, 価値, 役割など）	①生物・物理的要素（動植物, 自然, 人工物・化学物質など） ②人的要素（周りの個人や集団） ③社会文化的要素（規範や慣習, 制度など） ④経済的・政治的要素（法律, 保健医療政策, サービスの料金, 交通など）

を経て, 20世紀後半以降は“人間-環境系”を「相互浸透論的な環境論」ととらえる考え方が一般的である（図1-9）.「相互浸透論的な環境」とは,「人間」と「環境」が一体となって存在し, 互いに影響し合い, 人間の生活は環境のなかに深く溶け込み, ともに目標や手段を共有しながら存在しているとする考え方である[45].

そして, 人間-環境系の構成は, 人間側と環境側に存在するいくつかの要素でさらに説明することができる（表1-10）.

2) 看護理論家がとらえた環境の概念

日常の何気ない生活のなかで, われわれは決して「環境」と切り離して生きていけない存在であることは, これまでの環境論から十分に理解できることである. そして, 看護におけるメタパラダイムの中核的概念として「環境」を位置づけていることからも, 看護実践には「環境とは何か？」がつねに意識化されている必要性がある. そのためには, 看護における「環境」概念を, 看護理論家がどのようにとらえているかを理解しておくことが「環境」の意識化においておおいに役立つと思われる.

看護における「環境」の学びのはじめは,“ナイチンゲールの環境論”であろう. ナイチンゲールは「看護がなすべきこと, それは, 自然が患者に働きかけるのに最も良い状態（the best condition）に患者を置くことである」[46]としている.「自然が患者に働きかける」とは, 人間が自らの生きようとする力, つまり自然治癒力を意味し, その力を最大限に発揮できるように, 身体的・心理的・社会的に状況を整えることそれ自体が看護実践であるとしている. これがナイチンゲールの環境論の根幹ととらえる. そして, ナイチンゲールは「看護とは, 新鮮な空気, 陽光（日光）, 暖かさ, 清潔さ, 静かさなどを適切に整え, これらを生かして用いること, また, 食事内容を適切に選択し適切に与えること, こういっ

表 1-11　看護理論家が定義する「環境の概念」

ナイチンゲール	環境という言葉を直接使わなかったが，呼吸をする空気・陽光・物音・食物・睡眠・休息・身体の清潔・静かさに影響するような患者を取り巻くすべてのものを環境の視点からとらえている．
ヘンダーソン	環境について独自の定義をしていない．1961 年版ウェブスター辞典の定義を転用「ある生物と生命と成長発達に影響するあらゆる外的条件および作用の総和」であるとした．
オレム	人間の環境は，物理的・科学的・生物学的・社会的な特徴から分析でき，これらは相互に作用し合っている．セルフケアは，自分自身と環境を調整すること
ロイ	環境とは，「個人や集団を取り囲み，その発達や行動に影響を与えている条件，状況，力のすべて」である．
ペプロウ	環境を「有機体の外部に存在する力であり，文化と関連をもつ」「健康へ導く一般的な諸条件は，つねに対人関係の過程を含んでいる」

表 1-12　自然治癒力を引き出す望ましい療養環境の条件

項目	好ましい状態
病室内の明るさ（採光）	窓の設置，照明 100〜200 ルクス
病室内の静けさ（音）	昼間 50 デシベル以下，夜間 40 デシベル以下
病室内の気候（温度）	17〜28℃
湿度	40〜70%
気流	0.5 m/秒以下
病室内の清浄な空気	換気，空調管理システム
病室内の臭気	換気，発生源の除去，消臭剤・芳香剤の使用
1 人あたりの病室空間	6.4 m^2（4 人床の場合），老健施設 8.0 m^2
ベッドとベッドの間隔	150 cm が望ましい（最低でも 70 cm）
寝具	リネン類の清潔，ベッドやマットレスの性能
ベッド周辺の備品	椅子，床頭台，クローゼット，カーテン

たことのすべてを，患者の生命力の消耗を最小にするように整えることを意味すべきである」[47]という看護の実践の具体的内容を示しており，患者に影響するすべての外部環境を整える看護の重要性を説いている．ナイチンゲール以降も，さまざまな看護理論家によって「環境」の定義が提唱された[48]．表 1-11 のおもな看護理論家の「環境の定義」を概観してみると，やはり，人間と環境の関係を基盤として「環境」を定義していることがわかる．

　また，ナイチンゲールは 1859 年に『看護覚え書』を書く前年の 1858 年に，『病院覚え書　第 1 版』を著し，1863 年には『同　第 3 版』が出版されている．そこには「病院が備えているべき第一の必要条件は，病院は病人に害を与えないことである」[49]として，患者に望ましい療養空間を具体的に提案している．これは「ナイチンゲール病棟」とよばれ，当時の聖トーマス病院をはじめ，英国の多くの病院での病室環境のもとになった．つまり，患者の健康回復を促進する外部環境として，患者のベッド周辺から病室，さらには病院全体を統合した環境調整を看護の役割として位置づけていたといえる．表 1-12 には，患者

の自然治癒力を引き出すために好ましいと思われる療養環境条件をいまの時代に合わせて示した.

3) 病者の生活環境と看護の役割

　看護師は，患者の健康状態と生活状況を前提に，個の特性に配慮して対象が最も良い状態になるような環境調整を実施する．つまり，看護師は「環境調整者としてその役割」を引き受けなければならない．川口は，「環境調整者としての看護の役割」の視点を，①病者の生活空間を形成している物理的環境，②病者と関係している人の集まりである対人的環境，③病者の生活にかかわる規範や慣習などを形成する教育・管理的環境であるとしている（表 1-13）[50].

　ナイチンゲールはベッドと寝具類のことを次のように忠告している．「本物の看護師というものは，自分の受け持ち患者のベッドは必ず自分の手でしつらえるもので，メイドに任せたりは決してしない．…（中略）… 自分の職務の肝要な部分を"他人の手"などに任せられるものではない」[51]．昨今，シーツ交換は専門業者に委託している施設がほとんどである．しかし，患者の療養環境に責任をもつのであれば，せめて，重症患者やベッド上の生活を強いられている健康状態の患者のベッドは自分の手で整え，専門業者のシーツ交換を看護の視点から指示点検すべきである．

　「看護における環境調整」としての看護師の行う活動は，単に「清掃」や「ベッドメイキング」にとどまる活動ではないことは言うまでもない．つまり，看護師は上記のような環境調整の視点に内在するエビデンスを背景にして，看護実践として具体的に行動していかなければならない．そのためには，療養生活が患者にとって「可能なかぎり欲求が満たさ

表 1-13 看護師の環境調整の視点と要素

物理的環境調整	● 気候（温湿度や通風・換気など）の調整 　　　騒音対策や音楽の活用 　　　採光・照明の工夫と活用 　　　ニオイ対策と香りの活用 　　　空気の清浄化，塵埃対策 ● 日常生活物品や福祉機器・用具 ● 建築空間やインテリア ● 情報コミュニケーション媒体
対人的環境調整	● 対象のプライバシーやテリトリー（複数の病者が同じ病室で療養生活を送る場の特徴） ● 対象のケアを支えるコミュニティ（会社の同僚や上司・部下，同窓の友人，対象が住んでいる近隣地域住民） ● 直接的ケアの担い手である家族や看護師，医師（対象に最も対象に近い存在）
教育・管理的環境調整	● 寝具やリネン類の清潔管理 ● 看護ケアにかかわる物品や小物の収納・品質管理 ● 医療事故防止の取り組み/リスクマネジメントなどの安全管理 ● 看護職者の労務環境/看護提供システム ● 社会資源の効果的な活用/社会復帰に向けたケアマネジメント

（川口孝泰 (2003)：看護における環境調整技術のエビデンス　環境看護学の射程．臨床看護, 29 (13)：1880-1886. を参考に作成）

れる場」「癒される場」となるように「環境」を創造していくという大きな役割があること
を理解する必要がある．そのためには，療養生活を強いられる患者の心理を理解し，何が
満たされていないのか？　どうすれば満たされるのか？　生活空間としての病室/病床を
患者の生活の場と理解し，患者にどのような影響をもたらしているのか？　など，患者が
おかれている状況を深くアセスメントできなければならない．

　「物理的環境調整」は多床室の場合には重要な視点であり，プライバシーと快適さを守り
つつ，ほど良い「対人的環境調整」を同時に考えなければならない．逆に個室の場合，「物
理的環境調整」は比較的コントロール可能であるが，「対人的環境調整」は多床室とはまた
違った難しさがあると思われる．さらに，「看護師そのものが人的環境」と認識する必要が
ある．看護師は，患者の療養環境において患者の身近に存在している．つまり，患者にとっ
て人的環境として看護師が大きな影響を与えていることになる．

　高橋は，自らの病気体験で，「患者にとって看護師の存在がどれほど大きいか，そのこと
に医師も看護師自身も気がついていない．患者だけがわかっているのだ」[52]と言う．患者の
24時間の生活に深くかかわり，患者の目標（健康の回復）に向き合い，さまざまな手段
（治療とケア）を共有していることを考えると，看護師の存在そのものが患者の療養環境を
つくり出しているといっても言い過ぎではないかもしれない．看護師は，患者の療養環境
の一部として自分が存在しているという自覚を再確認すべきである．

〈文献〉

1) Torres G，Yura H（1974），看護教育におけるカリキュラムの概念枠組みセミナー準備委員会訳
　（1978）：看護学部教育課程における今日の概念の枠組み．看護教育，19（11）：673-678.

2) Torres G, Yura H（1974）：Today's Conceptual Framework：Its Relationship to the Curriculum
　Development Process. National League for Nursing, pp1-12.

3) Glass L（1978），看護教育におけるカリキュラムの概念枠組みセミナー準備委員会訳（1978）：看護
　教育カリキュラムにおける概念的枠組み．看護教育，19（11）：666-672.

4) Nightingale F（1859），湯槇ます，他訳（2011）：看護覚え書　看護であること　看護でないこと．
　改訳第7版，現代社，p14.

5) 前掲4），p222.

6) Henderson V（1960），湯槇ます，小玉香津子訳（2016）：看護の基本となるもの．再新装版，日本
　看護協会出版会，p14.

7) 前掲6），p16.

8) 薄井坦子（1997）：科学的看護論．第3版，日本看護協会出版会，p28.

9) 前掲8），pp44-55.

10) Paulson DS（2004）：Taking care of patients and caring for patients are not the same. AORN J,
　79（2）：359-362, 365-366.

11) Watson J（1985），稲岡文昭，他訳（2014）：ワトソン看護論　ヒューマンケアリングの科学．第2
　版，医学書院，pⅹⅴ.

12) 厚生労働省：主要な生活習慣病の発症予防と重症化予防の徹底に関する目標．
　http://www.mhlw.go.jp/seisakunitsuite/bunya/kenkou_iryou/kenkou/kenkounippon21/kenkou-
　nippon21/mokuhyou02.html［2017/3/5 閲覧］

13) 出入国在留管理庁：令和2年末現在における在留外国人数について．
　https://www.moj.go.jp/isa/publications/press/13_00014.html［2021/9/20 閲覧］

14) 厚生労働省：災害医療等のあり方に関する検討会報告書（平成23年10月）．
　http://www.mhlw.go.jp/stf/seisakunitsuite/bunya/0000089060.html［2017/3/5 閲覧］

15) Tomey AM（2002），都留伸子監訳（2004）：看護理論家とその業績．第3版，医学書院，p238.

16) 薄井坦子（1995）：看護のための疾病論　ナースが視る病気．講談社，p22.

17) Maslow AH（1954），小口忠彦監訳（1971）：人間性の心理学．産業能率大学出版部，pp163-166.

18) Smith PE (1989), 小玉香津子, 尾田葉子訳 (1992)：ヴァージニア・ヘンダーソン　90年のあゆみ. 日本看護協会出版会, pp84-85.

19) Henderson V (1960), 湯槇ます, 小玉香津子訳 (2006)：看護の基本となるもの. 新装版, 日本看護協会出版会, pp79-80.

20) Mayeroff M (1971), 田村　真, 向野宣之訳 (1987)：ケアの本質　生きることの意味. ゆみる出版, p13.

21) 守屋國光 (2007)：生涯発達論　人間発達の理論と概念. 風間書店, pp71-72.

22) 前掲21), pp66-71.

23) Erikson EH (1982), 村瀬孝雄, 近藤邦夫訳 (1989)：ライフサイクル, その完結. みすず書房, pp71-72.

24) Gatchel RJ, et al (1989), 本明　寛, 間宮　武監訳 (1992)：健康心理学入門. 金子書房, pp44-45.

25) 林　峻一郎 (1993)：「ストレス」の肖像　環境と生命の対話. 中公新書, pp86-90.

26) Lazarus RS (1988), 林　峻一郎編訳 (1990)：ストレスとコーピング　ラザルス理論への招待. 星和書店, p22.

27) 時実利彦 (1980)：人間であること. 岩波書店, p71.

28) 前掲27), p70.

29) 木村康一, 他 (2007)：学生のための健康管理学. 南山堂, p3.

30) 前掲29), p2.

31) 厚生省大臣官房国際課・厚生科学課 (1999)：WHO憲章における「健康」の定義の改正案について　平成11年3月19日付厚生省報道発表資料.

32) 厚生省大臣官房国際課・厚生科学課 (1999)：WHO憲章における「健康」の定義の改正案のその後について（第52回WHO総会の結果）平成11年10月26日付厚生省報道発表資料.

33) Dubos R (1959), 田多井吉之介訳 (1977)：健康という幻想　医学の生物学的変化. 紀伊國屋書店, p21.

34) 石井敏弘責任編集 (1998)：健康教育大要　健康福祉活動の教育的側面に関する指針. ライフサイエンスセンター, pp81-82.

35) 木村康一, 他 (2007)：学生のための健康管理学. 南山堂, p2.

36) WHO (1986), 島内憲夫訳 (1990)：21世紀の健康戦略2　ヘルスプロモーション　WHOオタワ憲章. 垣内出版株式会社, p29.

37) 前掲36), pp10-14.

38) 小西正光, 小野ツルコ編 (2001)：「健康日本21」を指標とした健康調査と保健支援活動. ライフサイエンスセンター, pp4-5.

39) 手塚直樹, 加藤博臣編 (1992)：セミナー介護福祉③　障害者福祉論. ミネルヴァ書房, p12.

40) 山田裕章監修, 九州大学健康科学センター編 (1998)：現代健康科学. 九州大学出版会, pp7-10.

41) 佐藤祐造, 他 (2005)：テキスト健康科学. 南江堂, pp141-143.

42) O'Donovan D (2008), 千葉百子訳 (2009)：病気と健康の世界地図. 丸善株式会社, pp24-25.

43) 前掲42), pp34-35.

44) 厚生労働省 (2017)：平成28年度　厚生労働白書. pp4-5.

45) 川口孝康 (1998)：ベッド周りの環境学. 医学書院, p4.

46) 前掲4), p222.

47) 前掲4), p15.

48) 黒田裕子 (2008)：ケースを通してやさしく学ぶ看護理論. 改訂3版, 日総研出版.

49) 湯槇ます監修 (1974)：ナイチンゲール著作集　第2巻. 現代社, p185.

50) 川口孝泰 (2003)：看護における環境調整技術のエビデンス　環境看護学の射程. 臨床看護, 29 (13)：1880-1886.

51) 前掲4), p146.

52) 髙橋浩一 (2000)：神さま, 仏さま, 看護婦さま　ドクターが, がん体験を通じて実感した看護の力. 日総研出版, p47.

第2章
看護の歴史

学習のねらい

❶ 看護および看護教育の発展について，社会の政治的・社会的・文化的背景と関連づけて学ぶ．

❷ 看護史をふまえて，看護の未来を展望する．

Key Words

看護史，女子教育，高等教育，戦争と看護，従軍看護婦，戦後改革，GHQ，
職能団体，専門職化

　かつて1951（昭和26）年の保健婦助産婦看護婦学校養成所指定規則では，看護史を20時間かけて指導するように規定されていたが，現在は看護史を独立した科目として授業を行っている学校は少ない．しかし，看護師を志す学生にとって，看護がどのようにして生まれ，どのように発展してきたかを知り，現在直面している問題はどうして起こったのかを把握することは看護の本質を理解するうえで重要なことである．また，看護を未来に継承しより良い看護に発展させていくためにも歴史は重要である．看護史を学ぶことには次のような目的と意義がある．

・看護史と人類の文化の発展との関連性を理解し，看護の役割と機能が社会のニーズに沿って変化することを学ぶ．

・看護の出来事に関与した人びとの看護観や信念，その人が生きていた時代の動きを把握して看護史を解釈する．

・看護に貢献した先人の努力と苦労を知ることにより，看護の価値を知り，看護師としての自覚を高める．

・看護の伝統的精神を学び，自らの看護観を育む．

・看護サービス，看護教育の現状を把握し，将来の看護の発展のための指針とする．

・看護の国際的な機能を理解，自覚し，ひいては，社会問題全般に理解と関心を深める．

・歴史に関する多くの文献を読むことによって，歴史的な真実を多角的にとらえ，公平な見方を養う．

　なお，2002（平成14）年に保健婦助産婦看護婦法が改正され，名称はそれぞれ"保健

師"，"助産師"，"看護師"となった．本稿において，法改正以前における"看護師"を説明する場合には，"看護婦"と表現することとする．

> **演習** | **看護の価値を知り，看護師としての自覚を高める**

　図書館にある，看護の歴史に関する書籍を読み，当時の状況，看護婦の活動をふまえて，どのような考え・思いで看護活動を行っていたのかを考えてみましょう．

1 近代以前からの看護の歴史

1）近代以前の看護

　看護の発展には，宗教，とくにキリスト教が重要な影響を与えた．キリスト教の「隣人愛」の教理に反し，キリスト教の名においてたびたび戦争が起こった．皮肉にも戦争によって多くの負傷者が出る一方で，看護が必要となり，病人や貧者を助けるキリスト教の教えが広まっていった．ローマ帝国では，貴族の女性たちによる助祭活動として貧者や病人を訪問した．17世紀のフランスでは「愛徳修道会」の活動が有名である[1]．

2）近代看護の芽生え

（1）ナイチンゲールと看護

　ナイチンゲール（Nightingale F，1820〜1910年）は，イタリアのフィレンツェの裕福な家に生まれた．ドイツのフリードナー夫妻が設立した看護婦養成所であるカイザースベルト学園を訪問した際に強い印象を受け，看護婦を志したといわれている．1854年に38名の同志とともにクリミア戦争に従軍して，病室の清掃，換気，採光などの環境・衛生状態の改善を行い，傷病者の看護に貢献し，死亡率を著しく改善した．また，1856年，スクタリの野戦病院で看護の運営管理も行った．ナイチンゲールは，毎夜ランプを持って見回りを欠かさなかったことから，「ランプの貴婦人」あるいは「ランプを持つ淑女」とよばれた（図2-1）．ナイチンゲールは単に優しいだけでなく闘う人であった．彼女の＜闘い＞の対象は見えるもの，見えざるものに向けられ，妥協を許さないナイチンゲールは徹底して歪んだ体制や制度に立ち向かい＜闘い＞続けた[2]，といわれている．さらに野戦病院で得た知識をもとに，1859年に『看護覚え書』を執筆した．1860年には，英国市民の資金で聖トーマス病院にナイチンゲール看護婦養成所を設立した．従来の看護学校のように病院の資金に依存するものではなく，病院から独立した看護学校のカリキュラムで教育することができた．最初は1年間，その後3年間の修業年限となった．ナイチンゲールの看護については第8章も参照のこと（p158）．

（2）赤十字社の創立とその活動

　1862年，ジュナン（Dunant JH，1828〜1910年）は，人道主義に基づく戦傷者救護と，戦争災害を救うための国際的機関の必要性を説き，翌年，ヨーロッパ16カ国の支持を得て赤十字規約がつくられた．1864年，12カ国によりジュネーブ条約（赤十字条約）が調印，国際赤十字社が創立され，その後，人道主義に基づく国際赤十字の考えは各国に影響

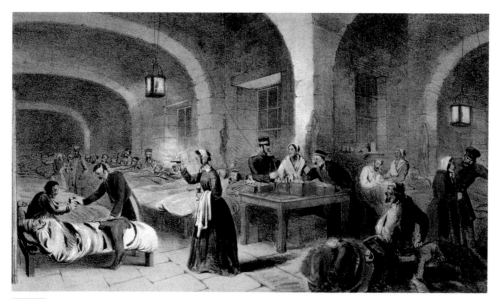

した．1886 年，日本にも博愛社（1877 年創立）を前身とする赤十字社が設立され，赤十字看護学校が設置された．

（3）米国の看護——専門職看護婦を目指して

●近代看護教育のはじまり

1861 年にフィラデルフィア女性病院看護学校が設立され，1873 年にはナイチンゲール方式による 3 つの看護学校が設立された．それらは，ニューイングランド地域（米国東北部のコネチカット，マサチューセッツ，ロードアイランド，ヴァーモント，ニューハンプシャー，メインの 6 州）のマサチューセッツ総合病院訓練看護学校，ニューヨーク市のベルビュウ看護学校，ニューヘブン市のコネチカット看護学校である．

●看護の高等教育化推進

1899 年，コロンビア大学ティーチャーズ・カレッジが看護婦の卒後教育プログラムを開始した．このプログラムは，看護学校主事連盟の強烈な要請と，ティーチャーズ・カレッジのジェームス・ラッセル（Russell JE, 1864～1945 年）学長との協力によって実現した．他学科の科目や教養科目は，ティーチャーズ・カレッジの教授によって指導され，専門科目である病院経済や看護の一連の科目は，米国看護学校主事連盟から看護教師が派遣された[3]．つまり看護婦による看護教育が実施されたということである．

1909 年，ミネソタ大学看護学部が設置された．しかし，医学部の下に属し 3 年のプログラムで学士の学位は授与されなかった．

1924 年，コネチカット看護学校がエール大学看護学部を設立した．ゴールドマーク・レポート[注1]は，エール大学がロックフェラー財団の基金を得て 4 年制学士のプログラムを開設する糸口となり[4]，さらに，ウエスターン・リザーブ大学とヴァンダビルト大学の理論と臨床実践を統合する看護大学の設置につながった．当時の米国看護界のリーダーは，看護学校が病院の経済的援助を受けているかぎり，真の看護教育はできないと考え，出資者

を病院以外の基金に求めるようになった.

注1：ゴールドマーク・レポートは，1923年にウィンスロー（Winslow CEA），ゴールドマーク（Goldmark J）ら米国看護教育研究委員会によって発表されたもので，看護の機能には病院内での役割だけでなく，地域社会での疾病の予防，健康増進の役割があることを示した．以来，米国では保健師による訪問介護が発達した．

3）日本の近代看護の夜明け

(1) 近代的看護教育の始まり

●西洋思想と近代的看護教育

　明治に入り，日本の西洋化が促進されるようになると，伝道団および外国公使の圧力によってキリスト教禁令が廃止され，多くの宣教師が来日し，教育，とくに女子教育の発展に寄与した．看護教育も米国の宣教看護婦の指導で発達した側面がある．しかしながら，国粋主義，軍国主義の高揚はキリスト教を迫害し，次第にこれらの看護学校は衰退していった．

　1885（明治18）年，有志共立東京病院看護婦教育所が高木兼寛（1849〜1920年）によって設立された[5]．高木は，イギリスのセント・トーマス病院医学校に留学し，同医学校にあったナイチンゲール看護婦訓練学校を視察した．彼は32歳で帰国し，成医会医学校を立ち上げた後，ナイチンゲール看護婦訓練学校の「看護婦による教育」を志向し，来日中の米国長老派教会宣教師・看護婦のリード（Reade ME）を招聘し，看護教育を始めた（図2-2）．教育目的は「ひろく内外患者の需めに応じること」であり，病者のいる家庭での看護ができる看護婦の養成を目指していた．同年10月から「17歳以上25歳以下，身元引受人があること」を条件に入学試験を行い，見習生として採用，2〜3カ月の見習い期間を経て，適性を認められた者だけが試験を受け，生徒として採用された．その後も2年間教育を受けた．最初の見習生は13名，生徒に採用されたのはわずか5名であった[6]．

　1886（明治19）年，アメリカン・ボードの宣教師として帰国した同志社英学校校長の新

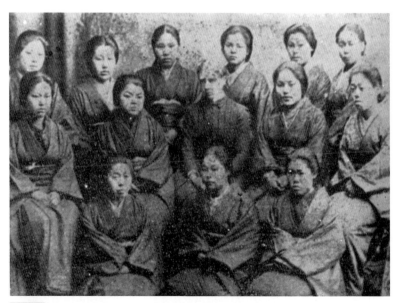

図2-2 リード氏を囲んで（2列目中央がリード氏）
（東京慈恵会医科大学所蔵）

島薙（1843～1890年）と医師ベリー（Berry JC）が同ボードの資金提供と日本人509名からの寄付を得て京都看病婦学校を開設し，看護婦の養成を開始した[7]．初代看護監督にはナイチンゲール看護婦訓練学校を見学研修してきたリチャーズ（Richards M）が就任し，5名の生徒で開始，1887（明治20）年11月，京都府より正式な認可を受けた．発足時の修業年限は2年で，1888（明治21）年に最初の卒業生を出した．

赤十字が誕生して14年目の1877（明治10）年，元老院議官の佐野常民と大給恒が尽力し博愛社が創立された．社則では，戦時には戦場の負傷者を救護しその苦患を軽減するのを主意とし，平時には有事のための準備をすること，ジュネーブ条約の理念を受け継いで敵味方の区別なく救護することとされていた．1886（明治19）年，博愛社に病院が開設された．1890（明治23）年，日本赤十字社病院看護婦養成所が開設され，生徒10名が入学，修業年限3年で医師が教育していた．

1887（明治20）年，帝国大学医科大学付属第一医院看護婦養成所で桜井女学校附属看護婦養成所の生徒を受け入れてから，付添看護婦講習科として発足し，これが東京大学医学部附属看護学校となった．また，エジンバラ王立救貧院病院看護学校の卒業生であるベッチ（Vetch A，生没年不明）が指導した．

系統的に高い水準の看護教育機関として，1920（大正9）年，女学校卒業者に3年間の教育を実施した聖路加国際病院附属高等看護婦学校がある．

(2) 戦争と看護

●看護婦の需要の拡大

職業としての看護婦が日本社会一般に認識されるようになったのは，戦争や天災での救護活動の必要性からであった．1894（明治27）年の日清戦争では101,675人の取り扱い患者に対して従軍看護婦が658人，1900（明治33）年の義和団事件では取り扱い患者数12,586人に対して従軍看護婦196人，1904（明治37）年の日露戦争では取り扱い患者数1,110,220人に対して従軍看護婦2,166人が動員された[8]．明治期の度重なる戦争で看護婦の需要が高まると同時に看護婦数も急激に増加していった．看護婦増加の背景には，戦時救護の必要性ばかりでなく，急性伝染病の蔓延による需要の拡大があった．伝染病は，兵士が持ち帰ったことや，人びとの往来が増えたことで，都市部だけでなく農村でも発生・増加した．それに加えて，病院の増加による看護婦の需要の高まりも大きかった．

●戦時体制に伴う諸制度の変容

1932（昭和7）年に満州事件（事変）が勃発すると，国民の保健に重大な関心が向けられるようになった．1936（昭和11）年，徴兵検査で体力的な不合格者が増大していることが明らかにされ，軍の台頭によって発言権を強めていた寺内寿一陸軍大将は「欧州では衛生省を設け，国民の体力向上に努めており，わが国ではその対策が遅れている」[9]と指摘した．日中戦争の勃発によってすぐに組織化することはできなかったが，1938（昭和13）年，厚生省が創設された．

1937年（昭和12年）には保健所法が制定され，同法の施行規則のなかに保健所職員として「保健婦」という名称がはじめて明記された．しかし，地域によっては，社会保健婦，巡回看護婦などのさまざまな名称が使用されていた．それが1941（昭和16）年7月，国民の保健指導の重要性に鑑み，保健婦の名称を統一し，適切な指導を行う保健婦を普及させることを目的として，保健婦規則（厚生省令第36号）が制定された．

1938（昭和13）年8月，国家総動員法に基づき，医師，看護婦，薬剤師の職業能力に関する調査を目的に「医療関係者職業能力申告令」（勅令第600号）が公布された．これは，「職業能力ヲ平素ヨリ調査シ置キ有事ノ際之ヲ徴用セントスル為」に個人に申告を求めるものであった[10]．さらに戦局が緊迫化するにつれて，国家総動員法に基づき，1941（昭和16）年12月，「医療関係者徴用令」が公布された．そのうえ，1942（昭和17）年には「国民医療法」が制定された．同法では，1つ目に医師・歯科医師を国民体力の向上に寄与すべき国家的使命の遂行者とし，2つ目に医療内容の向上のために医療関係者に対する補習教育の義務化，3つ目に業務に対する厚生大臣の指示権などを定めている．これらによって，看護婦を含めたすべての医療従事者を戦争に動員することにつながった．

戦時救護のための看護婦増員は，看護婦の資格年齢の短縮によって行われた．1941（昭和16）年に看護婦規則が改正され，資格年齢は18歳から17歳に引き下げられた（厚生省令第46号）．1944（昭和19）年になると，労働力の供給は一般からは困難となり，同年1月に「緊急学徒勤労動員方策要綱」が，3月に「決戦非常措置要綱ニ基ク学徒動員実施要綱」が決定された．同じく3月には看護婦規則が改正され，資格年齢は17歳から16歳に引き下げられた（厚生省令第10号）．陸軍看護婦の場合には，同年9月「昭和19年度採用スベキ看護婦生徒召募ノ件」で修学期間が半年にまで切り下げられた．

●看護婦たちの戦時救護

『戦争と看護婦』[11]や『戦後70年日本赤十字社救護看護婦の語りから平和を考える』[12]には，救護活動に従事した看護婦の実体験がつづられているので，一部抜粋し，COLUMNに紹介する．

> ### COLUMN　救護活動に従事した看護婦の実体験（各書からの抜粋）
>
> 昭和14（1939）年から2年間，中国の石門の病院で働いた．ここでも多くの若者たちがしんでいった．遺体置き場に山積みされた柩に手向ける花もなく，暑い日にしたたる死体からの脂をながめながら，ただ，手を合わせて祈るばかりであった．患者の傷口にはウジがわき，血管を食い破ることも多かった．私は，上肢や下肢の骨折患者のために腰にペンチを挿し，針金の副木をたくさん作った．「つくり方を知りません」などとは言っていられなかった．（川嶋みどり，他：戦争と看護婦．pp27-28，国書刊行会，2016．より抜粋）
>
> 前線から傷病兵が送られてきて，夜半に召集がかかった．包帯を巻き替える手も多忙であり，食事を配ることも大変だった．有熱患者，下痢患者，担架を持つ手はしびれたし，伝染病棟は赤痢，カラアザール，マラリア患者への大量皮下注射で多忙を極めた．日に80回の便回数の患者もいて…，誰ひとり文句を言う人もなく，黙々と走り回った．（川嶋みどり，他：戦争と看護婦．p28，国書刊行会，2016．より抜粋）
>
> ニューギニアやガダルカナルなどで激戦があり，日本軍は玉砕していました．そしてラバウルの陸軍病院には多くの患者が来たのです．いつでも迎えられるように私たちは夜も靴を脱がずに寝ていましたが，手が足りないほどの勢いでした．（川原由佳里，他：戦後70年日本赤十字社救護看護婦の語りから平和を考える．p3，日本赤十字看護大学看護歴史研究室，2015．より抜粋）

② 現代に至る日本の看護の歴史

1）大日本帝国の崩壊と対日占領政策

　1941（昭和16）年12月8日に始まった太平洋戦争は，1945（昭和20）年8月15日，敗戦に終わり，大日本帝国の終焉とともに，米国の主導による改革が開始された．

●米国の単独占領

　日本は連合軍により占領され，マッカーサー（MacArthur D，1880〜1964年）元帥が連合国最高司令官（SCAP）に任命された．日本は連合国のなかでも米国の単独占領となった．

●連合国軍総司令部設立と厚生省

　米国政府は，当初日本政府や天皇制の廃止を考えていたが，日本の降伏が計画より早かったこともあり，日本政府を利用した間接統治がとられた．日本政府の各省に合わせて連合国軍総司令官総司令部（General Headquarters/Supreme Commander for the Allied Powers；GHQ/SCAP）の組織をつくった．たとえば，文部省はCIE（民間情報教育局），厚生省はPH＆W（公衆衛生福祉局）と，各省はGHQのそれらに対応する局によって指導された（**図2-3**）．

　戦時中，公衆衛生は内務省の管轄であったため，それを4つの局をもった厚生省に改組し，1948（昭和23）年，そのひとつの医務局の下に看護課が設立された．この課を通して，GHQの看護政策は，県，市町村の看護課あるいは看護係に伝達され，実施された．最初の半月は，当時医務課長であった高田浩運が看護課長を兼務し，その後の二代目看護課長は，有志共立東京病院看護婦教育所の卒業生で，コロンビア大学ティーチャーズ・カレッジ留学の経験がある保良せき，三代目看護課長は実質的にGHQ看護課のカウンターパートとして活躍した金子光が務めた．金子の活躍は，『初期の看護行政　看護の灯たかく

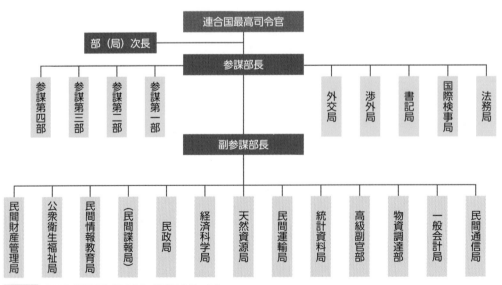

図2-3 GHQ組織図（1946（昭和21）年）
（竹前栄治（1983）：GHQ．岩波新書，岩波書店，p91．より筆者作成）

かかげて』[13]を参照のこと.

●マッカーサーの5大改革指令

1945（昭和20）年10月11日，マッカーサーは日本政府に対し民主化に関する5大改革指令を出し，改革が実行されていった．①参政権の賦与による女性の解放，②学校教育の自由主義化，③秘密尋問によって国民に恐怖感を与えていた司法制度の廃止，④財閥の解体，⑤労働組合の結成奨励である．

●憲法第25条の医療，看護への影響

終戦当時，ほとんどの都市が空襲で瓦礫と化し，国民が伝染病や飢餓で苦しんでいた．そのようななか，1946（昭和21）年，日本政府は占領軍から明治憲法の改正を命じられ，GHQ民政局の指導によって同年11月3日，日本国憲法を公布した．

憲法第25条に，生存権と国の社会的義務について「すべて国民は，健康で文化的な最低限度の生活を営む権利を有する．国は，すべての生活部面について，社会福祉，社会保障及び公衆衛生の向上及び増進に努めなければならない」とある．わが国の医療・看護はこの第25条が根拠となっている．

2) 看護改革の始動

1945（昭和20）年9月，GHQ看護課長オルト（Alt GE）および看護スタッフは，日本全国の看護サービス，看護教育を視察し，看護システムの問題点を把握した．

日本の非軍事化・民主化を目的とした間接統治においてGHQの看護改革は，一方的に日本人看護婦に命令するものではなく，一緒に改革を進めるものであった．改革のおもなものは，①病院の看護サービスおよび組織改革，②看護教育改革，および看護師の再教育，③厚生省医務局看護課の設置，④日本看護協会の創設，⑤保健婦助産婦看護婦法の制定などである．

当時，GHQ看護課とともに改革を推進した金子は，「このような機会に，日本の看護の新しい体制を作るためにどのような手法をとる必要があるのか，またどのようにその思想を日本人関係者，特に医師に理解と納得を得させるか，をオルト課長と話し合い，将来構想に向かって歩を進める準備を行ったのであった」[14]と述べている．

改革にあたっては1946（昭和21）年3月15日に看護制度審議会を設置し，免許，カリキュラム，看護教育制度などの重要な問題を討議した．この看護制度審議会はNursing Education Councilと表現されたことから看護教育審議会ともいわれる．メンバーは看護界のリーダー，湯槇ます，金子光，井上なつゑらであった（図2-4）．看護教育に関係していた医師，看護改革に関連する厚生省，文部省の役人，その他の省からも時に応じて参加した．次に具体的な改革をみてみよう．なお，⑤保健婦助産婦看護婦法の制定については第5章 看護と法律に記載した．

(1) 病院の看護サービス，および組織改革

これまで病院の患者のケアは家族や付添によってなされ，看護婦は医師の補助や診察室の清掃，診療の準備などがおもな仕事であった．これに対して，公衆衛生福祉局長サムス（Sams CF）は厚生省を通して，下記の指令を市町村の看護課，看護係に通達した．その後，各都道府県の軍政部（民政部）の米国の看護婦は，指令が実行されたかどうかを徹底的に監督したといわれている．

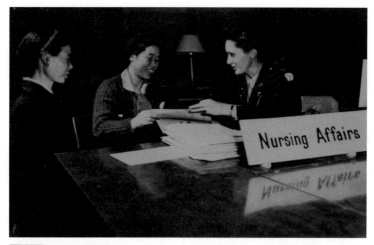

図 2-4 GHQ 看護課での打ち合わせ（右からオルト少佐，金子　光氏，井上なつゑ氏）
（日本看護歴史学会所蔵　デジタルパネル）

●サムスが発した指令

・病院に入院している患者のケアは看護婦によって実施する．家族の付添を廃止する
・看護婦を補助する看護助手を採用する
・病院で働く看護婦は三交代採用とする
・病院に栄養課（中央給食）を設立する
・病院に清掃課を設立する
・行政機関に看護課（部）を設立する．病院組織に総婦長（現在の看護部長）をおく

　これらの指令に対し，日本の社会では古い伝統的な考え方が根強く，改革に反対する人も多かった．たとえば，厚生省には看護課が設置されたが，地方では看護係となった（p42参照）．当時の地方の看護係担当者は「男女平等の考え方が定着している現在とは比べることもできない男性社会で髪ふりみだして苦闘する日々が続いた．新憲法が公布されたからといっても，女性の地位は低く，行政の場でも根強い偏見にはばまれ，厚い壁が立ちはだかっている感じだった」[15]と述べている．

(2) 看護教育改革，および看護師の再教育

●看護婦学校養成所の指定

　学校養成所の指定とは，保健婦助産婦看護婦学校養成所指定規則に基づいて，専任教員の定数，それら教員の資格，教室等の設備，カリキュラムなどが一定の水準を保っているかどうかを行政官庁が認定し，認定の効果を判定するものである．当初，GHQ 側は看護婦学校養成所を戦前の医師による看護教育を改め看護婦による教育に変えること，学校教育法に位置づけ文部省所管とすることを考えた．しかし，戦前の看護教育の状況を考慮したこと（西洋式の近代的な看護教育もあったが，ほとんどは十分な看護教育がなされなかったこと），審議会で看護の教育や看護婦の地位が飛躍的に向上することに対する医師の強硬な反対があったことで，厚生省・文部省の共同所管になったといわれている．

●モデルスクールの設置

　GHQ 看護課のオルトらは，日本の看護婦の教育水準が非常に低いことを認識し，看護

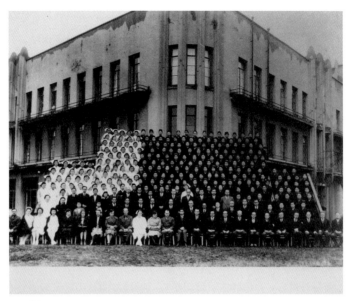

図 2-5 東京看護教育模範学院の設立
（日本赤十字看護大学史料室所蔵）

教育の質の向上に着手した．基本となる看護教育の改革のために，模範となる教育施設，すなわちモデルスクールを東京に 2 カ所，岡山に 1 カ所開設することにした．その 1 つが，東京看護教育模範学院 (Tokyo Demonstration School of Nursing) である（図 2-5）．同学院は，GHQ 看護課の指導のもとに，日本赤十字社看護婦養成所と聖路加女子専門学校が共同で教育を実施し，管理・運営についてはそれぞれの学校が独自の方針で行うもので，1946（昭和 21）年 6 月から 1953（昭和 28）年 7 月まで続けられた．同学院には日本全国から医師や看護婦が教育課程を見学するために訪れたといわれている．

● **看護師の再教育**（リフレッシャーコース）[16]

戦前の日本はすべてが戦争に費やされ，看護婦を戦争に動員する必要から，修業年限の短縮，資格年齢は，前述のとおり 18 歳から最終的には 16 歳まで引き下げられた．看護の概念が十分浸透せず，日常生活の援助は家族に担われていた．近代的な看護教育は限定的なもので日本全体には広まらず，日本の看護教育レベルは低かった．そこで，GHQ は日本の看護婦の再教育を講習会の形で行った．ライダー島崎によると，講習会は，全国，地方，各県，院内レベルで実施され，講習を受けた看護婦は得られた知識を同僚に伝達することを義務づけられていた．こうして 14,000 人以上の看護婦が講習を受けたといわれる[17]．

(3) 厚生省医務局看護課の設置

1948（昭和 23）年 7 月 15 日，厚生省医務局のなかに看護課が設置された．独立した課が必要とされた背景には，看護の社会的地位向上の必要性もさることながら，現実的な問題があった．すなわち，GHQ 公衆衛生福祉局の指令は，連絡局で翻訳され厚生省医務局長に伝達されたが，看護の専門部署がなく常に混乱を呈していた．さらに，女性の看護課長の輩出は民主主義の良いデモンストレーションであるとして，GHQ のオルト課長がサムス局長の支援を受けて，看護課は設置された[18]．オルトの理念は，看護婦自身によって看護政策を練り，看護を実践していく力を獲得することにあったことから，地方でも看護

課を設置しようとした．しかし，指令が提案（suggestion）であって命令（order）ではなかったこと，地方の行政は中央以上に男性中心の考え方から抜けきれなかったことから「看護係」にとどまった．オルトは，「日本政府のなかに女性による部署を設置するということは，想像のつかないほど困難なことです．女性は，政府の役所のようなところでは決して受け入れられない」と述べている[19]．

(4) 日本看護協会の設立と看護の専門職化

●日本看護協会へ一本化するプロセス

　従来，日本には個別の3つの看護団体があった．すなわち，「日本産婆会」「日本帝国看護婦会」「日本保健婦会」である．これらはそれぞれ独自に活動していた．産婆（1948（昭和23）年に助産婦に改称）は江戸時代から独立開業し，地域で信頼される地位を築いていたため，日本産婆会は非常に強力で，日本保健婦会も積極的であったが，病院などで雇用されることの多い看護婦の集団である日本帝国看護婦会は弱く，消極的であった．三協会とも役員は医師であったとされている．

　その三協会に対して，GHQ看護課から「看護に関して従来のような狭い区分をするのではなく，広義の看護，すなわち従来，保健婦，看護婦，助産婦によって行われている業務の統合された機能を真の看護というべきであるから，三者は同じ目標を持っているのである．したがって，団体活動についても統合した力を発揮することのできる1つの団体として結成されるのが望ましい」[20]という指導がなされた．

　1946（昭和21）年11月22日に，赤十字博物館において日本産婆看護婦保健婦協会結成準備会が開催された．500名の出席予定者に対して，東京都の産婆だけでも700名以上が出席していたといわれ，大変な混乱のなか，議長であった井上なつゑは，「本日提出の規約案に賛成の方，3人でも5人でもお残りください．不賛成の方，退場願います」[21]と提案したと述べている．こうして，日本産婆会，日本帝国看護婦会，日本保健婦会は統合し，「日本産婆看護婦保健婦協会」（会長井上なつゑ）が創立された（図2-6）．

　このような議事進行に対し，大林は，非民主的であると非難しつつ，絶大な権力をもつGHQの改革路線に共鳴し，自己犠牲をものともせず準備を進めたリーダーたちと一般会員たちとの理解のギャップを指摘している[22]．GHQ看護課は，米国でもできていない看護協会の一本化の必要性を感じていたのであり，看護協会の一本化には多分に米国側の意図があったものと思われる[23]．

3）占領後の看護職能団体の変容と政策活動

　1951（昭和26）年7月に日本産婆看護婦保健婦協会は「日本看護協会」と改称された．前述の看護協会一本化に強く反対の意思を示していた助産婦（産婆）の多数が日本看護協会を離脱し，1955（昭和30）年5月に日本助産婦会を設立した．

　1975（昭和50）年には，日本看護協会は准看護婦制度廃止などを盛り込んだ「看護制度に関する基本姿勢」を決定し，1986（昭和61）年5月の日本看護協会通常総会において，看護基礎教育を4年制の大学とすること，准看護婦制度廃止が決議されたが，准看護婦制度の廃止には至らなかった．翌1987（昭和62）年に出された「看護制度検討会報告書」[24]で，日本看護協会会長（当時）であった大森文子は，1963（昭和38）年に出された看護制度に関する具体的な答申に比べて，同報告書があまり進歩していないのが残念であると述

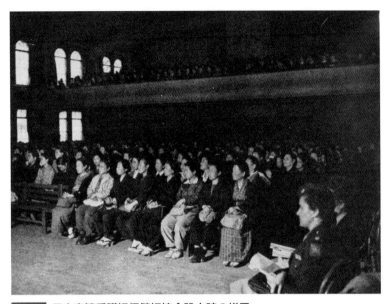

図 2-6 日本産婆看護婦保健婦協会設立時の様子
（日本看護協会編：日本看護協会史　第1巻．日本看護協会出版会，2004．所収）

べている．准看護婦制度廃止に対する日本医師会の抵抗は大きく，同検討会の冒頭で「もしこの会が准看護婦制度を廃止するための検討会であるならば，医師会代表者はこの会には参加しない」との強硬な発言があったことが記されている．同様の内容が日本医師会雑誌にも記録されていることから，日本医師会の准看護婦制度廃止に対する反対はきわめて強いものであったことがわかる．

　その後，准看護婦制度は廃止されることなく，2004（平成16）年から准看護師から看護師になるための2年制の通信制教育が開始された．また，検討会では，専門看護師の育成や，生涯教育の体系化，看護管理者の養成などが提言された（第7章にて詳述する）．

〈文献〉
1) Hallett C（2010），中村哲也監修，小林政子訳（2014）：ヴィジュアル版　看護師の歴史．国書刊行会，p15，26．
2) 徳永　哲（2018）：闘うナイチンゲール　貧困・疫病・因襲的社会の中で．花乱社，p6．
3) Kalish PA, Kalish BJ（1978）：The Advance of American Nursing. Little, Brown, p362.
4) 前掲3）．
5) 慈恵看護教育130年史編集委員会編（2016）：慈恵看護教育130年史．学校法人慈恵大学，p23．
6) 日本看護歴史学会編（2014）：2 有志共立東京病院看護婦教育所．「日本の看護のあゆみ　歴史をつくるあなたへ」．第2版改題版，日本看護協会出版会，p211．
7) 前掲6），3 京都看病婦学校と仏教系看護婦養成所，p213．
8) 看護史研究会編（1989）：看護学生のための日本看護史．医学書院，p83．
9) 厚生省医務局編（1955）：医制八〇年史．印刷局朝陽会，p341．
10) 亀山美知子（1984）：近代日本看護史II　戦争と看護．ドメス出版，p129．
11) 川嶋みどり，他（2016）：戦争と看護婦．国書刊行会．戦後70年　日本赤十字社
12) 川原由佳里，他（2015）：戦後70年日本赤十字社救護看護婦の語りから平和を考える．日本赤十字看護大学看護歴史研究室．
13) 金子　光（1992）：初期の看護行政　看護の灯たかくかかげて．日本看護協会出版会，p6．
14) 前掲13）．

15) 前掲 13), p268.

16) ライダー島崎玲子, 大石杉乃編著 (2003)：戦後日本の看護改革　封印を解かれた GHQ 文書と証言による検証. 日本看護協会出版会, p75.

17) Ryder RS (1984)：Nursing Reorganization in Occupied Japan, 1945-1952. Submitted in partial fulfillment of the Degree of Doctor of Education in Teachers College, Columbia University, p.110.

18) 前掲 17), p.119.

19) ライダー島崎玲子 (1990)：看護政策の実施. 看護教育, 31 (8)：494.

20) 日本看護協会編 (1967)：日本看護協会史Ⅰ. 日本看護協会出版会, p22.

21) 前掲 17), p170.

22) 大林道子 (1985)：助産婦職能の変遷を探る 2　日本産婆看護婦保健婦協会設立前史. 助産婦雑誌, 39 (2)：174-178.

23) 田中幸子 (1994)：占領期における日本の看護改革に関する一考察. 神奈川大学大学院法学研究論集, 5：23-25.

24) 日本看護協会編 (1987)：動き出す看護制度改革　看護制度検討会報告書全文収録. 日本看護協会出版会, pp55-56.

第3章
看護実践と看護活動の場

▌学習のねらい

❶ 看護実践（技術）の科学性と特性をふまえて，質の高い看護を実践するための原則について学ぶ．

❷ 医療者に求められる医療安全対策について学ぶ．

❸ 質の高い看護を実践するためのマネジメントについて学ぶ．

❹ 保健医療および福祉，保健医療福祉チームとは何かについて学ぶ．

❺ 保健医療福祉チームにおける看護職の責務と看護職の活動の場について学ぶ．

▌Key Words

自然科学，人間科学，EBN，看護技術，医療安全，医療事故，医療過誤，
マネジメント，保健医療システム，チーム医療，看護師の役割，地域医療連携

① 質の高い看護実践（技術）の原則

　「看護と看護でないものを分けるのは技術である」[1]と，川嶋は言う．あらためて考えると，"看護といえる技術は何か"，逆に"看護でない技術とは何か，その境界を知っておくことは，看護が専門職であるとする根拠にもつながると思われる．看護の質は，看護実践が患者からどう評価されるかで決まるのであって，実践として患者に届けることができなければ看護師の存在価値はないといってよい．つまり，ベッドサイドでの実践なくして看護は始まらない．当たり前のことであるが，看護の受け手である患者に，「看護師さんにしてもらうとやっぱり違うね．さすがね」「看護師さんにしてもらうと楽で安心ね」と評価される技術の提供が看護の質を保障し，専門職としての責任を果たすことになる．

　これまでの専門職概念[2,3,4]を概観すると，次の5つの視点が専門職には求められているように思う．それは，①高度な知識と技術，②最適な問題解決能力，③（行為規範の範囲での）独自性と自律性，④愛他的公益性，⑤資格認定である．とくに，①高度な知識と技術，②最適な問題解決能力は，看護実践において重要な能力である．かつて"看護師は半専門職"[5]とされた時代から半世紀近くを経て，"看護師は専門職"という理解に異議はな

いと思われる．ならば，専門職としての実践を果たす責任が看護師にはある．そのために
は，実践科学として質の高い看護師ならではの看護実践が説明されなければならない．

1) 看護実践（技術）の科学性──自然科学と人間科学から説明できる看護実践

看護実践には2つの科学性が必要である[6]．1つは，いわゆる自然科学の科学性である．
もう1つは，人間科学の科学性である．これまで，看護実践が「art と science」，あるいは
「看護は実践の科学である」といわれてきた根源がこの2つの科学性にあることは理解可能
である．自然科学的思考が求めたのが科学的根拠（エビデンス）に基づいた看護（evidence
based nursing；EBN）であり，一方，長く看護実践を支えてきた実践知（Phronesis，フ
ロネーシス）が人間科学的思考であるといえる．

1990年代から始まった EBN に関する議論は，看護実践を客観的で再現性や一般性があ
り，説明可能な技術を用いた実践として確立することに関するものである．これは医学や
その関連学問が求めた科学性であり，細胞や分子レベルの実験的成果を基盤とした学問的
発展方法である．看護実践でも盛んにエビデンスを探求する研究活動が行われた．その結
果，検証されないまま続けられていた援助方法が変更されたり，技術そのものが排除され
たり，EBN が患者に利益をもたらしたことは事実である．

看護実践の自然科学的追求を決して否定するものではないが，自然科学一辺倒で看護実
践を証明するには，看護現象はあまりにも複雑で，見えにくい現象である．つまり，看護
実践が起こすさまざまな現象は，人と人の関係性のなかで繰り広げられる一回性（個別
性）・相互性という特徴を当然のこととして理解しなければならない．これまでの看護実践
が，多くの「看護の知」を積み上げ発展してきたという歴史的事実，いわゆる経験知・実
践知を生み出してきている事実は，まさに人間科学的追求の成果といえる．

看護師は，この2つの科学性の絶妙なバランスによって，看護実践の受け手であるその
患者に技術を提供している．このような看護実践を川嶋は「看護技術は，実践の根拠とな
る科学的な知識を基盤とし，適応する対象者の個別性を捉えながら，対象と看護の目標が
わかった看護者である自己との相互作用のなかで繰り広げられる直接的で人間的な行為で
ある」[7]としている．同じようにベナー（Benner P）も，看護実践は状況が変化するなかで
の看護師の卓越した実践知として「行動しながら考えることと推移を見通すこと」[8]を明ら
かにしている．

2) 看護実践（技術）の特徴

一般に「技術」は，モノをつくり出すための手段として発展し，人の暮らしの豊かさを
つくり上げるために用いられてきた．その技術の理論的基盤は武谷の技術論であり，「技術
とは，人間実践（生産的実践）における客観的法則性の意識的適用である」[9]とされ，川嶋
はこの技術論を看護の目的に照らして「看護技術とは看護実践における客観的法則性の意
識的適応である」[10]として，伝承され技術化できることを提唱している．一方で，看護実践
は，人が人に提供する技術であり，そこでは看護師と患者とのかかわりのなかで伝わり合
うもの（相互作用）を生み出し，その時々の状況に応じて即興的で創造的に提供されると
いう特徴を有する．看護師のその瞬間に行われる技術は，看護師の経験に裏づけされた直
感的判断，いわゆる主観によって用いられる．それは技能という概念で，技術とは分けて

理解する必要がある．そういった観点に立つと，看護における「技術」は決してモノづくりのために使われる技術ではなく，主観的法則性の技能と客観的法則性の技術が混在しているといえる．川嶋は「看護は機械がするものではなく，人の頭（知識）と心（感情・感性）と手：身体（専門的技）を使って，人間的にふれあうこと（全人的かかわり）によって行うものである．人間の優しさの具体的表現であり，人間的実践行為としての技術」[11]という．つまり，看護師の提供する看護技術は看護師自身がよく磨かれた道具であるといえる．そのよく磨かれた道具としての看護師の技術は，積み上げられた科学的な知識，そして，看護師の人間的かつ専門的感性によって，相手である患者の身体的健康状況やニーズを一瞬にして見抜き，全身全霊で対象に提供される具体的援助行為となるのである．

3) 看護実践における必然としてのコミュニケーション能力

看護実践に臨む看護師は，ある程度熟考し，予測的見立てにおいて患者にとって最も有益な方法でケアをする．そして，ケアを受ける患者の反応を見て即座にその意味を読み取り次の実践へつないでいく．つまり，看護師は，"相手の反応に反応する"というコミュニケーションの双方向性の連続で看護を実践している．このような患者の反応に反応するために重要なのが，「観ること・聴くこと・伝えること」である．コミュニケーションとは人と人の間で行われる《意志の疎通》《心（思い）の通い合い》《互いに理解し合う》というような現象である．この現象は相手に関心がなければ観ることも聴くことも伝えることもできない．コミュニケーションの始まりは相手の話を「聴くこと」から始まる．「聴くこと」によって相手がわかり，「反応すること」ができる．つまり，このプロセスがたどれないと結果的に看護実践が始まらない，ということである．コミュニケーション能力は天性のものではなく訓練によって開発できるとしている[12]．言葉（バーバルコミュニケーション）であろうと言葉以外（ノンバーバルコミュニケーション）であろうと，コミュニケーションができなければ無味乾燥な実践になり，そこに看護師という存在の必要性はない．看護実践におけるコミュニケーションは，看護師と患者の関係性に反映され，それは信頼の程度にも反映される．つまり，さまざまな発達段階の患者を対象とする看護師のコミュニケーション能力は患者の理解力や認知力などに応じて，語彙を選び，方法を選び，相手に届くようなかかわりが求められる．

4) 看護技術を実践している看護師の思考

(1) 目的意識的思考

看護技術は，看護師が専門的知識と基本的技術を基盤として，看護の視点から患者の現在の状況を可能なかぎり良い状態（＝目的/目標）に変化させるために行われる，固有の患者に適用されるように工夫された行為である（図3-1）．日本看護科学学会は，「看護技術は，目的と根拠をもって提供されるものであり，根拠に基づく専門的知識は熟練・修練により獲得され，伝達される．また，看護技術は，個別性をもった人間対人間の関わりの中で用いられるものであり，そのときの状況（context）の中で創造的に提供される」[13]としており，目的意識的や個別性といったことが謳われている．

つまり，看護技術としての「具体的援助行為：方法論」を導くためには，どんな状況にいる人なのか？　という「対象の現在の状況：対象論」，何を目指しているのか？　という

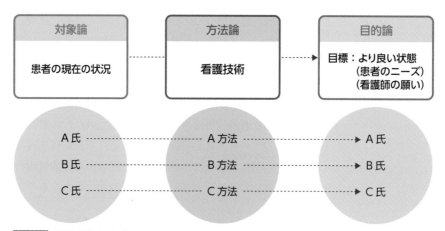

図 3-1 看護技術を実践している看護師の思考

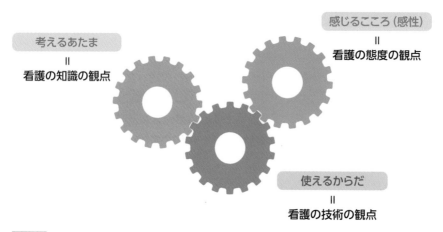

図 3-2 具体的援助行為を導く看護師の観点

「目的意識：目的論」がつねに看護師の思考に組み込まれている．そして，具体的援助行為：方法論は，看護師の「考えるあたま（知識の観点）」「感じるこころ：感性（態度の観点）」「使えるからだ（技術の観点）」がバランス良く活用されることが望ましい（図 3-2）．ナイチンゲールは，これを三重の関心として看護師に要求している[14]．1 つ目は「症例に対する理性的な関心」で，看護師が疾患や治療はもちろん，さまざまな知識を得ていくことへの関心である．2 つ目は「病人に対する心のこもった関心」で，やさしさや誠実性といった真に人間的な関心である．3 つ目は「病人の世話と治療についての技術的（実践的）な関心」で，独自的で創造的に提供される看護技術への関心である．

(2) 臨床判断の思考モデル

看護師の思考において目的意識はどんな状況であっても見失ってはいけない．そして，臨床では日々患者の身体的変化に対応した適切な実践がその時々に求められるため，看護師は状況を読み取る力が必要となる．これが「臨床判断」である．池西[15]は，看護実践へのプロセスとして看護師が身につけてきた問題解決思考を基盤とした熟慮型の「看護過程」では対応できない状況もあるという．そこで，看護実践への方向性を示す新たな思考とし

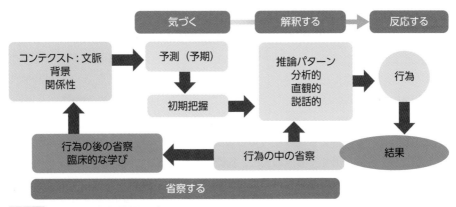

図 3-3 タナーの臨床判断モデル

(Tanner C（2006）：Thinking like a nurse：a research-based model of clinical judgment in nursing. J Nurs Educ, 45（6）：204-211. を基に作成)

て，2006 年，タナー（Tanner C）によって「臨床判断モデル」が開発された[16]（**図 3-3**）．タナーはこのモデルを「Thinking like a nurse：看護師のように考える」モデルであるとした．熟達した臨床看護師が患者の状態の変化を敏感に感じ，即応的に看護実践を展開するその思考を説明している．この思考は，4 つのフェイズ【気づく】【解釈する】【反応する】【省察する】からなる循環的プロセスであると考える．まず，初期の段階で目前の状況に【気づく】ことができ，おおまかな＜予測（予期）＞や＜初期的な状況把握＞ができる．【気づく】ことには看護師の＜背景＞や状況の＜文脈＞や患者との＜関係性＞が影響するとしている．初期的な状況の把握をさらに【解釈する】ためには 3 つの＜推論パターン：分析的・直観的・説話的＞で思考を深化させていく．つまり臨床推論である．＜分析的＞とは根拠に基づいてさまざまな観点から検証すること．＜直観的＞とは，まさに熟練看護師が「何かおかしい」「気になる」という経験知から生じる即時的な推論である．＜説話的＞とは，語り（ナラティブ）として表現する，あるいは説明的にその現象を表現することで，解釈というより語りのなかで意味づけることである．そして，看護師は患者の反応に【反応する】のである．【反応する】は，具体的な何らかの＜行為＞，つまり看護実践である．その看護実践は，当然のことであるが何らかの＜結果＞を生み出すことになる．このような臨床判断のプロセスにおいて看護師はつねに【省察する】のである．【省察する】は＜行為のなかの省察＞，つまり「やりながら考える：reflection in action」と，＜行為の後の省察＞，「振り返って考える：reflection on action」の両方を含めていると考える．タナーは，このプロセスでの中心的な役割が，状況の＜文脈＞であり，看護師の＜背景＞であり，患者との＜関係性＞であるとしている．

　臨床判断モデルの思考プロセスは，「看護師のように考える」ことを目指しており，実践家のさらなる能力開発への思考モデルと受け止められやすい．【気づく】ことも，直観的・説話的に【解釈する】ことも，臨床の現象に精通して理論知に加え経験知を備えた看護師という姿が浮かぶ．ましてや【省察する】の＜行為のなかの省察＞は，患者の反応から自分や状況を俯瞰的・反省的にみて行為を再構築していくような能力である．看護師は，さらに変化した＜文脈＞や＜背景＞や＜関係性＞にかかわるという思考の循環を経験するのである．

「臨床判断モデル」の基礎教育での活用については，すでに米国ではカリキュラムのなかに組み込まれている[17]．しかし，実践知が浅い学生には「看護師のように考える」ために教育的工夫が必要であり，臨床判断の概念を可視化し，教員や臨床指導者と学生が全体として共有した言葉を用いて学生が考えられるような発話（思考発話）が効果的である．「何に気づいたか」「気づいた点をどう解釈したか」「その状況をどのように振り返ったか」「患者はあなたの反応からどのような影響を受けたか」といったことを聞く．このような思考発話を演習でも実習でも受け続けることで，学生は大事なことが何かを理解し，自分で考えることに自信が出てくる．加えて，基礎教育課程では，「看護過程」を併用した学習が効果的であるとする．看護過程は目的思考的で，一定の枠組みを用いて最も妥当なアセスメントを導き，問題解決に向かって看護実践を提供するという思考過程である．「臨床判断モデル」は学生の学習進度に応じて看護過程と併用し，さらに継続教育における臨床看護師の判断力強化にも効果的に利用できるツールである．

(3) クリティカルシンキングと根拠に基づいた実践(evidence based practice；EBP)

クリティカルシンキングは，「批判的思考」と訳されるが，意味としては，従来の考え方や偏った考え・前提を疑い，「なぜそうなのか」「本当にそうなのか」と問うことで物事の本質をとらえようとする思考である．看護実践過程においてはクリティカルシンキングの志向性が備わっていることが期待される．

また，根拠に基づいた実践（evidence based practice；EBP）は1960年頃から医学や看護の実践に取り入れられた考え方であり，看護実践は，科学的根拠（エビデンス）に基づいていることが必要とされた．したがって，看護実践能力は"根拠に基づいた看護を提供する能力"を意味し，看護実践においてはさまざまな情報を解釈することで，患者にとっての最適解を導く必要がある．そのためには安全で効果的なケアのための科学的な根拠の探索が不可欠である．そこで，クリティカルシンキングを活用した信頼できる根拠に基づいた解釈と意思決定によって看護を提供することになる．

看護実践の思考においてクリティカルシンキングとEBPの関連については，看護師のクリティカルシンキングスキルの高さと科学的根拠（エビデンス）の利用には正の関連が認められ，利用促進に寄与しうる要因であることが示唆されている[18,19]．

5) 看護実践の原則

(1) 患者主体性(個別性)

ナイチンゲールは，看護実践を「この世の中に看護ほど無味乾燥どころか，その正反対のもの，すなわち，自分自身は決して感じたことのない他人の感情のただなかへ自己を投入する能力を，これほど必要とする仕事は他には存在しないのである．…（略）…そして，もしあなたがこの能力を全然持っていないのであれば，あなたは看護から身を退いたほうが良いであろう．看護の基本はまさに，患者が何を感じているのかを，患者に辛い思いをさせて言わせることなく，患者の表情に現れるあらゆる変化から読み取ることができることなのである」(補章)[14]という[20]．また，ヘンダーソンも「…（略）…ある意味において，看護師は，自分の患者が何を欲しているのかのみならず，生命を保持し，健康を取り戻すために何を必要としているのかを知るために，彼の"皮膚の内側"に入り込まねばならない」[21]という．つまり，看護実践で一番重要なことは，すべては患者の視点か

ら物事を考えることである．患者が豊かな健康生活を営むために患者が何を考え，何を感じているのかを知りたいと願い行動することである．そこから生まれてくる看護の行動（実践）は，その患者にとって最善の実践へとつながっていく．

(2) 安全性と安楽性

　安全な療養生活の保障とは，究極的には生命が脅かされる事態，あるいはそこまでには至らないまでも転倒転落や感染など，身体的健康状態を後退させるかもしれない危険な状況の回避である．一方，安楽とは，身体的な苦痛がなく，不安や不信がなく心穏やかに療養生活を過ごしている状態を指す．患者の療養生活を守る看護実践において安全性と安楽性を同時に保障できなければ看護の価値はない．

　近年，患者の権利保障や医療事故の増加を背景に，安全性への神経質なまでの意識が急速に強まっているように思う．いわゆるリスク管理である．臨床でよく目にする光景は，経管栄養をしている高齢患者がカテーテルを抜去しないようにミトン手袋をはめるなどの抑制や，筋力低下の高齢患者の転倒や転落を回避するためのセンサー（マット，シート，クリップ）による活動制限である．安全性の確保に囚われ，患者の不快や不安，混乱に対処できない看護実践を決して良いとは思えない．つまり，安全性を求めれば安楽性を犠牲にするという看護実践の現状が浮かび上がる．非常に悩ましい現実である．この現状をあえて批判的にみると，筋力低下が転倒の原因であるとすれば，適切な看護は筋力増強のためのリハビリテーションではないだろうか．現実の看護実践である行動制限が筋力低下につながり，患者の健康生活を後退させてはいないか．安全性の名のもとに患者をベッドにつなぎ止めている．まさに看護師の怠慢といえないのか．川嶋は「看護実践の安楽性は，苦痛の緩和や軽減だけでなく，より人間らしく生きるという意味をもたせる」[22]としている．では，人間らしく生きるうえでの安楽性とは何か，看護師は何を守ろうとしているのか，本来的な看護の目的に立ち戻ってみる必要があるように思う．

(3) 自立性

　人は誰も他人の手を借りて日常生活行動をしたいとは思っていない．それは健康であれば意識にすらのぼらないほどごく普通の当たり前の営みだからである．しかし，何らかの身体的不具合を自覚し患者となったその瞬間から，当たり前の日常生活行動が当たり前にできない自分を引き受けなければならない．看護師が患者に対して「自分でやりましょう」「これぐらいはできますね」と指示している，あるいは，「○○さんは自分でできるからやらせて」と了解している看護師は，患者の自立の基準を，誰の手も借りずに最初から終わりまで1人でできるという一様の観点だけでとらえているわけではないはずである．たとえば，歯ブラシを使う手が動いていることと，口腔衛生状態を保つようにしっかりと磨けているかは，期待する清潔行動の質が違うことを看護師は理解しなければならない．つまり，自分でできた，できないという判断基準ではなく，どのように，どの程度できたかという判断基準をもつ必要がある．そのうえで，その患者の自立の程度を判断し，必要な援助方法を工夫しつつ，患者が「こうすればちゃんと自分でできた」と思え，「ほんの少しの手助けでここまでできた」と自立への志向を抱くような看護実践を期待したい．

　自立性の「性」の意味は，その方向へ向かっていくということである．看護師は，患者が行う日常生活行動を少しずつ"自分でできた"と実感する状況を創り出す．つまり，患者をよく知る看護師は，もう少しでできるというタイミングで少し援助する，あるいは患

者の力を信じて時には励まし頑張らせる．そして，達成できたときにはともに喜ぶといった実践が求められる．

(4) 効率性・合理性・経済性

看護実践の効率性・合理性・経済性は，何より患者の生活の質を担保していることが前提であり，それなくして質の高い看護実践を目指すことはできない．そのうえで，看護師は，患者にとっても看護師にとっても利益をもたらす実践方法を，工夫できるだけ工夫する．そのときの指向性として患者の安寧をもたらすために効率性・合理性・経済性があり，それがプロの技術と称賛されるに値するのである．看護実践で患者の「身体を清潔にする」という実践がある．たとえば，寝たきりの患者の「身体を清潔にする」ということを考えてみると，方法はさまざまである．しかし，看護師の実践目標は，単に「身体の汚れを除去する」だけではなく，「入浴したかのように身体が温まり，皮膚表面を清潔（不要な角質や皮脂，汚れの除去）にする」ことにある．その目標を達成しようとすると時間と労力をかけることになりそうである．しかし，ある病院の熟練した看護師たちは科学的な知識と「技」でわずか15分で終わらせるのである．看護師は石鹸と熱い湯，足を浸ける（足浴）もうひとつの温かい湯，そしてタオル2本（患者の私物）を準備し2人で患者のベッドサイドへ向かう．ベッドサイドでは患者を挟んで左右に立ち，患者の肌が見えないように掛けもので隠しながら寝衣を外すと，まずは足を湯につけ，そして胸部・上肢・腹部と石鹸のついたタオルで皮膚の汚れを除き，熱い湯に浸したタオルをサッと絞りパタパタと数回叩いて拭きあげる．この動作は2人の連携で実にスマートである．阿吽の呼吸である．上半身が終わる頃患者は「ホカホカしてきました」と話す．足浴によって末梢循環が促進され全身への温熱効果が期待されるのである．しかも肥厚した足の角質は容易に除去できる．流れるような実践は，下肢を終え，背部へと進む．ここまですでに10分は過ぎているが準備した湯の温度はほとんど下がっていない．それは湯を入れた容器に蓋をしているからである．背中にタオルを広げ，何度か押し当てると，患者は目をつぶり「ああ，気持ちいい」と声を漏らす．最後に臀部と外陰部を丁寧に拭き，寝衣を交換して終了．見事な看護実践で，さすが看護師だ，と感嘆した．

看護実践で達成したい効率性・合理性・経済性とはこういった看護の「技」によって患者にとって気持ちの良いケアを提供するために考えられる必要がある．時として，患者にとって気持ちの良いケアを提供するためには，非効率・不合理・不経済性をあえて選択しなければならないことも看護師の責任である．つまり，看護師が丹念に手をかけることで人の生活は豊かになるということも知っておきたい．患者にとって何が大切なのかを見失い，患者が我慢をしているような状況の看護実践はたとえ短時間で終わったとしてもそれは看護ではない．プロフェッショナルな看護実践はこのような次元の価値観で行う実践ではないはずである．相手の利益を最大限に考えるという目的が揺らぐことなく，自らの使命感で最善と思える策を講じていくのがプロフェッショナルである．このようなプロフェッショナルな看護実践には，患者の不利益を最小限にすることを目的とした効率性や合理性，経済性を探求する観点が組み込まれていることを理解する必要がある．

(5) 身体に触れるということ＝看護師の「手」を使うこと

山口[23]は「手」には「治す力」と「癒す力」があるといい，さらに「触れる」ことで人と人の絆が生まれるとしている．看護師にとって，「手」で患者に触れるという行動なくし

て看護は始まらないのである．当たり前のことで，「聴く」という場面であってもそっと手を背中や肩に当てたり，手を握ったり，何かしら患者の身体に触れる看護師が多いように思う．とくに，ベッドサイドに行くとまず脈をとる，といった看護師も多いだろう．ある看護師は，自分の冷たい手を温めて病室に向かう．観察に行く看護師は，患者の脈をとり，顔を注意深く見ながら頸部に手を差し入れて熱を確認する．そして，指先の知覚に神経を集中させるように腹部に手を当てて便やガスの状況を推し測る．痛みのある部分に触れその程度を確認していたわるようにさする．触診である．そして聴診器の先端をいったん自分の手のひらに包み込んでから血圧や呼吸音を確認する自分の姿を描いているのである．それは無意識といってもいいほどごく自然である．

また，看護師はマッサージを看護技術に基づいた補完代替医療の一環として，自身の知識と技をもって患者に提供する治療的行為として習得することができる．このことは，「治す力」と「癒す力」を同時に提供できることから注目されている技術でもある．

川嶋は，看護師にとっても患者にとっても今の看護実践は人間疎外になりつつあると警鐘を鳴らし，「人間性回復の看護は看護師の手の復権によって始まる」[24]ことを願い，看護師の原点は，触れる，癒やす，慰める，あいだをつなぐ手にあるとして，看護の『TE-ARTE（て・あーて：「手当て」）学』[25]を提唱している．看護師は，看護実践の相手がコンピューターではなく目の前にいる生身の人であることは十分に理解できているはずである．看護師は，相手である患者に触れていない自分たちの実践を客観的に再評価し，それが自らの臨床判断能力やスキルを低下させていることに気づかなければならない．

(6) 看護実践の倫理

看護倫理とは，「看護実践現場において看護職が直面する，患者・家族と医療従事者らの間に立ち起こる問題に対して最善を尽くして取り組むための指針であり，また看護師が自らの行動を律するための倫理規定である」[26]とされている．これは，1970年代の生命倫理の運動に始まり，医療現場での倫理の指針となる4つの倫理原則（無危害・善行・正義・自律尊重）が基盤となっている．また，日本看護協会は2003年に「看護者の倫理綱領」[27]を策定し，看護職の倫理的行為基準を示した（2021年には「看護職の倫理綱領」[28]として改訂）．看護倫理について詳しくは，第6章を参照のこと．

看護実践における倫理的行動としてとくに，患者の命を預かる，あるいはその人らしい生活を守るという看護の目的に沿った看護師としての使命感を意識化することが重要である．そして，それを前提に，①患者への尊厳（プライバシー・自尊感情の保持），②患者への無危害（二次的な感染・傷害・苦痛の排除），③患者にとっての最善な援助方法の探求といった倫理的観点に立って看護実践を遂行していく必要がある．煩雑で忙しい看護実践のなかにあっても，看護師は患者を大切に思えているか，患者を愛おしく思えているか，実践に心を込めているか，患者を我慢させていないか，患者を悲しませていないか，患者に恥ずかしい思いをさせていないか，患者を傷つける行為や言葉を無意識に浴びせていないか，この援助方法が最善なのか，その時々に自らに問いを立て，リフレクションできる力をつける必要がある．そうして患者に誠意をもってかかわることで信頼関係を築くことができる．こうした看護師と患者との信頼関係の構築は，看護師としての倫理観を反映させた結果であると考える．

(7) 情報管理の心構え

　近年，多くの医療機関では病院情報システムが導入されている．病院情報システムに期待される役割は，医療の効率化と医療の質の向上，そして医療安全である．そして看護実践において看護師が扱っている情報（データも含む）はすべて，患者の個人情報であり，それらは患者の療養生活の実態・患者の人格やプライバシーにかかわるものが多い．そのため，看護師の看護実践における情報管理の倫理性が問われるのは当然のことである．藤田[29]は，電子化された医療情報のセキュリティ対策は，国際医療情報学会が提唱する3つの対策（機密性・安全性・可用性）で考え，基本的にはこの3つの対策が保障されればセキュリティ管理は確保できるという．機密性は，開示された情報に対しプライバシーへの配慮が十分になされ，正当な利用者によって本来の目的にのみ使用されることである．守秘義務がこれに当たる．安全性は，情報の検証や修正が可能であり，データ（情報）の内容やその処理が正確で完全であることが保障できることである．可用性は必要な時に必要な場所で使用可能であることである．さらに，看護実践での情報は，医療チームのもとで伝達される必要がある．看護師は，情報伝達の過程でプライバシーが侵害されることがないように，誰に対して秘密を守るのか，情報をどの範囲で，誰と誰に共有するのか，伝達方法やプライバシーの保護方法は適切かといったことに配慮する責任がある．

　情報管理の具体的な内容については次項「医療安全」でさらに述べる．

❷　医療安全

　人は，基本的な生理的欲求が満たされると，次に自分自身の心と身体の安全な内部環境や外部環境を維持すること，すなわち「安全の欲求」を求める（p13の「マズローのニード階層説」を参照）．安全には，いまある状況とこれから先の継続した安全の保障がある．とくに医療の対象となる人は，健康レベルや発達段階の違い，認知機能が低下した人などさまざまであり，すべての人が自身の健康を管理し，潜在的/顕在的な危険から身を守るための方法やコントロールする力をもっているとは限らない．したがって，対象者が安心して質の高い医療が受けられるように，「患者の安全（patient safety）」を守ることが医療者に求められている．

1) 医療安全とは

　医療安全とは，患者が受ける医療が安全であること，医療行為において，リスクが許容範囲に収まっている状態のことである．これらは，医療事故や紛争を起こさないための方策であり，未然に防止するために「ヒヤリ・ハット報告」や「インフォームド・コンセント」等がある．とくに「インフォームド・コンセント」は，医療行為が行われる前に患者に納得のいく説明を行い，同意を得ることで安全を確保することができる．

(1) ヒューマンエラー

　ヒューマンエラーとは，人為的な間違いであり，人間の特性や能力に関して発生するエラーである．エラーは「認知」「判断」「行動」の3つに分類され，これらを具体的にみると，専門的な知識不足（"認知"）によって状況が理解できない，思い込みによって間違っ

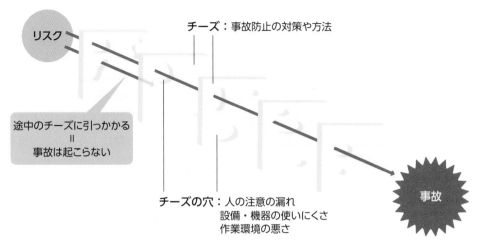

図 3-4 スイスチーズモデル

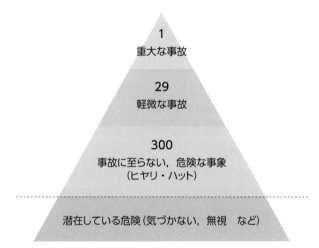

図 3-5 ハインリッヒの法則

た“判断”をしてしまう，などのエラーである．また，これらの行動には，「行為をやり損ねる（slip）」「行為を忘れる（lapse）」などの意図しない行為と，「思い込み（mistake）」や，「ルールを守らない」「違反する」などの意図した行為がある[30]．その他に，チーム間のコミュニケーション不足や連携・チームワーク不足などもエラーの要因となる．

(2) スイスチーズモデルとハインリッヒの法則[31,32]

医療事故は，スイスチーズモデル（**図3-4**）で示されるように，その危険となるリスクが2重3重のチェックをすり抜けたことによって起こる．事故に至るまでには，さまざまな職種の人が「これで大丈夫かな？」「何かおかしいな？」と気づきながらも，その「あれ？」と気づいたことにストップをかけることなく通過してしまった結果である．

労働災害発生率の推計方法としてハインリッヒの法則がある．これは1件の重大な事故に対して，その陰にはインシデントに該当する29倍の軽微な事故があり，対象者の傷害には至らなかったヒヤリ・ハット的な事故が300倍あるという考え方である（**図3-5**）．この300の下に専門職としての知識がないことで「気づかない」「無視された」危険性が

潜んでいることが医療事故へとつながっていく.

(3) 看護における事故の特質と構造

　看護は，法的に療養上の世話と診療の補助の2つの業務が規定されている．とくに診療の補助において，医師の指示から介助の準備，実施，観察，実施後の管理までに発生する事故は複雑な構造を示す．安全な看護を提供するには，看護職が行う診療の補助にはどのような危険が潜んでいるかを知り，補助プロセスにおける危険因子と事故防止策について学習する必要がある．また，療養上の世話では，看護師の介助によるものと，患者の自力行動で起こるものがある．

2) 医療安全の用語[33,34]

●医療事故 (adverse event)

　医療行為によって患者に傷害が発生した事例であり，合併症や偶発症・不可抗力によって起こった事例も含まれる．

- ●**過失による医療事故**　医療の内容に不適切なことがあって発生する.
- ●**不可抗力によるもの**　医療内容に過失がなく，防ぐことが不可能である（法的な責任はないとされている）.

●医療過誤 (negligent adverse event)

　医療行為や管理上の過失が認められ，患者に傷害（健康被害）が発生し，患者の傷害と過失との間に因果関係が成立するものであり，この3要件が揃っている事態を示す．過失には「してはならないことを実施した」「するべきことを実施しなかった」の2つがある．

●インシデント (incident)

　医療が行われるすべてのプロセスにおいて，本来のあるべき姿から外れた行為や事態の発生をいう．過失や傷害の有無を問わず，安全や質の確保を目的として，組織内で自主的に把握される事象を示す（影響が少なく，事故に至らなかったもの）.

　この報告書をインシデントレポートとよび，2002（平成14）年に院内報告制度として義務づけられている．その目的は，患者安全の確保，事象の共有，透明性の確保，事象の対応支援，システムの改善である[35].

●アクシデント (accident)

　医療事故に相当する用語で，事故の発生と傷害を引き起こしたものであり，インシデントに気づかず，適切な処理が行われなかった結果として起こる．

●ヒヤリ・ハット

　インシデントと同義であるが，現場での思いがけない出来事で，事故の可能性のある事象を示す（潜在的医療事故）.

3) 医療安全と法・制度

　「人は誰でも間違える（To Err Is Human）」という米国医学研究所のレポートが1999年に発行されて以来，システムとしての医療安全が考えられるようになった.

(1) 医療法の目的と理念[36]

　医療法第1条の目的に，医療を受ける者による「医療に関する適切な選択の支援」「医療の安全確保」「病院，診療所及び助産所の開設及び管理・施設の整備・医療提供施設相互間

表 3-1 医療法および医療法施行規則の改正　医療安全に関する変遷

改正年	制度の概要
2001（平成 13）年	厚生労働省に「医療安全推進室」が設置され，医療安全対策検討会議が開催される．「医療安全週間」が設けられる．
2002（平成 14）年	病院，有床診療所に，医療安全管理体制の整備を義務づける． ※日本の医療安全対策の基本的な考えが示される．
2003（平成 15）年	特定機能病院および臨床研修病院に対する専任安全管理者の配置，患者相談窓口の設置を義務づける．
2005（平成 17）年	厚生労働省「今後の医療安全対策について」課題の提示，医療改革協議会「安心・信頼の医療の確保」を示す．
2006（平成 18）年	医療法に「医療の安全確保」が設けられ，医療施設等管理者に指針の作成，研修の実施，医療の安全を確保するための措置を義務づける．都道府県には「医療安全支援センター」の設置を義務づける．行政処分を受けた医師，歯科医師，薬剤師および看護師などに対する再教育を義務づける．
2014（平成 26）年	医療法が改正され，医療事故の原因究明・再発防止のために，医療機関に医療事故を調査する仕組み（医療事故調査制度）が整備された（2015（平成27）年施行）．
2016（平成 28）年	特定機能病院の承認要件などに関して，医療安全管理責任者の配置，医療安全管理部門への専従の医師・薬剤師・看護師配置が原則義務化される．

の機能の分担及び業務の連携推進」に必要な事項が追記され，医療を受ける者の利益の保護および医療提供体制の確保と国民の健康の保持に寄与すると示された．また，医療は「生命の尊厳と個人の尊厳を保持」を旨とし，「良質かつ適切なものでなければならない」と理念が明記され，第 1 条の 4 には，これに対して担い手の努力義務が述べられている（第 5 章を参照）．

（2）医療安全への制度的取り組み——医療法および施行規則の改正など[37,38,39]

わが国では，1948（昭和 23）年に，医師法，歯科医師法，保健婦助産婦看護婦法（現在は保健師助産師看護師法）などの法律とともに，医療法が制定された．

以後改正を重ね，1999（平成 11）年に起こった度重なる医療事故（横浜市立大学医学部附属病院における患者取り違え事故，都立広尾病院における血管内消毒薬誤注入事故）を教訓に医療安全への取り組みが本格化し，2006（平成 18）年に第 5 次医療法改正がなされ，医療法にも医療安全について明記されるようになった．2014（平成 26）年には第 6 次改正医療法が公布され，2015（平成 27）年には医療事故調査制度が施行された（表 3-1）．

（3）医療安全施策

●医療安全支援センター[40,41,42]

2003（平成 15）年より，医療法第 6 条の 13 の規定に基づき，都道府県および保健所を設置する市および特別区に，医療安全支援センターが全国 280 カ所以上設置された．2007（平成 19）年に医療法等の一部を改正する法律により，「医療安全支援センター運営要領」を定めた．良質な医療を提供するためのおもな事業として，医療に関する患者・住民の苦情・心配や相談に迅速に対応するとともに，病院や診療所・助産所など医療を提供する施設に対して医療安全に関する助言，情報提供および研修を行う．また中立的な立場で他の相談窓口と連携しながら患者・家族等と医療機関・関係者との間において信頼関係の構築

と支援を行っている．さらに地域における医療安全の施策の普及や医療安全に関する意識啓発を図り，医療安全を推進している．

●医療事故情報収集等事業[43,44,45]

厚生労働省は，医療事故情報収集等事業として（委託：日本医療機能評価機構），医療機関から医療事故情報やヒヤリ・ハット事例を収集し，分析・提供すること，国民に情報公開をすることを通じて，医療安全対策の推進を図り，医療安全対策に有用な情報を共有することを目的としている．また，医療機関や国民に情報を開示（報告書や医療安全情報）し，医療事故の発生予防・再発防止を促進している．これらは，日本医療機能評価機構のウェブサイトから閲覧することができ，医療安全対策を継続的に向上させるためには必須の情報となっている．

●医療事故調査制度[46,47,48]

医療事故調査制度は，2014（平成26）年6月に成立した第6次改正医療法の「医療の安全の確保（第3章）」に位置づけられており，2015（平成27）年10月に施行された．医療法第6条の11において「病院等の管理者は，医療事故が発生した場合には，厚生労働省令で定めるところにより，速やかにその原因を明らかにするために必要な調査を行わなければならない」と規定されている．医療事故が発生した施設は，遺族に説明を行った後，医療事故調査・支援センター（医療法第6条の16）に報告をし，事故原因を明らかにするために，原則として外部の医療の専門家の支援を受けながら調査を行う．医療事故調査・支援センターは，調査の実施に関する相談に応じ，必要な情報提供および支援を行う．また，その調査報告を収集・整理・分析し医療事故の再発防止につなげ，医療安全を確保している．

●産科医療補償制度[49,50]

安心して産科医療を受けられるための補償制度で，2008（平成20）年に日本医療機能評価機構に設置され，2009（平成21）年から施行された．この制度は，医療保険制度の出産育児一時金を活用して，分娩に係る医療事故により脳性麻痺となった児および家族の経済的負担を補償するものである．また，事故原因の分析や，同じような事例の再発防止のために情報提供を行うなどによって，紛争の防止・早期解決および産科医療の質の向上を目的とした制度である．ただし，補償申請期限は5年とされ，児の満5歳の誕生日を過ぎると申請ができない．また，補償対象基準・対象とならない基準・重症度の基準のすべてに適合し，運営組織が「補償対象」として認定した場合に，補償金を受け取れる．

(4) 医療事故に伴う法的な責任[51,52,53]

法的責任とは，法律上の不利益または制裁を負わされることであり，看護職が業務で背負う可能性のある責任には，「民事上の責任」「刑事上の責任」「行政上の責任」「服務規程等による処分」がある．

●民事上の責任

民法による損害回復の金銭賠償による責任の取り方である．診療契約に基づく安全な医療・看護を提供する責任が果たせなかった場合には，民法第415条「債務不履行」，第709条「不法行為」に基づき責任が問われる．

●刑事上の責任

刑法による反社会性に対する刑罰の刑量による責任の取り方である．業務上に必要な注

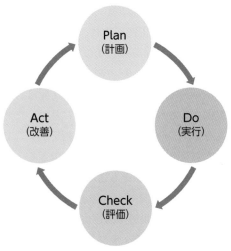

図 3-6 PDCA サイクル

意義務を怠った結果，他人を傷害または死に至らしめた場合には，刑法第 211 条「業務上過失致死傷罪」に問われる可能性がある．

●行政上の責任

法により免許を与えられた者が不適切な行為をした場合に，監督行政機関 (国や自治体) からの責任追及で，免許や業務などへ行政権を行使することである．医療事故において罰金以上の処罰を受けた場合，保健師助産師看護師法第 14 条に基づき，免許の取り消し，業務停止，戒告の処分を受ける．

●服務規程等による処分

従業員が組織の秩序に違反する行為をした場合の制裁罰である．

4) 医療安全対策

医療安全対策には，リスクマネジメントとセーフティマネジメント (安全管理) がある．リスクマネジメントは，患者や医療者・組織の防衛であり，リスクによる損失を最小化するための管理プロセスである．セーフティマネジメントは，医療の質と安全を確保するための管理体制であり，インシデントやアクシデントの発生を防ぐ取り組みで，患者の安全を確保することを目的としている[54,55]．

(1) 医療事故の可視化(インシデントレポートの活用)

インシデントレポートを医療事故対策に活用するためには，情報収集，データ分析と原因の究明，予防策の検討と計画立案，フィードバックの順に組織的に取り組む．

そして，PDCA サイクルを活用し，plan (計画)，do (実行)，check (評価)，act (改善) を継続的に繰り返し，改善をする (**図 3-6**)[56]．

そして事故を起こさないように，

①エラーの発生率を減らす

②個別の医療スタッフの質を改善する

③患者・家族との積極的な対話を促進する

などの医療安全推進の方策を考えることが重要である[57]．

(2) チーム医療における医療安全対策[58,59]

チームステップス（Team STEPPS）とは，米国 AHRQ（医療研究・品質調査機構）が安全な医療を実行し患者の安全を守るために開発したツールであり，「医療の成果と患者の安全を高めるチーム戦略と方法」を意味する "Team Strategies and Tools to Enhance Performance and Patient Safety" の頭文字をとって呼ばれている。医療安全の推進と安全で質の高い医療を提供するための，エビデンスに基づいたチームで取り組む行動ツールである。医療現場においては，個々人の知識や技術をチームで共有し，それらを最大限に発揮することで安全・安心な医療を提供することができる。チーム構成は，医師・看護師やさまざまな職種，さらに患者や家族をも含んでいる。チーム間では，正確に情報が伝わるように，紹介（introduction）・状況（situation）・背景（background）・評価（assessment）・提案（recommendation）という順番で伝達する ISBAR という手法でコミュニケーションエラーを防ぐ。また，情報伝達のチェックバックを行い，必ず口頭と書面で確認をすることで医療事故を防いでいる。

(3) 医療安全におけるリスクマネジメント

日本医療安全学会では，リスクマネジメント（risk management）とは「想定されるリスクを予防的に回避，防ぐための手段を検討すること。事故を起こさないように事態，事象をマネジメントすること」と定義している[60]。

医療事故防止には組織的取り組みが重要であり，システムを構築する主要なこととして，次の3点があげられる。

●感染予防

医療の安全を脅かす問題のひとつが，病院施設内外で起こる感染のリスクである。とくに医療関連感染（以前の院内感染）は，患者のみでなく，医療者や機器を通して発生（outbreak）するため，多くの人の生命にかかわる。米国疾病予防管理センター（Centers for Disease Control and Prevention；CDC）は，1996年に標準予防策と感染経路別予防策を提唱した[61]。わが国においても，この予防策を基本にした安全教育が普及し，手指消毒の徹底，個人用防護具（マスク，手袋，エプロンなど）の使用，ディスポーザブル（使い捨て）製品の使用が推奨されている。

また，医療者の感染リスクを避ける環境整備も重要であり，新型ウイルス対策，針刺し事故対策などの危機管理的要素が求められている。

●物品管理

看護職が関与した医療事故は，看護ケアに使用するさまざまな器具・器材が事故に関与しているため，正しく取り扱うには，事故防止の視点を生かした防止策を具体的に示した注意の喚起，誤使用を避けるための取り扱いマニュアルの整備が重要である。

また，感染防止に対する物品管理は，感染ガイドライン[62]に基づいて，滅菌材料の使用・管理，医療廃棄物の処理が適切に行われていることが重要である。

●情報管理

医療現場でエラーを発見し，繰り返さないシステムをつくるには，情報の伝達と共有が大切である。安全管理者または安全対策委員会への報告から事故分析，改善までの一連のサイクルが事故を防ぐ。さらに，行政や国レベルで展開されている医療事故情報収集事業[63]への迅速な接触と対策への取り組みが求められる。厚生労働省からは2021（令和3）

年1月に「医療情報システムの安全管理に関するガイドライン 第5.1版」[64]が策定され，個人情報保護に資する情報システムの運用管理，個人情報保護法への適切な対応等について示された．

5) 基礎教育としての医療安全教育

厚生労働省の2007（平成19）年の看護基礎教育の充実に関する検討会において，保健師助産師看護師学校養成所指定規則が改正され，「統合分野」に「医療安全の基本的知識の修得」が盛り込まれた[65]．さらに，2011（平成23）年の「大学における看護系人材養成の在り方に関する検討会」最終報告[66]では，「安全なケア環境を提供する能力」の卒業時到達目標を，①安全なケアをチームとして組織的に提供する意義について説明できる，②感染防止対策について理解し，必要な行動をとることができる，③医療事故防止対策について理解し，そのために必要な行動をとることができると設定し，医療安全についての教育に重点をおくようになった．

演習 **医療事故の怖さを実感するディスカッション**

1．個人ワーク（事前課題）

看護師が起こした医療事故をインターネットや新聞記事などで調べ，要約（発生年月日，経緯など）を作成し，

① もし自分が患者・家族の立場だったら

② もし自分が看護師当事者だったら

の両面から自分の考えをまとめてみよう．

2．グループワーク

① 各人が事前に調べた事例をグループ内で発表し，情報を共有する．

② グループ内で話し合った内容を，保健師助産師看護師法，看護者の倫理綱領と照らし合わせて，「看護師の役割と責任」「看護者のとるべき行動」について検討する．

③ 質の高い看護を実践するためのマネジメント

1) 看護のマネジメントとは

(1) マネジメントの定義

人はさまざまな組織に所属し，日常生活を送っている．たとえば学生ならサークルやアルバイトなど組織に所属した経験をもっているのではないだろうか．マネジメントとは，それらの組織や所属している人がその目的を達成できるよう効果的に機能することを支えることである．マネジメントとは「状況を合理的にアセスメントし，目的目標を体系的に定め，それを達成するための方略を体系的に打ち立て，諸活動を組織化し，方向づけ，統制し，それに携わる人たちを動機づけ，報酬を与えること（Zaleznik）」[67]と定義される．伊丹[68]が「"Do things through others"つまり他人を通して自分がしたいことを行うこと

だということが組織のマネジメントの本質である」と述べるように，組織を構成するメンバーの手を通して組織が目指す方向に進めるよう調整することがマネジメントである．看護におけるマネジメント（看護管理）[69]とは，「最適な看護の提供を目指し，人・物・金・情報・時間に関して計画・立案，組織化，調整，統制，変革を行う活動およびその過程である．主な活動は，看護の組織化を図り，業務の明確化・監査・開発，人材の確保・活用・育成，予算計画と執行・評価，労働環境の調整を含む労務管理などを合理的・効果的に行うことである．これらは，行政・機関・部門・看護単位の各段階において実施される」と定義される．マネジメントは「管理者のもの」と思いがちであるが，「管理」は「時間の管理，お金の管理，情報の管理，栄養管理」などと皆さんの生活のなかでも身近なものであり，それが看護の組織に適応したものと考えるとより身近なものとして感じることができるだろう．

(2) 看護におけるマネジメントとは

　看護におけるマネジメントは，看護師としてのセルフマネジメント，看護専門職としての看護ケアのマネジメント，看護組織のマネジメントがある．看護師個人としてのマネジメントは看護専門職としての姿勢や実践であり，看護組織のマネジメントは，病棟での看護チームとしての効率的で効果的な活動をするためのマネジメントや，病院組織としてのマネジメントである．

●看護師個人としてのセルフマネジメント

　看護におけるマネジメントの中核には，看護専門職として自身のマネジメントが含まれる．すなわち，看護職は看護を実践することができる専門的な知識を積極的にそして継続的に得て，国家資格という社会に対しての責任をふまえて自身の行動をマネジメントすることが求められる．看護専門職としての姿勢，責務は ICN 看護師の倫理綱領（第6章参照）で述べられているように，対象となる人の健康を増進し，疾病の予防，健康の回復，苦痛の緩和に責任をもち，普遍的なニーズをもつヘルスサービスを提供することである．そこには看護師が，看護実践および継続学習による能力の維持のために自身をマネジメントすることの必要性や，自己の健康を維持し，ケアの能力が損なわれないようにするセルフマネジメントが含まれる．

●看護ケアのマネジメント

　次に看護ケアのマネジメントである．看護師が行う業務を規定した看護業務基準[70]において看護実践の責務とは「すべての看護実践は看護職の倫理綱領に基づく」と規定され，「看護を必要とする人を，身体的，精神的，社会的，スピリチュアルな側面から支援し，意思決定を支え，変化によりよく適応できるよう支援し，医師の指示のもと医療行為を行い，反応を観察し，適切に対応する」など，その具体的な内容が記載されている．看護の必要な人への看護ケアのマネジメントの方法として，「看護過程」がある．看護過程は，看護職が看護を必要としている人に対して，病気等によって生じている健康上の問題や反応をとらえ，本人のもつ力を確認し，本人の意向を確認しながら，その人らしく生活できるよう，その人がもつ力を引き出す方法を考え計画し，他の看護職と協働しながら看護ケアを実施するための計画である（詳細は第9章参照）．看護過程を活用して看護を展開するためには，対象となる人に関心を寄せ，問題に気づき，問題を同定するための批判的思考や意思決定能力，問題解決策の考察に向けた柔軟な創造的思考などの多様な知的技能である思考

力，聴く能力・伝える能力や人間関係の技能，ケアリングが必要となる．看護におけるマネジメントの中心は，対象となる人の看護ケアのマネジメントである．

●看護組織のマネジメント

看護組織のマネジメントにおける組織の定義を確認し，そのうえで看護組織のマネジメントの方法を学びたい．

●組織とは──組織の3つの要件

バーナード（Barnard CI）[71]は，組織とは「2人以上の人びとの意識的に調整された活動や諸力の体系」と定義し，組織の要素として①共通の目的，②協働意欲，③コミュニケーションの3つをあげ，この要素を効果的に用いることが組織の効果を上げるとした．組織にとっての共通の目的とはビジョン（vision），ミッション（mission），バリュー（value）である．

> ビジョン（vision）：実現を目指す，将来のあるべき姿のこと
> ミッション（mission）：組織が果たすべき使命・任務であり，存在意義
> バリュー（value）：組織の共通の価値観

ある製薬企業[72]の目的をみてみよう．ビジョン（vision）は「患者様と生活者の皆様の喜怒哀楽を考え　そのベネフィット向上を第一義とし　世界のヘルスケアの多様なニーズを充足する」と，企業の目指す，将来のあるべき姿を示している．そして，そのために組織が果たす使命としてミッション（mission）を「一人ひとりが法令と倫理を遵守したビジネス活動を徹底し　いかなる医療システム下においても存在意義のある　ヒューマン・ヘルスケア企業」と示している．それを実現するための共通の価値，バリュー（value）については，単に創薬をすることが会社の価値ではなく「患者さまとそのご家族のかけがえのない希望に満ちた毎日を実現するためにチャレンジする事」だと示している．組織としての方向性が明確に示されていることで，職員は目指す方向を具体的にもち，行動に移すことができるのではないだろうか．

組織の構成員にとって「共通の目的」とは組織構成員一人ひとりの目的となっていないと行動に移すことは難しい．そのため，組織全体の目標を組織単位や個々のメンバーに適した目標にブレークダウンすることが必要である．MBO（management by objective）[73]は，トップダウンで与えるのではなく，メンバー自身がボトムアップで目標をつくり出すことで協働意欲を高める．組織におけるコミュニケーションは，メンバー間の意思疎通である．単なる情報交換ではなく，意思を伝達し，理解される必要がある．コミュニケーションが集団や組織のなかで果たす主な機能は統制，動機づけ，感情表出，情報共有など，非常に重要な意味がある．コミュニケーションの方法は，公式なコミュニケーションばかりではなく，食事をともにして思いを語り合うなど，感情を共有できる機会としての「非公式コミュニケーション」も重要である．

●看護サービスマネジメント

看護サービスとは，看護専門職によって提供される公共の福祉に貢献するサービスである．石村[74]によって「専門職とは，専門化された長期間の教育訓練によって理論的知識に基づいた技術を習得し，国家資格などを持つ．職業団体は行為規範（倫理綱領）があり，

サービス提供は，営利を目的とせず，職業活動上の自律性（個人としての自律性）を持って活動する．職業団体としての養成，免許など一定の自己規制力（集団としての自律性）を持つ」と定義され，こうした看護専門職によってなされるサービスを看護サービスという．それでは，サービスとは何か．経営学ではサービスを下記のように定義する[75]．

> ① サービスには形がないこと（無形性）
> ② サービスは生産される場所で消費されること（生産と消費の同時性）
> ③ 結果のみならず過程が重要であること（結果と過程の等価的重要性）
> ④ 顧客がサービス活動に参加すること（顧客との共同生産）

(近藤隆雄 (1999)：サービス・マーケティング—サービス商品の開発と顧客価値の創造．生産性出版，pp56-67.)

看護サービスも，経営学の定義と類似する．看護サービスは，看護師の手を通して患者になされるものであるが，形がなく，看護を実施したその場で消費されていく．たとえば患者が脳梗塞などで右半身麻痺が生じ療養生活をしているなかで，左手で食事が摂れるようになった，という結果だけではなく，どのようなリハビリテーションのプロセスを経て，障害を受け入れていったのか，その過程が重要である．そのプロセスのなかでは「もう食べられないよ」とあきらめてしまうこともあるかもしれない．その際，食事を全介助するのではなく，「ご自分でできるところまでやってみましょうよ」「昨日よりもおひとりで食べることのできる量が増えましたね」などと励ましながらリハビリテーションに参加してもらう（顧客との共同生産）ことも重要な要素である．経営学では「顧客のニーズに対応する」ことが重要視されるが，看護サービスは，「看護専門職」として顧客のニーズすべてに対応するだけではなく，患者の自律を引き出すかかわりも重要となる．

● **看護組織のマネジメント**

看護組織のマネジメントは，看護をチームで提供するための重要な要素となる．看護業務基準[76]には，「看護組織化の基準」として，下記のように記載されており，看護の組織化が重要な要素である．

> 2-1　看護実践は，理念に基づいた組織によって提供される．
>
> 　継続的かつ一貫性のある看護を提供するためには，組織化された看護職の集団が必要である．看護実践を提供する組織は，運営するための基本的考え方，価値観，社会的有用性を理念として明示する必要がある．その理念は，本会や国際看護師協会が示している看護職の倫理綱領，そして所属機関や施設等の理念と矛盾してはならない．

看護の組織をうまく機能させるためには，「組織化」の基準が必要である．組織の目標を構成メンバーに共有できるよう設定し，これらの要素を効果的に機能させるために組織化，すなわち組織における分業と調整の体系が必要である．組織のなかで，役割を明確にし，どのように分業を行うかを定め，協働するための調整である．伊丹[77]は組織構造を次の5つの変数を使って設計する必要があると述べる．

1. 組織における仕事の分担をいかに行うか，つまり役割（職務）をいかに決めるか（分業関係）
2. 役割の間の指揮命令系統をどうするか（権限関係）
3. どのような役割同士を結び付けてグループ化するか（部門化）
4. 役割の間の情報伝達と協働のあり方をどうするか（伝達と協議の関係）
5. 個々の人の仕事の進め方を，どの程度まで規則や規程として事前に定めておくか（ルール化）

　1・2は誰が何をすべきかという分業の体系を示したものであり，3・4・5は分業して行う役割をスムーズにつなげるための手段を示している．「診療部門」「療養部門」などとグループ化し，その部門が効果的に機能するための情報共有（伝達と協議の関係）の方法やカンファレンス，仕事のやり方などのルールを定めることで，効率よく組織が機能する．看護師はどのような役割を担い，具体的にどのような行動をすべきか基準や手順が示されている．

● **看護基準，看護手順，看護提供方式**
　看護は個々の看護師が個々の基準で実施するのではなく，チームとして一定の基準に沿って行う必要がある．そのために，看護基準，看護手順，看護提供方式がある．看護基準[78]は，看護職が行う実践の具体的な基準であり，看護実践の行動指針および行動指針の職務記述書であり，個々の病院ではこれらを整備している．

1-1 看護実践の責務
1-1-1　全ての看護実践は，看護職の倫理綱領に基づく．
　看護職は，免許によって看護を実践する権限を与えられた者であり，その社会的な責務を果たすため，「看護者の倫理綱領」を行動指針として看護を実践する．
1-2-4　主治の医師の指示のもとに医療行為を行い，反応を観察し，適切に対応する．
　看護職は，保健師助産師看護師法第37条が定めるところに基づき主治の医師の指示のもとに医療行為を行う．人の生命，人としての尊厳及び権利に反する場合は，疑義を申し立てる．看護職は，各自の免許に応じて以下の点についての判断を行う．
　1. 医療行為の理論的根拠と倫理性
　2. 対象者にとっての適切な手順
　3. 医療行為に対する反応の観察と対応

（日本看護協会（2016）：看護業務基準（2016年改訂版）．）

　看護手順は，実際に提供する看護の手順を示したもので，看護実践の質を維持するために，手順を成文化したものである．日本ではじめて紹介されたのは，聖路加国際病院の看護手順である（1962年）．
　看護提供方式[79]とは，「入院病床を持つ医療施設において，複数の看護職員により24時間切れ目なく患者をケアするために編成された看護単位の運用の仕組みである」と定義される．具体的には，機能別看護方式，患者受け持ち方式，チームナーシング，プライマリーナーシング，固定チームナーシング，モジュール型，パートナーシップナーシングシステ

表 3-2　機能種別版評価項目＜3rdG：Ver2.0＞

1　患者中心の医療の推進
　1.1　患者の意思を尊重した医療
　1.2　地域への情報発信と連携
　1.3　患者の安全確保に向けた取り組み
　1.4　医療関連感染制御に向けた取り組み
　1.5　継続的質改善のための取り組み
　1.6　療養環境の整備と利便性
2　良質な医療の実践 1
　2.1　診療・ケアにおける質と安全の確保
　2.2　チーム医療による診療・ケアの実践
3　良質な医療の実践 2
4　理念達成に向けた組織運営
　4.1　病院組織の運営と管理者・幹部のリーダーシップ
　4.2　人事・労務管理
　4.3　教育・研修
　4.4　経営管理
　4.5　施設・設備管理
　4.6　病院の危機管理

（日本医療機能評価機構：機能種別版評価項目＜3rdG：Ver2.0＞.
https://www.jq-hyouka.jcqhc.or.jp/accreditation/outline/hospital_type/［2021/11/4 閲覧］より作成）

ム，セル方式などであり，どの方式を選択するかは，組織の理念，患者の特性，看護単位の人数や能力などを考慮して決める．いくつかの方式を組み合わせて採用することも多い．

● **医療の質・看護の質保証**

　看護師は組織の一員として，病院の質や看護の質に責任をもつことが求められる．病院の機能を評価する団体として日本医療機能評価機構（Japan Council for Quality Health Care；JCQHC）[80)]がある．病院は，機構に病院の機能評価の申し込みを行い，自己評価表に基づき多職種が集まり病院の組織構造，外来患者や入院患者の医療のプロセス評価を行い，受審の準備を行う．その後，日本医療機能評価機構のサーベイヤーが来院して評価を実施する．創業当初は，病院の建物や外来の動線など病院の構造が中心の評価内容であったが，現在は外来患者や入院患者の医療プロセスの評価内容（表 3-2）になっている．

　この評価基準の基盤には，ドナベディアン博士（Donabedian A，ミシガン大学）の「構造（structure）」「過程（process）」「結果（outcome）」[81)]の3つの視点がある（ドナベディアン・モデル）．「構造」は，ケアが提供される条件を構成する因子であり，物的資源（施設や設備，情報システムなど），人的資源（専門職の人数，教育背景など），組織的特徴（質評価委員会の有無，地域連携のシステムの有無）などである．「過程」は，実際の医療の提供の過程であり，「結果」は，重症度，再入院率，患者満足度，職員満足度，事故発生率など医療の提供の結果を評価する指標である．これらの3つの視点は関連しており，これらのデータの変化を継続的に比較することで医療の質を継続的に改善することが求められる．病院の国際認証評価はJCI（Joint Commission International）が行っており，日本でも聖路加国際病院や亀田メディカルセンターなど32施設（2020年12月現在）が認定を受けている．国際的に質を評価されることは，グローバル化が進むなかで重要な視点とい

われている.

　厚生労働省は病院機能全体の質評価以外に，医療の質を継続的に評価するための指標の構築と公表を医療の質の評価・公表等推進事業[82]で進めており，国立病院機構，済生会，日本赤十字社などで実施され，公開されている．現在はこの指導の活用を推進する人材育成を行っている[83]．

　日本看護協会は「労働と看護の質向上のためのデータベース（DiNQL）事業」を行っており，12カテゴリー（基礎情報・診療報酬，看護職・ケア情報，褥瘡，転倒・転落，医療安全，感染など），170項目で構成された評価指標を用いて参加登録をした病院は，自分の病院のデータを入力すると，登録病院の評価と比較した自分の病院の状況を知ることができる．これをベンチマーキング（基準，水準）として，各病院組織にとって優れた方法やプロセス，実践方法など組織の改善活動を行うことを推奨している.

　看護専門職として看護を実践するときに，病院組織としてその看護を評価することはとても重要である．ドナベディアンの3つの視点を意識しつつ，たとえば，感染防止の手順書の見直し（過程）と院内感染の発生率（結果）などの関連を継続的に評価し，より良い方法を組織全体で検討していくPDCAサイクル（plan-do-check-act）を回して継続的な質改善をすることが重要である.

2) 効果的な看護マネジメント

(1) リーダーシップとマネジメント

　リーダーシップとは，「集団に目標達成を促すよう影響を与える能力」[84]と定義される．リーダーシップは看護師長だけが行うものではなく，チームで看護を実践する看護職一人ひとりにとって必要なものである．先頭に立って引っ張っていくだけではなく，組織や集団が目標に向かうように人の「動機づけ」や「人間関係」を刺激し動かし，「集団に影響を与える」ということである．一方でマネジメントは体制（システム）や構造により人びとを統制し，管理していく，という点で両者は異なる．コッター（Kotter JP）はリーダーシップとマネジメントの違いを表3-3のように明確に示している．リーダーシップは「＜人＞と＜組織文化＞に働きかけることで機能する，柔軟で熱いもの」でありその武器は「動機づけと啓発」とし，マネジメントは「＜階層＞と＜システム＞を通して機能し，四角四面で冷めている」ものでありその武器は「コントロールと問題解決」であると述べている.

(2) メンバーシップとフォロワーシップ

　リーダーを支える構成員の力をメンバーシップという．チームはリーダーよりもメンバーのほうが多いため，集団を効果的に動かすためにはメンバーの協力なくして動かすことはできない．チームの目標達成を目指し，全体のことを考え，面倒な仕事でも進んで引き受け，他のメンバーに自発的に協力することである．看護はチームで行われるため，このようなメンバーシップは重要な要素である．一方で，フォロワーシップも重要な要素である．フォロワーシップは，「組織のゴールをリーダーと共有し，フォロワーがそのゴールに向かって，直接的または間接的にリーダーや組織に対して発揮される影響力」と定義される（西之坊）[85]．メンバーシップがチーム全体に貢献することを視野に入れているのに対し，フォロワーシップは単にリーダーに従うだけではなく主体性をもち自分の意見をリーダーに伝えて影響を与える点で異なる．社会の変化で組織がフラット化するなかで，重要

表 3-3 Kotter によるリーダーシップとマネジメントの対比

リーダーシップ		マネジメント
方向性の設定 ● 様々なデータを収集して，パターンはもとより，関係性や関連性などを見出し，物事を説明する． ● ビジョンと戦略を生み出す．（ビジョンと戦略とは，事業や技術．企業文化について，長期的にどうあるべきかを描き出すと同時に，この目標の達成に向けた現実的な道筋を明示するもの）	第一の課題	計画と予算の策定 ● 何らかの結果を秩序だって生み出すように設計される． ● 方向性の設定の補完手段として，方向性が現実に即して設定されているかを検証するのに役立つ．
人心の統合 ● 利害関係者（部下，上司，同僚，他部門のスタッフ，関係業者，政府当局，顧客）とのコミュニケーション ● 信頼関係の構築 ● フォロワーへのエンパワーメント	人の動かし方	組織編成と人員配置 ● 職務体系や指揮命令系統の決定 ● 適材適所の人員配置 ● 必要に応じた研修の実施 ● 社員への計画の説明 ● 権限委譲の程度の判断 ● 報奨制度の用意 ● 実現状況を把握する仕組みづくり
動機づけ ● 達成感や帰属感，承認欲求，自尊心，自分の人生を自分で切り開いているという実感，理想に従って生きているという思いを満足させる． ● 組織を動かしているという実感を与える． ● ビジョンを実現するための取り組みをサポートする．	フォロワーへの働きかけ	コントロールと問題解決 ● 目標と現状のかい離がないかどうかチェックし，かい離があれば必要な行動を取る． ● システムと構造を構築して，毎日の平凡な仕事をうまくこなせるようにする．

（小野善生（2015）：管理者（マネジャー）とリーダー．日本労働研究雑誌，No. 657：22-23．）

視されている考え方である．

④ 保健医療システムとは

わたしたちの身の周りで，あまり意識もせずに「病気を治すこと（広辞苑）」として使用されている「医療」は，漢字辞典（白川　静：字通．平凡社）では，それぞれに次のような意味を調べることができる．

> 医：旧字は「醫」．殹は，矢を呪器として打ち，病魔を祓う意味を持ち，酉は酒器を表し，その呪儀に酒を用いた．
> 療：正字は广に樂．シャーマンが手鈴を振って病魔を祓う呪術を行った．

どちらの字も「いやす」という意味があり，古くは病む部分をさすったり，舐めたり，あるいは薬草を使ったりする家族内でのケアだったが，社会機能が発展してくると，呪術者が診断し薬物を調合したり，病魔を祓ったりするようになった．また，文明が栄えてくると，解剖学や生理学などに裏づけされた医学が生まれ，病原菌の発見や効果的な薬品の開発，あるいはさまざまな治療法の進歩によって現代の科学的な医学が確立されてきた

が，「医療」のもともとの意味から離れてしまった感があった．

　しかし，人口の高齢化，高度な医療技術の進歩による医療費の高騰などといった社会の変化に伴い，疾病を治療する臨床医学主体から，健康の維持や疾病予防，疾病の早期発見，治療，機能回復などの社会復帰までを含めた「ヘルスケア」として，地域における健康づくり，家庭医を含めた医療システムの確立などが望まれている．

　この医療システムのレベルとしては，①健康教育などを通しての予防，②疾病を早期に発見し，定期的なケアを行うプライマリ・ケア（COLUMN参照），③緊急処置や救命治療を行う急性期ケア（二次レベル），④集中治療などの特殊ケア（三次レベル），⑤リハビリテーションや在宅治療などの回復期ケア，⑥慢性疾患やホスピスなどの継続ケアがあげられる．

　予防レベルには，学校や職場における健康診断やカウンセリング，健康教育や予防接種などがあげられる．プライマリ・ケアレベルにも，家庭医における健康診断，予防接種，生活指導などがあり，生活習慣病による死亡率が増加するなか，この予防対策が重要視されてきている．また，プライマリ・ケアのレベルでは，定期的な診察の他，軽症の急性疾患や慢性疾患の検査，診断，治療なども行われる．二次レベル，三次レベルのケアは専門病院や総合病院で行われ，その後，疾病や障害によって低下した機能を最大限まで回復させるための回復期ケアレベルとなる．この回復期ケアとしては，機能回復訓練や疾患あるいは治療によって必要となった医療処置の自己管理等があるが，医療費高騰を背景に患者の早期退院が進められることにより，家庭医や施設あるいは在宅ケアで行われることも増えてきている．

⑤　保健医療福祉チームと職種の役割

　第4節で述べたような包括医療を進めていくためには，多職種の専門家の協力が必要であり，チームを組んで相互に連携をとりながら，それぞれの立場で知識や技術を提供していくことになる．どのような職種の人がかかわっているのだろうか．

（1）保健医療福祉にかかわる職種

　おもな保健医療福祉関係職者の業務と制度開始年度（表3-4）からも明らかなように，近年業務の専門化，分化によって，より多くの職種がかかわるようになってきている．他にソーシャルワーカー，ケアマネジャー，ホームヘルパー，臨床心理士，養護教諭，あん摩マッサージ指圧師，はり師，きゅう師，柔道整復師などがあり，その状況に応じてさま

表 3-4 保健医療福祉関係職者とその業務

職種	業務	根拠法規・制定年
医師	医療及び保健指導を掌ることによって公衆衛生の向上及び増進に寄与し，もって国民の健康な生活を確保する.	医師法 1948（昭和 23）年
歯科医師	歯科医療及び保健指導を掌ることによって，公衆衛生の向上及び増進に寄与し，もって国民の健康な生活を確保する.	歯科医師法 1948（昭和 23）年
薬剤師	調剤，医薬品の供給その他薬事衛生をつかさどることによって，公衆衛生の向上及び増進に寄与し，もって国民の健康な生活を確保する.	薬剤師法 1960（昭和 35）年
診療放射線技師	医師又は歯科医師の指示の下に，放射線を人体に対して照射（撮影を含み，照射機器又は放射線同位元素を人体内に挿入して行うものを除く）する.	診療放射線技師法 1951（昭和 26）年
臨床検査技師	臨床検査技師の名称を用いて，医師又は歯科医師の指示の下に，検体検査及び生理学的検査を行う.	臨床検査技師等に関する法律 1958（昭和 33）年
理学療法士	理学療法士の名称を用いて，医師の指示の下に，理学療法を行う.	理学療法士及び作業療法士法 1965（昭和 40）年
作業療法士	作業療法士の名称を用いて，医師の指示の下に，作業療法を行う.	
視能訓練士	視能訓練士の名称を用いて，医師の指示の下に，両眼視機能に障害のある者に対するその両眼視機能の回復のための矯正訓練及びこれに必要な検査を行う.	視能訓練士法 1971（昭和 46）年
言語聴覚士	言語聴覚士の名称を用いて，音声機能，言語機能又は聴覚に障害のある者についてその機能の維持向上を図るため，言語訓練その他の訓練，これに必要な検査及び助言，指導その他の援助を行う.	言語聴覚士法 1997（平成 9）年
歯科衛生士	歯科医師の指導の下に，歯牙及び口腔の疾患の予防処置を行う. 歯科衛生士は歯科診療の補助をなすことを業とすることができる. 歯科衛生士の名称を用いて，歯科保健指導をなすことを業とすることができる.	歯科衛生士法 1948（昭和 23）年
歯科技工士	特定人に対する歯科医療の用に供する補てつ物，充てん物又は矯正装置を作成し，修理し，又は加工する.	歯科技工士法 1955（昭和 30）年
臨床工学技士	臨床工学技士の名称を用いて，医師の指示の下に，生命維持管理装置（人の呼吸，循環又は代謝の機能の一部を代替し，又は補助することが目的とされている装置）の操作及び保守点検を行う.	臨床工学技士法 1987（昭和 62）年
義肢装具士	義肢装具士の名称を用いて，医師の指示の下に，義肢及び装具の装着部位の採型並びに義肢及び装具の制作及び身体への適合を行う.	義肢装具士法 1987（昭和 62）年
栄養士	栄養士の名称を用いて栄養の指導に従事する.	栄養士法 1947（昭和 22）年
管理栄養士	管理栄養士の名称を用いて，傷病者に対する療養のため必要な栄養の指導，個人の身体の状況，栄養状態等に応じた高度の専門的知識及び技術を要する健康の保持増進のための栄養の指導並びに特定多数人に対して継続的に食事を供給する施設における利用者の身体の状況，栄養状態，利用の状況等に応じた特別の配慮を必要とする給食管理及びこれらの施設に対する栄養改善上必要な指導等を行う.	
社会福祉士	社会福祉士の名称を用いて，専門的知識及び技術をもって，身体上若しくは精神上の障害があること又は環境上の理由により日常生活を営むのに支障がある者の福祉に関する相談に応じ，助言，指導，福祉サービスを提供する者又は医師その他の保健医療サービスを提供する者その他の関係者との連絡及び調整その他の援助を行う.	社会福祉士及び介護福祉士法 1987（昭和 62）年
介護福祉士	介護福祉士の名称を用いて，専門的知識及び技術をもって，身体上又は精神上の障害があることにより日常生活を営むのに支障がある者につき心身の状況に応じた介護（喀痰吸引その他その者が日常生活を営むのに必要な行為であって，医師の指示の下に行われるもの）を行い，並びにその者及びその介護者に対して介護に関する指導を行う.	
精神保健福祉士	精神保健福祉士の名称を用いて，精神障害者の保健及び福祉に関する専門的知識及び技術をもって，精神科病院その他の医療施設において精神障害の医療を受け，又は精神障害者の社会復帰の促進を図ることを目的とする施設を利用している者の地域相談支援の利用に関する相談その他の社会復帰に関する相談に応じ，助言，指導，日常生活への適応のために必要な訓練その他の援助を行う.	精神保健福祉士法 1997（平成 9）年
救急救命士	救急救命士の名称を用いて，医師の指示の下に，救急救命処置を行う.	救急救命士法 1991（平成 3）年

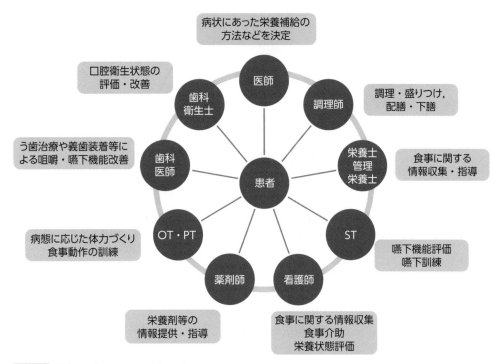

図 3-7 栄養サポートチーム（NST）

ざまな職種の人とチームを組んで適切なサービスを提供していかなくてはならない．加えて，資格制度にはなっていないが，清掃，リネン交換，患者の移送なども業務委託する傾向にあり，こういった人びととの連携も重要である．なかでも看護師は，診察・治療の介助から患者の療養生活の支援まで，幅広い業務を担っていることから，チームのキーパーソンとしての期待が大きい．

(2) チーム医療

　チーム医療とは，さまざまな職種の医療スタッフが，それぞれの高い専門性を生かし，業務を分担しつつも互いに連携・補完し合い，患者の状況に的確に対応した医療を提供することである．主治医が決定し，指示する従来のシステムでは，医療の高度化・複雑化に伴う業務の増大などへの対応が難しく，質の高い安全な医療へのニーズに応えるには，情報と意見を多職種で交換しながら意思決定を行う必要性があるとして，チーム医療が推進されるようになってきた．チーム医療においては，互いの専門性や自律性を尊重し協働することが求められる．

(3) 職種間での連携の例

●例1：栄養サポートチーム（nutrition support team；NST）

　疾患の治癒や全身状態を良好に保つために栄養状態改善が重要であり，経静脈栄養より経腸栄養の利点が多いことが知られてくると，多職種でチームを組んで栄養サポートを実施するようになった．診療報酬改定で NST 加算も開始され，より多くの病院で取り入れられている（図 3-7）．

●例2：回復期リハビリテーション病棟での連携

　日常生活動作の能力向上による寝たきり防止や家庭復帰を目的に，リハビリテーション

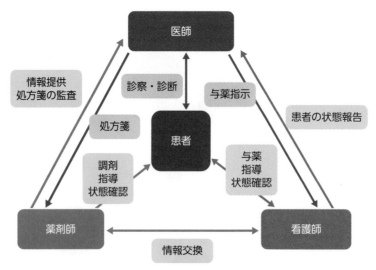

図3-8 与薬場面の連携

を集中的に行う病棟では理学療法士や作業療法士による訓練時間だけではなく，生活そのものをリハビリテーションととらえ，看護師もかかわっていかなくてはならない．そのため，ミーティングでの情報交換，合同カンファレンスでのゴールの確認や課題の評価・修正を医師も含めて行っている．また，地域連携室との連携によって家族の思いや考え，方向性に合わせたリハビリテーションを組み立てたり，栄養士との連携で，効率よくリハビリテーションを進めるための栄養状態の改善を図っていくことも重要になる．

●例3：与薬の場面における連携

　与薬とは，検査や治療などのために，薬剤を患者に適切に投与することを指す．薬剤は医師が処方し，薬剤師が処方箋を監査，調剤して，患者の元に届く．看護師には医師の指示に基づいて与薬を実施したり，薬の作用を確認したりと診療の補助としての役割がある．近年は，薬剤師が患者に直接指導したり，情報収集することも増えているが，それぞれの職種が毎日の生活のなかで患者の状況を把握し，情報交換することで，より患者に合った与薬が行われることに結びつく（図3-8）．

⑥ 保健医療福祉サービスの場

　保健医療福祉サービスの場はさまざまであるが，看護職はあらゆる場で活躍が期待されている．

1）保健：健康の維持・増進の場

　わが国において，少子高齢化や疾病構造の変化，医療費の高騰などから，1978（昭和53）年に国民健康づくり対策が始められ，2000（平成12）年には第三次にあたる「21世紀における国民健康づくり運動（健康日本21）」として，健康増進，発病予防の一次予防に重点をおいた生活習慣病対策が策定された．また，2012（平成24）年にはそれまでの評価を

受け，子どもから高齢者まですべての国民がともに支え合いながら希望や生きがいをもち，ライフステージに応じて，健やかで心豊かに生活できる活力ある社会の実現を目標にする「21世紀における第二次国民健康づくり運動（健康日本21（第二次））」へ改定している（第1章参照）．

この達成に向け，国や各地方自治体，職場，個人のレベルでさまざまな活動が行われている．たとえば，生活習慣病の発症予防と重症化予防としての活動例をあげると，市町村では，パンフレットの作成・配布や，事業所等を巻き込んだ健康づくりセミナーの実施，健診結果からリスクが高いと思われる住民への個別指導や訪問指導を行っていたり，病院では受診者への生活習慣病改善プログラムの実施，糖尿病患者対象の多職種連携指導等が行われている．

その他，健康の維持・増進の場として以下のようなものがある．

(1) 地域保健
●保健所
地域保健法に基づき設置されている．疾病の予防・健康増進，環境衛生など公衆衛生活動の中心的機関として地域住民の健康や衛生を支える．

●市町村保健センター
各地域の健康に関するニーズに応え，住民の健康診断，保健指導，健康診査その他地域活動に関して必要な事業を行う．

(2) 学校保健
●学校保健室，保健管理センター
学校保健安全法，教育基本法に基づき各教育機関に設置されている．養護教諭や看護師，保健師などが児童生徒・学生および教職員の健康管理を行う．疾病や情緒障害，体力栄養等健康に問題をもつ対象への個別指導および健康な生徒への健康増進に関する指導を行う．

(3) 産業保健
●事業所の健康管理室など
労働基準法，労働安全衛生法に基づき，企業や事業所で従業者・職員の健康管理を行う．

2) 医療施設
医療機関は医療法に基づき，国民に良質で適切な医療を提供している．医療法による定義については，第5章も参照のこと（p102）．

(1) 病院
医師または歯科医師が，公衆または特定多数人のために，医業または歯科医業を行う場所であって，20人以上の患者を入院させるための施設を有するものをいう．

●特定機能病院
高度な医療提供のための人員・設備を備え，高い技術水準を確保している病院で，400人以上の患者を入院させるための施設を有し，10以上の診療科を含む．

●地域医療支援病院
紹介患者に対する医療提供，医療機器等の共同利用の実施等を通じて，地域医療を担う，かかりつけ医等を支援し，地域医療の確保を図る病院で，200人以上の患者を入院させるための施設を有する．

(2) 診療所

医師または歯科医師が，医業または歯科医業を行う場所で，患者を入院させるための施設を有しないものと，患者19人以下の入院施設を有するものがある．

(3) 助産所

助産師が妊婦健診や新生児の保健指導，正常分娩の介助等の助産業務を行う場所．妊婦，産婦または褥婦9人以下の入所施設をもつことができる．

(4) 介護老人保健施設

要介護者に対し，看護・医学的管理の下における介護および機能訓練その他必要な医療ならびに日常生活上の世話を行う施設．

(5) 自宅＝在宅医療（出張診療），訪問看護

●訪問看護ステーション

在宅の寝たきり高齢者や難病患者等に対して，主治医の指示に基づき看護師等が訪問看護を行う拠点となる．生活の質の確保を中心に据え，日常生活を維持，回復させるとともに，家族および外部からの支援により，住み慣れた地域社会で療養できるようにする．

3）福祉施設

●在宅介護支援センター

要介護老人の実態の把握および公的保健福祉サービスの啓発や，在宅介護に関する各種相談，介護ニードの評価および処遇のあり方に関する資料作成，家族や在宅介護相談協力員に対する助言，指導，介護機器の展示，紹介，住宅改造に関する相談助言などを行う．

●老人デイサービスセンター

在宅の要介護高齢者などが日帰りで，生活指導，日常動作訓練，給食サービス，入浴サービスを受けたり，家族介護者に介護方法などを教育する施設．

●老人短期入所施設

在宅の要介護者を介護している家族が介護できない場合に一時的に介護を行う．

●有料老人ホーム

老人を入居させ，必要な介護を提供する施設で，老人福祉施設，認知症対応型グループホーム等の厚生労働省令で定める施設でないもの．

●認知症対応型老人グループホーム

中等度の認知症高齢者で身の回りのことはほぼ自分ででき，家庭での介護が困難な人が家庭的な環境のなかで生活している施設．

●特別養護老人ホーム

身体上，精神上著しい障害があるために常時介護を必要とし，家庭では適切な介護を受けられない人が入所する施設．

●養護老人ホーム

身体上，精神上または環境上の理由，経済的な理由で，自宅での生活が困難な人が入所している．

●軽費老人ホーム

家庭環境や住居事情などのため自宅で生活するのが困難な人を，低額で入所させる施設．

●その他

保護施設，児童福祉施設，母子福祉施設，身体障害者社会復帰施設，精神障害者社会復帰施設，知的障害者援護施設など.

4) 地域医療連携

(1) 退院支援と継続看護

2000（平成 12）年に介護保険法が施行されたことにより，在宅における看護・介護サービスが充実し，入院期間を減らして早期に家庭・社会復帰することや，病院のみならず地域の診療所も有効に活用することが進められ，医療や看護の継続的な提供が必要とされている.

看護においては以前より，患者・家族への生活指導や在宅でも安心した療養生活を送れるよう「継続看護」という視点で，施設間あるいは職種間で情報提供や紹介，退院後の生活指導などが行われてきたが，近年では，「退院調整」あるいは「退院支援」として，より強化した取り組みが行われるようになっている. たとえば，病院内に専任看護師やソーシャルワーカーを配置した退院支援部署を設け，入院時から患者や家族を支援し，地域の保健・医療・福祉サービスとも連携しながら，訪問看護機関，在宅介護支援センターの紹介や，介護物品・機器の紹介，ヘルパーや有料ボランティアの紹介などを行っている施設も増えてきている.

(2) 地域包括支援センター

高齢化・少子化対策として 2014（平成 26）年に「地域における医療及び介護の総合的な確保を推進するための関係法律の整備等に関する法律」が定められ，効率的かつ質の高い医療提供体制および地域包括ケアシステム(図 3-9)の構築が進められている. これは，重度の要介護状態となっても住み慣れた地域で自分らしい暮らしを人生の最後まで続けることができるよう，住まい・医療・介護・予防・生活支援が一体的に提供されることを目指すもので，医療関係者だけではなく，介護や福祉関係者，高齢者の生活を支える自治会やボランティア，NPO などとの協働が強く望まれるようになってきた.

地域包括支援センターは，地域の高齢者の総合相談，権利擁護や地域での支援体制づくり，介護予防の必要な援助などを行い，高齢者の保健医療の向上および福祉の増進を包括的に支援することを目的とし，地域包括ケア実現に向けた中核的な機関として市町村が設置している.

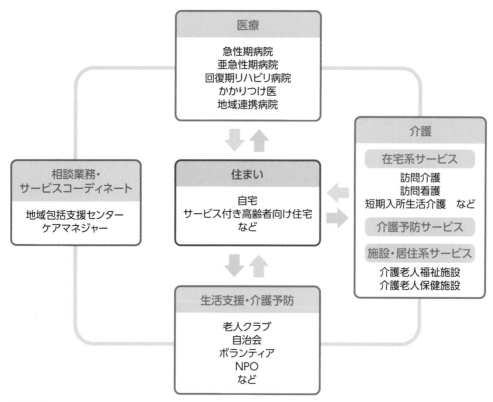

図 3-9 地域包括ケアシステム

〈文献〉
1) 川島みどり (2010):看護技術の基礎理論. ライフサポート社, pp56-57.
2) 時井 聰 (2002):専門職論再考 保健医療観の自立性の変容と保健医療専門職の自立性の変質. 学文社, pp10-19.
3) 波頭 亮 (2006):プロフェッショナル原論. ちくま新書, pp13-35.
4) 高田 望, 他 (2016):看護師の専門職意識を構成する概念の検討. 東北大医保健学科紀要, 25 (1): 47-57.
5) 天野正子 (1972):看護婦の労働と意識 半専門職の専門職化に関する事例研究. 社会学評論, 22 (3):30-49.
6) 楽学舎編 (2000):看護のための人間科学を求めて. ナカニシヤ出版, p22.
7) 川島みどり (2002):看護の時代 3 看護の技術と教育. 勁草書房, p44.
8) Benner P, et al (2011), 井上智子監訳 (2012):ベナー 看護ケアの臨床知 行動しつつ考えること. 第 1 章, 医学書院, pp1-42.
9) 武谷三男 (2010):弁証法の諸問題. 新装版, 勁草書房, p157.
10) 前掲 7).
11) 前掲 7).
12) Balzer-Riley JW (2004), 渡部富栄訳 (2007):第 1 部 コミュニケーション訓練のスタート:基本的コミュニケーション能力. 「看護のコミュニケーション」. 原著第 5 版, エルゼビア・ジャパン, p15.
13) 日本看護科学学会看護学学術用語検討委員会第 9・10 期委員会 (2011):看護学を構成する重要な用語集. 日本看護科学学会, p50.
14) Nightingale F (1893), 薄井坦子, 他編訳 (1974):病人の看護と健康を守る看護. 「ナイチンゲール著作集 第 2 巻」. 現代社, p140.
15) 池西静江 (2020):なぜ, 臨床判断能力か. 看護教育, 61 (2):98-106.
16) Tanner CA (2006):Thinking like a nurse:a research-based model of clinical judgment in nursing. J Nurs Educ, 45 (6):204-211.
17) 松谷美和子監訳 (2016):クリスティーン・タナー氏講演録より 臨床判断モデルの概要と, 基礎教

育での活用．看護教育，57（9）：700-706．

18）尾形裕子（2016）：日本の看護実践におけるクリティカルシンキングの動向と今後の課題．北海道文教大学研究紀要，40：1-13．

19）二見朝子，他（2019）：看護師のクリティカルシンキングと科学的根拠の利用の関連．日本看護科学会誌，39：261-269．

20）Nightingale F（1859），湯槇ます，他訳（2011）：看護覚え書　看護であること　看護でないこと．改訳第7版，現代社，p227．

21）Henderson V（1960），湯槇ます，小玉香津子訳（2016）：看護の基本となるもの．再新装版，日本看護協会出版会，p15．

22）川島みどり（1994）：看護の時代2　看護技術の現在．勁草書房，p47．

23）山口　創（2018）：手の治癒力．草思社文庫，草思社．

24）川島みどり（2008）：IT時代だからこそ看護師の"手"の復権を．医学界新聞，第2763号（2008年1月7日）．

25）川島みどり（2011）：触れる・癒やす・あいだをつなぐ手　TE-ARTE学入門．看護の科学社．

26）前掲13），p15．

27）日本看護協会監（2006）：新版　看護者の基本的責務　定義・概念/基本法/倫理．日本看護協会出版会，pp42-48．

28）手島　恵監修（2021）：看護職の基本的責務2021年版　定義・概念/基本法/倫理．日本看護協会出版会，pp62-67．

29）藤田比左子（2008）：看護実践の場における看護情報の倫理性．日本新生児看護学会誌，14（1）：9-15．

30）小林美亜（2014）：医療安全　患者の安全を守る看護の基礎力・臨床力．学研メディカル秀潤社，pp17-27．

31）高橋照子（2016）：看護学原論．改訂第2版，南江堂，pp141-149．

32）前掲30）．

33）大島弓子，飯島佐知子（2012）：看護管理と医療安全．放送大学教育振興会，pp203-205．

34）前掲30）．

35）前掲30）．

36）医療法．http://law.e-gov.go.jp/htmldata/S23/S23HO205.html［2017/4/16閲覧］

37）日本看護協会：医療看護安全情報．
http://www.nurse.or.jp/nursing/practice/anzen/index.html［2017/4/16閲覧］

38）厚生労働省（2007）：看護基礎教育の充実に関する検討会報告書．
http://www.mhlw.go.jp/shingi/2007/04/dl/s0420-13.pdf［2017/4/16閲覧］

39）医療法の概要．
https://www.shaho.co.jp/shaho/shop/usr_data/sample/16500-sample.pdf［2017/4/16閲覧］

40）厚生労働統計協会（2020）：国民衛生の動向2020/2021．厚生の指標　増刊，67（9）：196．

41）厚生労働省（2007）：医療安全支援センターの制度化（医療法）．
https://www.mhlw.go.jp/shingi/2007/07/dl/s0713-7b_0033.pdf［2021/4/30閲覧］

42）厚生労働省（2007）医療安全支援センター運営要領について．
https://www.mhlw.go.jp/web/t_doc?dataId=00tb3564&dataType=1&pageNo=1［2021/4/30閲覧］

43）公益財団法人日本医療機能評価機構ウェブサイト
https://www.med-safe.jp/index.html［2021/4/30閲覧］

44）公益財団法人日本医療機能評価機構　医療事故防止事業部（2020）：医療事故情報収集等事業　事業の内容と参加方法．
https://www.med-safe.jp/pdf/business_pamphlet.pdf［2021/4/30閲覧］

45）前掲40），p197．

46）厚生労働省：医療法（昭和二十三年法律第二百五号　抄）．
https://www.mhlw.go.jp/file/06-Seisakujouhou-10800000-Iseikyoku/0000061336.pdf［2021/4/30閲覧］

47）一般社団法人日本医療安全調査機構：医療事故調査に関するご相談について．
https://www.medsafe.or.jp/modules/medical/index.php?content_id=7［2021/4/30閲覧］

48）前掲40），p197．

49）前掲40），p197．

50) 厚生労働省：産科医療補償制度について．

https://www.mhlw.go.jp/stf/seisakunitsuite/bunya/kenkou_iryou/iryou/i-anzen/sanka-iryou/index.html ［2021/4/30 閲覧］

51) 前掲 30)．

52) 野崎和義，柳井圭子（1999)：看護のための法学．ミネルヴァ書房，pp2-10．

53) 安井はるみ，他（2013)：医療安全推進のための標準テキスト．日本看護協会，pp42-46．

54) 厚生労働省（2006)：医療安全管理の湿向上に関する検討作業部会　第 2 回議事録．

http://www.mhlw.go.jp/shingi/2006/11/txt/s1129-8.txt ［2017/4/16 閲覧］

55) 日本看護管理学会（2016)：看護管理用語集．第 2 版，日本看護協会出版会，pp14-15．

56) 前掲 31)．

57) 前掲 30)．

58) 東京慈恵会医科大学附属病院医療安全管理部，他編（2012)：チームステップス［日本版］医療安全チームで取り組むヒューマンエラー対策．メジカルビュー社．

59) 東京慈恵会医科大学附属病院：医療安全文化の醸成に向けて（Team STEPPS を活用して高信頼性組織を目指す)．

https://www.hosp.jikei.ac.jp/diagnosis/administration/security/security_02.html ［2021/4/30 閲覧］

60) 一般社団法人日本医療安全学会：医療安全基本用語集 Vol 1．

http://www.jpscs.org/basic_term.pdf ［2021/4/30 閲覧］

61) Garner JS, Hospital Infection Control Practices Advisory Committee（1996)，小林寛伊監訳，向野賢治訳（1996)：病院における隔離予防策のための CDC 最新ガイドライン．メディカ出版．

62) 感染対策協議会編（2015)：病院感染対策ガイドライン．改訂第 2 版，じほう．

63) 日本医療機能評価機構：医療事故情報収集等事業．

http://www.med-safe.jp ［2017/4/16 閲覧］

64) 厚生労働省（2021)：医療情報システムの安全管理に関するガイドライン　第 5.1 版．

https://www.mhlw.go.jp/stf/shingi/0000516275.html ［2021/4/30 閲覧］

65) 前掲 38)．

66) 文部科学省（2011)：「大学における看護系人材育成の在り方に関する検討会」報告書．

http://www.shumei-u.ac.jp/university/info/n_syushi_siryo1.pdf ［2017/4/16 閲覧］

67) Zaleznik A（1992)：Managers and Leaders：Are They Different? Harvard Business Review, March-April 1992, 1-12.

68) 伊丹敬之，加護野忠男（2003)：序章　企業のマネジメントとは．「ゼミナール経営学入門」．第 3 版，日本経済新聞社，p11．

69) 日本看護科学学会看護学学術用語検討委員会第 9・10 期委員会（2011)：看護学を構成する重要な用語集．

https://www.jans.or.jp/modules/committee/index.php?content_id=10 ［2021/4/5 閲覧］

70) 日本看護協会（2016)：看護業務基準（2016 年改訂版)．

https://www.nurse.or.jp/nursing/practice/kijyun/index.html ［2021/4/5 閲覧］

71) Barnard CI（1938)，田杉　競訳（1956)：公式組織の定義．「経営者の役割―その職能と組織」．ダイヤモンド社，p81．

72) エーザイ株式会社ウェブサイト．

https://www.eisai.co.jp/

73) Robbins SP（2005)，高木晴夫訳（2009)：動機づけ―コンセプトから応用へ．「組織行動のマネジメント：入門から実践へ」．新版，ダイヤモンド社，pp104-108．

74) 石村善助（1969)：現代のプロフェッション．至誠堂，pp58-59．

75) 近藤隆雄（1999)：サービス・マーケティング―サービス商品の開発と顧客価値の創造．生産性出版，pp56-67．

76) 前掲 70)．

77) 伊丹敬之，加護野忠男（2003)：第 II 部　組織のマネジメント．「ゼミナール経営学入門」．第 3 版，日本経済新聞社．

78) 前掲 70)．

79) 日本看護管理学会学術活動推進委員会編(2016)：看護管理用語集．第 2 版，日本看護管理学会，pp78-79．

80) 公益財団法人日本医療機能評価機構ウェブサイト．

https://jcqhc.or.jp/［2021/4/5 閲覧］

81）久保真人，他編著（2017）：ドナベディアンの質保証．「よくわかる看護組織論」．ミネルヴァ書房，pp144-145．

82）厚生労働省：医療の質の評価・公表について．
https://www.mhlw.go.jp/content/10801000/000462044.pdf ［2021/5/6 閲覧］

83）厚生労働省補助事業　医療の質向上のための体制整備事業：質改善支援ツール．
https://jq-qiconf.jcqhc.or.jp/tool/ ［2021/9/20 閲覧］

84）Robbins SP（2005），高木晴夫（2009）：第10章　リーダーシップと信頼の構築．「組織行動のマネジメント：入門から実践へ」．ダイヤモンド社，p256．

85）西之坊穂（2015）：日本の組織におけるフォロワーシップ：フォロワーシップの内容と成果の検討．大阪府立大学博士（経済学）学位論文．

第4章
拡大する看護活動の場

学習のねらい

❶ 災害による一次的，二次的な被害が，生命や健康，生活に及ぼす影響を最小にするための看護活動について学ぶ．

❷ 学際的な視点をもって，国を超えて健康課題に取り組む看護活動について学ぶ．

Key Words

災害看護，トリアージ，搬送，PTSD，国際看護，異文化理解

1 災害看護

日本は地形的，気候的に自然災害が発生しやすく，地震，豪雪・豪雨など，毎年さまざまな災害が起こっている．災害発生時には，被災地での看護師を含めた医療チームの活動が多く報道されることなどから，将来，災害支援に携わりたいと考え，看護の道を志す者も少なくはないだろう．看護分野では，阪神・淡路大震災を契機に，1998（平成10）年に日本災害看護学会が，2008（平成20）年に世界災害看護学会が設立された．また，災害看護の重要性から，2009（平成21）年より災害看護が看護基礎教育のカリキュラムに導入された．

1）災害とは

WHOのガン（Gunn SWA）は，災害とは，「人と環境との生態学的な関係における広範な破壊の結果，被災社会がそれと対応するのに非常な努力を要し，被災地域以外からの援助を必要とするほどの規模で生じた深刻かつ急激な出来事」[1]と定義している．つまり，人間やその周囲に被害が及ぶことが災害であり，その特徴から，自然災害・人為災害・特殊災害に分類される．東日本大震災における福島第一原発の事故は，自然災害から人為災害に至った複合型の特殊災害であると考えられる．

2) 災害看護とは

　災害看護とは，災害による一時的，二次的な被害を含め，生命や健康，生活に及ぼす被害を可能なかぎり少なくするための看護活動である．平時の減災・防災などの備えから，災害発生時の救助活動，地域での生活再建・復興支援に至る継続した支援が必要である．また，医療職だけでなく，消防，自衛隊，介護・福祉職者，行政，土木・建築関係者，一般ボランティアなど多職種との連携も重要となる．

3) 災害に関する主な法律

(1) 災害対策基本法(1961(昭和36)年法律第223号)

　国土ならびに国民の生命，身体および財産を災害から保護し，社会の秩序の維持と公共の福祉の確保に資することを目的とした法律である[2]．災害による被害の最小化と迅速な回復を図るために，防災に関する組織の整備，防災訓練，物資の備蓄の他，避難行動要支援者名簿の作成などを行うこととしている[3]．また，都道府県は，医療計画等に基づき，地域の災害拠点病院を指定するとしている[4]．

(2) 災害救助法(1947(昭和22)年法律第118号)

　災害に対して，国が地方公共団体，日本赤十字社その他の団体および国民の協力の下に，応急的に必要な救助を行い，被災者の保護と社会秩序の保全を図ることを目的とした法律である[5]．救助の種類としては，避難所・仮設住宅の設置，食料・飲料水の配給，被災者の救出・捜索などである[6]．

4) 災害のサイクルに応じた看護活動

(1) 急性期——フェーズ0～1(発災～72時間)

　災害派遣医療チーム（Disaster Medical Assistance Team；DMAT）やレスキュー隊による救助・救急医療活動が行われる時期であるが，災害時には，傷病者（需要）が，人員・医薬品・資器材などの医療資源（供給）を上回るアンバランスが起こる．

　ひとりでも多くの傷病者を助けるためには，「3R」：for the Right patient（適切な患者），in the Right time（適切な時間に），to the Right place（適切な場所に）が重要であり，十分な「3T」：Triage（トリアージ），Treatment（治療），Transportation（搬送）が行われることが必要である[7]．

　3Tを有効に活用するには，「CSCA」：Command（指揮命令），Safety（現場の安全），Communication（情報共有），Assessment（現場の状況評価）が必要になる．

●Triage(トリアージ)

　トリアージとは，人的・物的資源が限られたなかで，最大多数の傷病者に最善の医療を行うために，患者の緊急度と重症度により治療優先度や収容場所を決めることである．

　トリアージは，災害現場，救護所，搬送先の病院でも繰り返し行われ，看護師もその実施者となる．優先順位の高いものから，①赤（止血可能な大量出血，出血性ショック，気道閉塞・呼吸困難など），②黄（熱傷，多発骨折，脊髄損傷，合併症のない頭部外傷など），③緑（骨折，脱臼・捻挫・打撲，外傷，小範囲熱傷など），④黒（死亡または明らかに生存の可能性のないもの）と色で識別され，トリアージタグが傷病者の原則右手首につけられる（図4-1）．

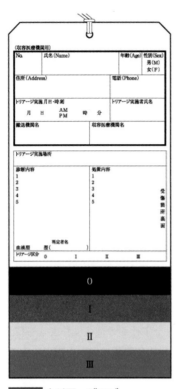
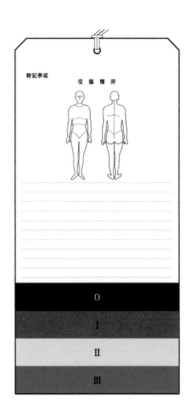

図 4-1 トリアージタグ

●Treatment（治療）

傷病者を安定した状態で受け入れ，搬送するためには，必要最低限の治療，処置を現場救護所で行うことが不可欠である．看護師は，トリアージや救急処置，患者・家族の対応，さらには，遺体安置と遺族への対応など，多くの役割を担う．

津波ではヘドロの飲み込みによる呼吸困難・窒息や低体温などが，地震では建物の倒壊による頭部外傷，骨折などが多く，災害の種類によって必要な医療が異なる．なお，地震で倒壊した建物からの救助の際には，圧挫症候群（挫滅症候群，crush syndrome）に注意する必要がある．

●Transportation（搬送）

受け入れ可能な病院数，病院までの距離，現在の収容能力，救急医療レベルを考慮して，受け入れ病院を選定する．搬送先の病院を分散することで，1病院あたりの搬送者数を減らすことが必要である．また，救急車の台数も不足状態であることが多く，搬送手段（救急車，ドクターヘリ，自家用車・マイクロバスなど）の決定も重要である．

(2) 亜急性期——フェーズ2（72時間〜2, 3週間）

自宅が被災，あるいは二次災害のおそれがある場合，避難所での生活となる．治療の中断，あるいは生活環境の変化によって慢性疾患などの持病が悪化したり，ストレスが原因で不眠や高血圧，身体の不調をきたしたりしやすい．また，避難所では，限られた生活スペースのなかで，活動が低下しがちである．健康管理，ストレスへの対応，深部静脈血栓症（一般的にはロングフライト血栓症，エコノミークラス症候群と呼称される）の予防のための運動指導，感染症の蔓延防止のための衛生管理，こころのケアなど，看護師の役割

は幅広い．さらに，子ども，高齢者，妊婦，障がい者，外国人などは，災害時要支援者として特別な配慮が必要となる．このような人びとは，避難所での生活の困難性から，自宅避難や車中泊を選択する場合もある．自宅避難者や車中泊者にも支援物資や医療支援が行えるよう，行政や民間ボランティアとの連携も必要である．

(3) 慢性期——フェーズ3（〜数カ月，復興期（数年））

避難所から仮設住宅，復興住宅への転居が始まり，生活の再建・復興支援が必要な時期である．阪神・淡路大震災では，仮設住宅での独居の高齢者の孤立死が問題となった．東日本被災地では，引きこもりをなくし，入居者同士が集う場の必要性から，社会福祉協議会による「お茶っこサロン」やボランティアによるさまざまな企画が実施されていた．生活再建のスピードには個人差がある．住民自身が自立しつつ，住み慣れた地域で，生活の再建・コミュニティづくりができるよう，行政とも連携した支援が必要である．

5) こころのケア

阪神・淡路大震災以来，こころのケアとして，被災者・支援者の心理・精神的支援が重要視されてきた．ストレス反応の現れ方は人それぞれであるが，災害直後は，恐怖や不安に直面できず「マヒ」という状態をつくって自分を防御する反応（災害症候群）がみられ，徐々に恐怖・不安・悲しみが現れ身体化していく[8]．さらに，被害の規模が大きく，多数の死者が出たような場合には，長期化する心的外傷後ストレス障害（posttraumatic stress disorder；PTSD）となる可能性もある[9]．すべての生存者は，程度の差こそあれ生き残ったことに感謝すると同時に，生き残ったことに罪悪感をもつサバイバー・ギルトを体験する．被災地に住む人びとはつらさだけでなく，感謝や幸福な感情を認識すること，喜びを表出することさえ難しい状況といえる[10]．

COLUMN　「看護職の倫理綱領」への災害看護の追加

看護職の行動指針とされている「看護職の倫理綱領」が，2021年3月に改訂されました[注1]．大きな改訂のひとつに，自然災害における看護職の行動指針として，「16. 看護職は，様々な災害支援の担い手と協働し，災害によって影響を受けたすべての人々の生命，健康，生活をまもることに最善を尽くす」と明記されたことがあげられます．

近年の自然災害の多さがこの背景にあり，災害被災地における看護師の活動も重要とされてきています．発災時は，日本赤十字社の救護班だけでなく，多くのボランティア看護職が，被災地に足を運びます．災害の種類や規模によっても支援ニーズは異なり，災害サイクルの急性期だけでなく，慢性期も含めた中長期的な支援が必要とされます．また，活動にあたっては，本文でも述べたとおり，医療現場の場合とは異なる職種の人びととの連携が必要になってきます．人びとの生命，健康，生活を守ることは普遍的な看護師の役割ですが，平時とは違う災害という限られた医療資源，特殊な状況下で，どのようなスキルがあれば被災地でも活躍できる看護師になれるのか，考えてみてください．そのヒントは現場にありますので，災害に関する新聞やニュースに関心をもつことも大切ですし，機会があれば，学生のうちに被災地でのボランティア活動に参加することもお勧めします．

注1：日本看護協会（2021）：看護職の倫理綱領．
　　 https://www.nurse.or.jp/home/publication/pdf/rinri/code_of_ethics.pdf［2021/9/6閲覧］

また，被災地で働く看護職は，自身も被災者であるにもかかわらず，救援活動にあたらなくてはならない．看護職は職務意識が強く，自身のことも家族のことも顧みず，患者のケアにあたる傾向にある[11]といわれている．看護師は，もともと使命感の強い職種であり，患者のために献身的であろうとする傾向があるためサバイバー・ギルトを抱きやすい[12]．看護職だけでなく，行政機関，消防，警察などの職員も被災しながら救援活動にあたる．被災救援者もこころのケアの対象として支援する必要がある．オーバーワークにならないように，睡眠・休息の時間を確保する，生活リズムを整える，従来の趣味を楽しむ，飲酒や薬に頼らない，自分を責めない，他者に話をする場を設ける，リラクセーションなどがこころのケアには必要となる．場合によっては，心理カウンセラーなどの専門家に相談することも重要である．

災害サイクルの経過，あるいは個人の回復により，必要なこころのケアも変化する．人とのつながりをもつこと，人から必要と思われることは，自己・地域の効力感につながる．被災者らが復興に希望が見出せるよう，中長期的なこころのケアが必要となる．

6）災害看護の歴史

ここでは，災害看護の発展に影響を与えた震災時の看護の歴史を中心に述べていく．

（1）日本赤十字社看護婦養成所と災害救護

1889（明治22）年に日本赤十字社看護婦養成所は10名の生徒募集を開始した．応募資格は20〜30歳，独身で健康の者とされ，算術などの学科のほか，患者の容態を説明し書き取る試験が行われた．翌1890（明治23）年に1回生が入学し，修業年限が1年半の教育が行われた．学生らは卒後2年間は看護業務に従事することとされ，そのあと20年間は有事の際に日本赤十字社の召集に応じて救護活動に従事することが義務とされた[13]．午前は学科教育，午後は病院での実地教育が行われた．

（2）災害看護の幕開け

1888（明治21）年の磐梯山の噴火における救護活動においては日本赤十字社の医療チーム，帝国大学医科大学の医員，福島県立病院に雇用されていた2人の看護婦（養成制度以前の看病人）が動員された．このとき災害救護のなかではじめて看護婦が登場したとされている．

1891（明治24）年10月28日に発生した濃尾地震では同志社病院，日本赤十字社病院，東京慈恵医院などの看護婦と看護婦生徒が被災地へ派遣された（図4-2）．看護活動として外科治療を行う医師の介助，患者の搬送，被災者の清拭や排泄の介助などが行われたとされている．当時の看護婦は，筒袖和服に白エプロン着用，白帽，草履で活動していた．看護教育には包帯法，救急法，搬送法があり突然の救護にも対応できたとされている．

日本赤十字社の愛知岐阜県救護成績報告によると，日本赤十字社は全救護所56カ所のうち，12カ所を担当し，10月31日〜12月20日までの52日間，医師31名，看護婦21名（うち10名は看護婦養成所の第1回生），調剤員2名，事務員2名を派遣し，入院・外来あわせて10,194名（再来患者含む）を診察した．この経験をもとに日本赤十字社は災害救護を正式な事業に位置づけ，いっそうの組織づくりを進めた[14]とされる．

同年11月2日，東京慈恵会医院では，皇后陛下より，愛知県岐阜県震災患者の救療のために出張するようにとの御沙汰があり，薬品その他救療必要物品を携帯し，医師5名，

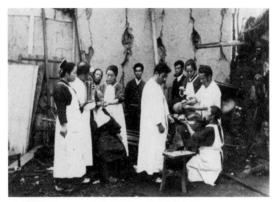

図4-2 濃尾地震における救護活動の様子
（日本赤十字看護大学史料室所蔵）

看護婦10名が出張した．11月7日，高木院長は岐阜県より看護婦4, 5名をただちに差し向かわせてほしい旨の電報を受け取り，医員1名，看護婦6名を，18日には看護婦3名を，22日には看護婦1名を派出した[15]．

(3) 明治三陸大津波と看護

1896（明治29）年6月15日，岩手県東方沖に大地震発生（M8.5），15分後に3度の大津波が発生した．交通の不便な海辺の集落に白衣・白帽のままの看護婦が駆けつけ救護した．地元の人たちは「女の兵隊が来た」と騒いだ[16]といわれる．

看護婦長，看護婦長心得，看護婦，そして看護人伍長と看護人という序列が誕生するなど，災害看護における役割分担，組織化が進んだ．さらに，日本赤十字社の看護婦長，看護婦長見習いが，現地の篤志の女性たちに対して教育を行い，撤退後の看護を引き継いだ[17]．

(4) 関東大震災と訪問（巡回）看護事業のはじまり

1923（大正12）年9月1日に発生した関東大震災（M7.9）で済生会は，社会事業家からの意見を取り入れ看護婦・産婆への講習を行い，関東大震災の翌年から巡回看護体制を本格的に実施した．済生会巡回看護婦の仕事は多様で，各種健康相談はもとより，戸別訪問先の病人発見から在宅療養者への手当てや注意，妊産婦，乳幼児の保健指導，入院や救済委員（民生委員の前身）への紹介や斡旋，無料医療券や助産券の交付，身の上相談から夫婦喧嘩の仲裁までとすべてを一身に受け止めざるをえないような状況[18]であったといわれている．またすでに始まっていた東京市児童相談所は震災によって事業が促進され，1924（大正13）年には新たに京橋，浅草，本所，深川，下谷に増設された．震災をきっかけに訪問（巡回）看護が定着していった．

(5) 近年における震災と看護の発展

●阪神・淡路大震災

1995（平成7）年1月17日早朝，淡路島を震源地とするM7.2の大地震と余震によって神戸から芦屋，大阪にかけてビル，家屋が倒壊，道路・交通機関が破壊，ライフラインが途絶され，二次災害で大火災が発生した．この大規模災害では，震災地域の外部からの組織的・個人的なボランティアの積極的な支援が始まった．兵庫県看護協会は全国看護協会

員の受け入れをコーディネートし，被災病院の看護力不足をカバーした．

　一方，PTSD の問題が表面化し，災害時の心のケアの重要性が高まった．阪神・淡路大震災は被災地だけでなく日本全体で災害看護学の必要性が高まった時期でもあった．さらに従来災害看護は，日本赤十字社の救護班が中心に担ってきたが，阪神・淡路大震災の経験，今後の大規模災害を想定して 2005（平成 17）年から，災害拠点病院（平成 24 年 4 月 1 日現在 653 カ所），災害派遣医療チーム（Disaster Medical Assistance Team；DMAT）が発足した．

●東日本大震災

　2011（平成 23）年 3 月 11 日，宮城県牡鹿半島沖を震源とする大地震（M9.0）が発生し，首都圏を含む東日本では最大震度 7 の地震に見舞われた．北海道から千葉にかけては最高 34 m の大津波に襲われた．一方，東京電力福島第一原子力発電所の破壊・爆発によって大量の放射性物質が放出し，人びとは長期にわたって住居から避難せざるをえなくなった．津波に襲われた地域は歴史的に津波被害に見舞われてきた地域でもあったことから，被害の経験を教訓として記録に残すこと，より適切な災害対策や日頃からの備えの重要性が指摘されるようになった．

●熊本地震

　2016（平成 28）年 4 月 14 日，熊本県，大分県において最大震度 7 の地震が発生し，度重なる余震で，人びとの生活が壊滅状態に追い込まれた．避難生活によるストレスで持病が悪化する人も多く，また車中泊によるエコノミークラス症候群（静脈血栓塞栓症）で死亡した人もいた．以上のことから災害時における巡回診療・看護を含めた災害看護の体制整備の重要性がますます高まっているといえる．

●新型コロナウイルス感染症（COVID-19）

　2020（令和 2）年 1 月頃から中国湖北省武漢市を中心に新型コロナウイルス感染症（COVID-19）の感染者が激増し，この時中国では 8 万人規模のアウトブレイクに至った[19]．同年 1 月 30 日，WHO は「国際的に懸念される公衆衛生上の緊急事態」という認識を示したが，パンデミック宣言を見送った．それから 40 日後の 3 月 11 日になって，WHO はパンデミックを宣言した．この時点ですでに感染は世界の 114 カ国に広がり，感染者は 11 万 8,000 人強，死亡者は 4,000 人強に達していたとして，WHO のパンデミック宣言が遅すぎたとの指摘もされている[20]．

　日本では，同年 2 月 3 日に乗員乗客 3,711 人を乗せて横浜に到着したダイヤモンド・プリンセス号から集団感染が発生した．2 月 5 日，ダイヤモンド・プリンセス号では 10 名が感染し，その日のうちに厚生労働大臣から「14 日間船内にとどまる」要請が行われた[21]．

　専門家や有名人による新型コロナウイルスについての見解が入り乱れるなか，4 月 7 日，政府は緊急事態宣言を発出した．その内容は「三密（密閉・密集・密接）を防ぐ」「都道府県からの外出自粛」そして「人との接触機会を最低 7 割，極力 8 割，削減する」という内容であった[22]．

　2020 年 12 月 31 日，東京都内でははじめて新規感染者が 1,000 人を超えて 1,337 人となり，専門家からは「危機的状況に直面している」と指摘され，医療提供体制のさらなる悪化も懸念される[23]と報道された．2021（令和 3）年 7 月 8 日，政府は，同月 12 日〜8 月 22 日まで東京都に 4 回目の緊急事態宣言を発令した[24]．医療現場からは「医療現場は限界に

近い」「適切な治療が受けられる保証がない」[25] などの声が相次いだ．国では COVID-19 予防のためのワクチン接種が進められた．

2021 年 8 月中旬には，全国の新規感染者が 25,000 人を上回るなど過去にない規模に達し，東京，大阪等に緊急事態宣言やまん延防止等重点措置が発令されていたが，8 月下旬以降，感染者数は減少に転じ，2021 年 10 月 1 日，全国の緊急事態宣言，まん延防止等重点措置が解除されるに至った．

この要因について専門家は，連休やお盆の帰省など人の移動が活発になる要素が集中する時期が過ぎ，感染の要素がなくなったことが減少の背景にあると指摘している．また，自宅待機を迫られ，自宅で亡くなる人が出たことなど，医療の危機的な状況が広く報道されたことで人びとの危機感が高まり，感染予防策の徹底が進んだことも影響していると考えられている[26]．

2021 年 11 月 11 日の東京都の感染者は 31 人で，26 日連続で 50 人を下回った．政府は新型コロナウイルス感染症の第 6 波に備え，感染者数がピークだった 2021 年の夏に比べて 3 割多くの患者が入院できる体制を同月中に構築し，軽症者向けの飲み薬を 160 万回分確保し，年内の実用化を目指す[27] としており，今後も新型コロナウイルス感染症対策は継続される見込みである．

② 国際看護

交通網の発達により，人や物は容易に国々を移動することが可能になった．さらに，テレビやインターネットなどの情報網の発達により，瞬時に世界中の情報が得られ，容易に世界とつながるようになった．人や物，情報は国境を越え，政治・経済，文化，さらには健康にも影響を及ぼす．国境を越えて広がる感染症もその一例で，2020（令和 2）年 1 月中国湖北省武漢市から発生し世界中に広がった新型コロナウイルス感染症は世界的な健康課題となった．感染症の他，環境問題，気候変動によって起こる自然災害も人びとの健康に影響を与える．また，国内では少子高齢化が進むなか，2019（平成 31）年 4 月より新たな外国人材受け入れのため「特定技能」での在留資格が追加になり，ますます多様性のある社会構造へと変化し，看護師にもグローバルな視点が求められる．

1) 国際看護学とは（図4-3）

国際看護学は，国際保健学の一部を構成する学問である．国際保健学は，従来は保健医療だけに焦点を当て，international health とよばれていたが，近年では global health とよばれることが多くなり，社会学，経済学，情報学など，多様な学問と協働し，国を超えて健康課題に取り組む領域へと発展している．

国際看護学とは，国や地域，民族間の保健医療・健康・看護の格差是正と，多様な文化・価値観の共存を究極の目的として，一国の看護職者だけでは解決できない看護や保健上の問題，および世界共通の看護課題に取り組む学問である[28]．つまり，国際看護学は，「格差」を引き起こしている要因を検討し，改善するための介入方法を，疫学・公衆衛生学を基盤に探求する．さらに，国・地域・民族によって生活習慣，保健行動，看護ケア，ケア

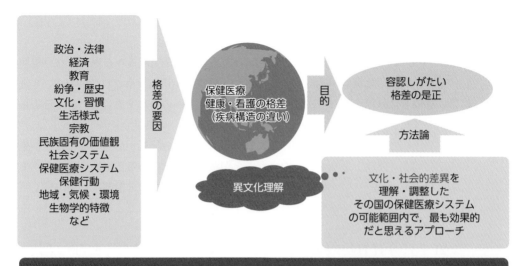

図 4-3 国際保健学・国際看護学の概要

提供システム，ケア対象者の反応などは異なるという文化・社会的な「差異」を多様性と とらえ，これを改善するという考え方でなく，理解・調整し，文化に適した最適な看護を 探求するものである．この分野は異文化看護学，民族看護学とよばれ，文化人類学的手法 が用いられる．

　国家間の平均寿命や乳幼児死亡率，妊産婦死亡率などの健康指標は，保健医療システム だけではなく，政治・経済・教育，さらに，民族・文化・生活習慣など，それぞれの国を 取り巻く複合的な社会的要因に影響を受けている．自助努力による健康格差の改善が難し い国々には，国際協力・国際支援が必要であり，その実施には，global health や異文化看 護学の視点が必須となる．国際看護の対象は，国際協力・支援を必要とする人びと・地域， 在日外国人，在外日本人，旅行や駐在からの帰国日本人など，実に幅広い．

2) 世界共通の健康目標

　1977 年，「2000 年までにすべての人に健康を」（Health for All by the Year 2000）が世 界保健機関（WHO）の基本目標に設定された．翌年には，旧ソ連のアルマ・アタ（現カ ザフスタン共和国）において WHO と UNICEF の共同開催による第 1 回「プライマリ・ ヘルス・ケア国際会議」が開催され，アルマ・アタ宣言が採択された．「2000 年までにす べての人々に健康を」という目標を達成するための戦略として打ち出された理念がプライ マリ・ヘルス・ケア（PHC）である．PHC は「住民に受け入れられる方法により，住民 の十分な参加によって，地域社会や国が予算化できる枠内で，地域社会のすべての人びと がその恩恵を受けることのできる保健サービスを供給すること」[29]である．

　2000 年には，国連ミレニアム・サミットでミレニアム開発宣言が，当時 189 の国連加盟 国により採択された．これを受け，国際社会が取り組むべき具体的目標を示したものが，

ミレニアム開発目標（Millennium Development Goals；MDGs）である．貧困削減，初等教育の普及，男女平等，乳幼児死亡の削減，妊産婦の健康向上，HIV/AIDS をはじめとする感染症対策，環境の持続可能性，開発のためのパートナーシップという 8 つの目標と21 のターゲットを掲げ，2015 年までに達成するべき数値目標を示していたが，その役目は終了した．

2015 年には，国連持続可能な開発サミットにおいて，MDGs の成果をふまえた「持続可能な開発のための 2030 アジェンダ」が採択され，「誰一人取り残さない　no one will be left behind」を掲げ，持続可能な開発目標（Sustainable Development Goals；SDGs）が定められた．これは，持続可能をキーワードに 17 の目標と各目標に対する 169 項目のターゲットから構成されている（詳細は外務省ウェブサイトを参照）．

MDGs には開発途上国における目標に重きがおかれている印象があったが，SDGs ではあらゆる開発レベルの国々の取り組みを求めている．また，民間企業や市民社会の役割はますます高まっており，あらゆる関係者が連携すること（グローバル・パートナーシップ）の重要性を強調している．

3）世界の健康課題

世界三大感染症である HIV/AIDS，結核，マラリアをはじめ，肺炎，下痢，麻疹などの感染症は，低所得国のおもな健康課題であった．経済発展に伴い，インフラストラクチャー，保健・医療体制，公衆衛生などの改善により，感染症罹患率，周産期死亡率や子どもの死亡率は低下し，心臓血管疾患，がん，慢性肺疾患，糖尿病など，生活習慣や高齢化に関連した非感染性疾患（non-communicable diseases；NCDs）へと健康課題が変化する．感染症や周産期の健康課題と NCDs が併存している“疾病の二重負荷”に直面している国もある．NCDs は，2016 年時点で全世界の死亡の 71％を占め，近年では，低・中所得国の死亡原因にもなってきている[30]．

また，世界保健機関（WHO）は，フィラリア症，シャーガス病，デング熱など 20 の疾患を顧みられない熱帯病（neglected tropical diseases；NTDs）として「人類のなかで制圧しなければならない熱帯病」と定義している．NTDs は，死亡率が比較的高くなく，世界三大感染症への対策が最優先とされたため，対策が遅れた疾患であるが，近年の治療薬の開発・支援により，治療が進んでいる[31]．治療を必要としている人は 2010 年の 20.3 億人から 2017 年には 15.8 億人に減少したが，その 85％はアフリカと東南アジアに，同じく3 分の 2 は低・中所得国に居住している[32]．労働力や生産性の低下につながることから，貧困を脱出できない原因にもなり，軽視できない．

周産期の健康課題は全世界で改善傾向にあるものの，2017 年には推定 295,000 人の女性が妊娠出産に際し死亡しており[33,34]，15〜29 歳の女性の最大の死因となっている[35]．妊産婦死亡の 95％は低所得国・低中所得国の女性で，サハラ以南のアフリカと南アジアで 86％を占める．なかでも，10〜19 歳の若年妊娠・出産は 1,000 人中 99 人とアフリカ地域で最多であり，子癇，全身感染症など妊娠および出産中の合併症のリスクがとくに高い．さらに，若年の妊娠は，女性の教育の機会を奪い，子どもの養育・健康にも影響を与える[36]．

妊産婦死亡の原因は，①出血（27％），②妊娠高血圧症候群（14％），③出産後の感染（11％），④遷延分娩（9％），⑤人工妊娠中絶の合併症（8％），⑥塞栓症（3％），⑦その

他，妊娠による糖尿病，マラリア，HIV などの持病の悪化（27%）となっている[37]．背景には，若年あるいは高齢出産，間隔を空けない繰り返しの妊娠などのハイリスクな妊娠・出産，妊婦検診などの産前ケアの不足による異常発見・対応の遅れ，伝統助産師（traditional birth attendant；TBA）などの無資格者が出産介助をすることによるリスクがある．妊産婦検診の実施，異常分娩が予測される場合の適切な時期での医療施設への移送，TBA のトレーニングなどの対策とともに，母体の安全を確保できる年齢で計画的に妊娠・出産できるようにする教育も重要である．

5 歳未満の乳幼児死亡率は，1990 年の出生 1,000 人あたり 93 から，2019 年には出生 1,000 人あたり 38 に 59%減少[38]し，大幅に改善されている．しかし，総数をみると 2019 年の 5 歳未満の乳幼児死亡数は推定 520 万人で，毎日 14,000 人の子どもが命を落としており，サハラ以南のアフリカで半数を占める[39]．生後 1 カ月で死亡するリスクが最も高く，1990 年の出生 1,000 人あたり 38 から，2019 年には出生 1,000 人あたり 17 で 52%減少したものの，依然，毎日約 6,700 人の新生児が命を落としている．そのほとんどは，出産時の合併症，肺炎，下痢，新生児敗血症，マラリアなどの予防可能または治療可能な原因で死亡しており[40]，感染症による死亡は栄養不良とも深く関連している．対策として，環境衛生の整備，安全な水へのアクセス，予防接種の確実な提供，適切な栄養補給，感染の予防に対する母親の教育も必要といえる．さらに，低出生体重は，母親の栄養失調に起因していることが多いため，母親の栄養改善も必須である．

4）日本国内の国際化

在日外国人や訪日外国人旅行者が増加していること，2008（平成 20）年より経済連携協定（EPA）によるインドネシア，フィリピン，ベトナムからの看護師・介護福祉士の受け入れも始まっていることから，日本の医療現場も国際化している．外国人が看護ケアの対象，あるいは同僚となることも珍しくない．医療を必要とする外国人には適用可能な医療制度や社会保障制度を理解し，通訳を含めた支援を提供することが必要である．また，EPA の外国人看護師は文化や価値観の差異があるだけでなく，自国とは看護制度や役割が異なり，実施できる看護行為の範囲が違っている場合も少なくない．各国の看護教育制度や看護師の役割を理解し，文化ケアを提供できる看護師が，今後ますます必要となってくるといえる．

5）異文化理解

文化を考慮したアセスメントには，レイニンガー（Leininger MM），ギガー（Giger JN）＆ デビッタイザー（Davidhizar R），パーネル（Purnell L）らのモデルが有用である．

レイニンガーは，民俗学的手法によりサンライズ・イネーブラーを提唱し，文化ケアの多様性と普遍性を説明している．文化ケアは「医療文化とそれに固有のあり方に配慮したケア」「土着の文化固有のケア」であり，看護師は，近代医療と土着固有の医療との間で，①文化ケアの保持・維持，②文化ケアの調整・取引，③文化ケアの再パターン化・再構築（土着のケアのあり方を理解しつつも，健康維持にふさわしいものに変える努力をすること）を行う[41]．レイニンガーについて詳しくは p190 も参照のこと．

ギガー＆デビッタイザーは，①コミュニケーション，②空間，③社会的性質，④時間的

思考，⑤環境調整，⑥生物学的多様性の6つの文化的側面から観察・情報収集し，文化的な差異を考慮しながら対象の健康ニーズをアセスメントするモデルを提唱している．

　海外や在日外国人など，自身の社会，文化とは異なる対象を看護する際に，これらのモ

COLUMN　国際協力　はじめの一歩

　筆者は「生涯に一度，看護師として海外で働いてみたい」という看護学生時からの夢を実現すべく，2002年12月から2年間，青年海外協力隊として，ラオス人民民主共和国にあるルアンパバーン県立病院に派遣されました．当時，日本以外の医療を知らなかった私には，見るもの，聞くこと，すべてが衝撃の連続でした．日本では考えられない治療や処置の方法で，助けられない人びとをたくさん見送ってきました．「日本だったら助けられるだろうに・・・」と思い，何度も涙を流し，任期の途中で帰国しようかと思いました．そのとき，ある恩師に「何もびっくりすることはない．日本も通ってきた道だよ」と言われ，自分の保健医療に関する経験や文化，価値観は，現地のそれらにまったく沿っていなかったことに，はじめて気がつきました．すべて今の日本と同じレベルを求めるのではなく，現地の方法で，結果的に問題がなければ，その方法を継続していくのもひとつである．まさに，レイニンガーのいう文化ケアの方法論を現場で学びました．

　あれから15年が経つ現在でも，ラオスとのご縁は続き，学童の健康教育に関する研究を続けながら，時々，病院に足を運び，当時のスタッフの仕事を手伝い，食事をともにします．当時と変わらず迎え入れてくれるラオスの人びとの温かさに癒されながら，かけがえのない2年間を過ごしたことを懐かしく振り返ります．

　国際協力にはいろいろな道があります．海外に飛び出すのもひとつですし，日本でできる国際協力もたくさんあります．どの道であっても，これからの看護界を担っていく若い学生の皆さんには，無限の可能性があると思っています．グローバルな視点で物事を考え，国籍，文化，風習の違う方々と協働し，世界中の保健の向上に寄与してほしいと切に願います．

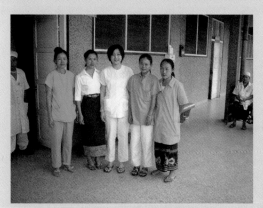

図4-4　手術室スタッフと筆者（写真中央）

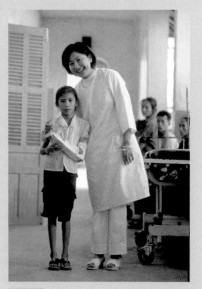

図4-5　骨折した少女と外科病棟の前で

デルを用いてアセスメントすることで，より文化を考慮した看護を行うことができる.

〈文献〉

1) Gunn SWA (1991), 鵜飼 卓, 山本保博訳 (1991)：災害医学の学術的論拠 新しい理念. 救急医学, 15 (13)：1721-1725.
2) 内閣府：防災情報のページ.
   http://www.bousai.go.jp/taisaku/kihonhou/index.html ［2021/2/17 閲覧］
3) 竹下喜久子 (2019)：系統看護学講座統合分野 看護の統合と実践③ 災害看護学・国際看護学. 医学書院, p69.
4) 志自岐康子 (2017)：基礎看護学① 看護学概論. メディカ出版, p257.
5) 内閣府：防災情報のページ 災害救助法.
   http://www.bousai.go.jp/oyakudachi/pdf/kyuujo_a1.pdf ［2021/9/13 閲覧］
6) 前掲4).
7) 中島 康 (2006)：再確認！救急医療における「搬送」 多数傷病者発生時の分散搬送. EMERGENCY CARE, 19 (2)：131-137.
8) 茂野香おる (2016)：系統看護学講座専門分野Ⅰ 基礎看護学① 看護学概論. 医学書院, p324.
9) 前掲8), p333.
10) 山本加奈子, 平尾明美 (2014)：東日本大震災被災地における看護職の震災に関する語りの記述とアロマセラピーによるリラクセーションケアの意味. 日本赤十字広島看護大学紀要, 14：65-73.
11) Kane-Urrabazo C (2007)：Duty in a Time of Disaster：A Concept Analysis. Nurs Forum, 42 (2)：56-64.
12) 高橋葉子 (2013)：被災地の看護師における惨事ストレスの長期的影響 2年経ってからみえてくるもの. エマージェンシー・ケア, 26 (7)：726-727.
13) 日本赤十字社編 (2007)：復刻版 看護婦養成史料稿. 日本赤十字社看護師同方会, p10.
14) 川原由佳里 (2008)：1891 (明治24) 年濃尾地震における日本赤十字社の災害救護活動：岐阜県出張医員の記録史料から. 日本看護歴史学会誌, 21：46-55.
15) 慈恵看護教育百年史編集委員会編 (1984)：慈恵看護教育百年史. 東京慈恵会, pp217-220.
16) 日赤中央女子短大史研究会編 (1988)：写真記録 日本赤十字看護教育のあゆみ 博愛社から日赤中央女子短大まで. 蒼生書房, p62.
17) 山本捷子, 川原由佳里 (2014)：10章 災害と看護 2. 明治期の災害と看護. 「日本の看護のあゆみ 歴史をつくるあなたへ」. 日本看護歴史学会編, 日本看護協会出版会, p170.
18) 高橋政子 (1984)：写真でみる日本近代看護の歴史 先駆者を訪ねて. 医学書院, p99.
19) 岩田健太郎 (2020)：第1章 世界各国の感染防止対策 何が明暗を分けたのか. 「医療白書2020年度版 ポストコロナ時代の医療再構築」. 寺崎 仁監修, ヘルスケア総合政策研究所企画・制作, 日本医療企画, pp26-27.
20) 黒木登志夫 (2020)：新型コロナの科学. 中央公論新社, p125.
21) 伊藤 守 (2020)：第4章 メディアはコロナウイルス危機をどう伝えたか─医療報道のあり方を問う. 「医療白書2020年度版 ポストコロナ時代の医療再構築」. 寺崎 仁監修, ヘルスケア総合政策研究所企画・制作, 日本医療企画, p51.
22) 前掲21), p53.
23) NHK：緊急事態宣言の発出 政府に要請も視野に検討へ 東京都.
   https://www3.nhk.or.jp/news/html/20210101/k10012792201000.html ［2021/11/12 閲覧］
24) NHK：東京に4回目の緊急事態宣言 政府決定 沖縄は延長8月22日まで.
   https://www3.nhk.or.jp/news/special/coronavirus/emergency_fourth/detail/detail_04.html ［2021/11/12 閲覧］
25) NHK：特設サイト新型コロナウイルス.
   https://www3.nhk.or.jp/news/special/coronavirus/explanation/ ［2021/11/12 閲覧］
26) NHK：コロナ感染者 急速減少の理由 専門家の見解は….
   https://www3.nhk.or.jp/news/html/20211006/k10013294851000.html ［2021/11/12 閲覧］
27) NHK：政府 第6波に備え医療提供体制の強化など対策の全体像を決定.
   https://www3.nhk.or.jp/news/html/20211112/k10013345001000.html ［2021/11/12 閲覧］
28) 茂野香おる, 他 (2016)：専門分野Ⅰ 看護学概論 基礎看護学① (系統看護学講座). 医学書院, p273.
29) 近藤麻理 (2011)：知って 考えて 実践する 国際看護. 医学書院, p81.

30) WHO（2019）：World Health Statistics 2019：Monitoring Health For The SDGs.

  https://apps.who.int/iris/bitstream/handle/10665/324835/9789241565707-eng.pdf［2021/2/13 閲覧］

31) WHO（2017）：FOURTH WHO report on neglected tropical diseases：Integrating Neglected Tropical Diseases into Global Health and Development.

  https://apps.who.int/iris/bitstream/handle/10665/255011/9789241565448-eng.pdf?sequence=1 ［2021/2/13 閲覧］

32) 前掲 30）．

33) WHO（2019）：Maternal mortality.

  https://apps.who.int/iris/bitstream/handle/10665/329886/WHO-RHR-19.20-eng.pdf?ua=1 ［2021/2/13 閲覧］

34) WHO（2020）：World Health Statistics 2020：Monitoring Health For The SDGs.

  https://apps.who.int/iris/bitstream/handle/10665/332070/9789240005105-eng.pdf［2021/2/13 閲覧］

35) 前掲 30）．

36) 前掲 34）．

37) 前掲 34）．

38) UNICEF（2020）：Under-Five mortality（September 2020）．

  https://data.unicef.org/topic/child-survival/under-five-mortality/［2021/2/13 閲覧］

39) 前掲 38）．

40) UNICEF（2018）：A child under 15 dies every five seconds around the world‒ UN report '（17 September 2018）．

  https://www.unicef.org/press-releases/child-under-15-dies-every-five-seconds-around-world-un-report［2021/2/13 閲覧］

41) Leininger MM（1991），稲岡文昭監訳（1995）：レイニンガー看護論　文化ケアの多様性と普遍性．医学書院．

第5章
看護と法律

学習のねらい

❶ 看護関連法規の立法の意義や目的について学ぶ.

❷ 現行法をふまえて，社会において看護の果たす役割と責任について考える.

❸ 国民生活の安定を支える医療保険制度と介護保険制度について学ぶ.

Key Words

看護提供体制，医療提供体制，法律，看護史，看護制度，看護政策，
医療保険制度，介護保険制度

　近年，少子高齢化の進展によって，ますます看護の果たす役割は拡大している．そうしたなかで「安全で質の高い看護の提供体制」を今後どのように構築していくべきか考えていくことが重要である．どのような看護の提供体制にしていくかについては，法律を基に位置づけられていく.

　看護の提供体制のあり方を歴史的にみていくと，准看護婦制度の成立過程にみるように，人材不足から大量に養成・確保する考え方（短期養成策）と，看護の質を向上させる考え方（教育・免許制度の充実策）が対立したように，答えは必ずしもひとつではなく，さまざまな政策理念が対立するなかで構築されてきたことがわかる．望ましい社会をつくっていくために，何を優先すべきか，価値観が対立し妥協点を見出すなかで，法律が制定されてきたといってもよいだろう.

　本章では，「安全で質の高い看護の提供体制」を今後どのように構築していくべきかを考えていくために，看護関係法の立法過程を振り返りながら，今日の看護関係法規を概観することとしたい.

　なお，本章では，2001（平成13）年法律第153号による「保健師」「助産師」「看護師」「准看護師」への名称改正以前の事柄について述べる場合には，それぞれ「保健婦」「助産婦」「看護婦」「准看護婦」と称することとする.

1 看護関係法の立法過程

1) 法律とは

わたしたちは生活するうえでさまざまな組織に属しながら社会を形成している．その社会のなかで秩序を維持し発展していくためには準則（ルール）が必要であり，人の自由な活動には一定の行動制限が伴う．

「ルール」による解決は，人間社会のなかに対立関係があり，多かれ少なかれ争いごとがあることを前提としている．個人を尊重する民主主義の社会では，諸個人の行動，利益，思想，意見，立場などに差異や対立があることを認めるからこそ，その調整のためにルールを必要とするのである[1]．

「法」は，国家権力によって遵守することを強制されている社会規範である．そして「法律」とは，国の最高法規である憲法の定める一定の手続きに従って制定されたものであり，どのような法律も憲法の規定に反することはできない．

2) 戦前の看護制度

(1) 産婆規則

産婆は，江戸時代から職業として一般化していたが，その専門職としての教養はきわめて低いものであったといわれる．1874（明治7）年に医制が制定され，このなかで産婆に関する条項が設けられた．産婆の資格要件として，40歳以上で，女性・小児の解剖生理，病理の大意に通じていること，産科医の前で10人，さらに難産2人の分娩の実際の取り扱いを行った実験証書を有する者を審査して免状を与えることを建前とした．1899（明治32）年には，全国的な統一的法規として産婆規則が公布された．

(2) 看護婦規則

戦争や伝染病の蔓延，救護活動の進展から私立病院が著しく増え，看護婦の労働力需要も拡大したが，当初は府県の取り締まりにゆだねられていた．1900（明治33）年，東京府に看護婦規則が制定された．看護婦の増加に伴い，これを全国的に規制する必要が生じ，1915（大正4）年，全国統一された看護婦規則が制定された．

(3) 保健婦規則

1932（昭和7）年の満州事変を機に太平洋戦争が勃発し，国民の保健に重大な関心が向けられるようになった．1937（昭和12）年，保健所法が制定され，同法施行規則に「保健婦」の名称が使用された．しかし，保健指導する者の名称が「保健婦」「社会看護婦」などさまざまで，知識・経験にも差異があった．国民保健指導の重要性から，1941（昭和16）年に保健婦規則が制定された．1942（昭和17）年に国民医療法が制定され，保健婦，助産婦，看護婦は，医師，歯科医師とならんで医療関係者として同法に規定された．

1945（昭和20）年5月，国民医療法の委任命令として新たに保健婦規則が制定され，保健所の長を中心とする保健指導体系のなかに保健婦を位置づけ，業務執行に関しては保健所長の指示に従うものとされた．

3) 占領期の看護制度改革(第2章　看護の歴史 p38参照)

(1) 保健師法案の廃案と保健婦助産婦看護婦法の成立

　　GHQ の占領により看護改革が進められ，その一環として看護制度が検討された．看護教育審議会（Nursing Education Council, 当時は看護制度審議会とよばれていた）では，保健婦・助産婦・看護婦と，従来それぞれ分けられてきた看護の概念と機能をひとつにする考え方で検討が進められた．1946（昭和21）年末には保健師法案がまとめられた．

●保健師法案の概要

・個々別々に規定されていた保健婦・助産婦・看護婦の制度を統一し「保健師」とする．
・教育程度を高め，入学資格を高等女学校卒業程度とし，修業年限 3 年の専門学校および準専門学校の 2 種類にして，保健婦・助産婦・看護婦の 3 課程を統合習得させるものとする．

　　しかし，保健師法案は実情に適さない点があるとして実現に至らなかった．次に 1947（昭和22）年，国民医療法に基づく政令として保健婦助産婦看護婦令が公布され，その内容は保健婦助産婦看護婦法に引き継がれた．

(2) 保健婦助産婦看護婦法の制定

　　1948（昭和23）年 7 月 30 日法律第 203 号として制定された保健婦助産婦看護婦法（以下，保助看法）は，以下のように目的と看護職者の身分について規定している（以下は当時の条文）．

・保健婦，助産婦及び看護婦の資質を向上し，もって医療及び公衆衛生の普及向上をはかるのを目的とする（同法第 1 条）．
・看護婦は，甲種看護婦及び乙種看護婦とする（同法第 4 条）．
・保健婦，助産婦又は甲種看護婦になろうとする者は，保健婦国家試験，助産婦国家試験又は甲種看護婦国家試験に合格し，厚生大臣の免許を受けなければならない（同法第 8 条）．
・旧看護婦規則により都道府県知事の看護婦免許を受けた者は，第 31 条の規定にかかわらず，看護婦の名称を用いて，第 5 条に規定する業をなすことができる（同法第 53 条 1 項）．

(3) 保健婦助産婦看護婦法の問題点と法改正の動き

　　同法の制定後，下記のような問題点が指摘され，とくに 1950（昭和25）年の第 1 回看護婦国家試験が近づくと，法改正を求める声が強まった．

●保助看法の争点

・甲種・乙種の 2 種類の看護婦が存在すること
・看護業務に関するもので，旧看護婦規則により都道府県知事の看護婦免許を受けた者（以下，旧規則看護婦と略す）と甲種看護婦の看護業務が同様であること，および乙種看護婦に業務制限があること
・旧規則看護婦が新法での看護婦となるためには国家試験を課していること

　　1951（昭和26）年 1 月には，厚生省医務局にあった保健婦助産婦看護婦審議会（以下，看護婦審議会）から同法の改正案として政府原案が作成された．しかし，衆議院厚生委員会より提出された厚生委員会草案の提出により政府原案は退けられた．これらの他に，山崎試案を提案した山崎道子議員は厚生委員会草案に理解を示し，厚生委員会草案を推して

いくことになった．次にそれぞれの制度案を示す．

●政府原案[2]

a．看護婦は甲種・乙種をなくし，「看護婦」1本のみとする．

b．看護助手は都道府県知事の指定した養成所で1年以上看護助手として必要な知識・技術を習得させ，看護助手の試験に合格した者に都道府県知事が免許を与える．

c．免許を得た後，3年以上業務に従事している看護助手で，大学入学資格の規定に該当し看護婦養成所で2年の教育を受けた者に国家試験の受験資格を与える．

●山崎試案[3]

a．甲種・乙種の区別をなくし，すべてこれを看護婦とする．

b．養成期間は6・3・3の卒業者（高卒者）は2年，6・3の卒業者（中卒）は4年の教育を受けるものとする．

c．既得権看護婦（旧規則看護婦）で，1948（昭和23）年法律発令当時，看護婦であった者は，無条件で厚生大臣の免許に切り替える．

d．1948年以前，旧法（看護婦規則）によって看護婦になった者は，実務3年を経た場合，これを無条件で看護婦免許に切り替える．

●厚生委員会草案[4]

a．甲種・乙種をなくし看護婦と准看護婦にする．

b．看護婦の教育期間：2年

c．准看護婦で3年以上の雇用契約を締結した者は，規則の定めに従って看護学校の2年次に編入される．

d．准看護婦で高校を卒業した者は，規則の定めに従って看護学校の2年次に編入する．

e．旧看護婦規則で看護婦の資格を取得した者で13年以上の教育と実務経験を有する者は，厚生大臣の認可を受けた後，看護婦の免許を取得する．

f．准看護婦の教育期間：2年

g．下記の用件を満たす場合，准看護婦学校を設置できる．

・総合病院

・2つ以上の病院，あるいは診療所をあわせて医療法に定めるすべての診療を提供できる場合，看護学校を設置できる．

・各都道府県または地方医師会は夜間課程あるいは時間制の課程を設置することができる．

(4) 保健婦助産婦看護婦法の改正，法律第147号(准看護婦制度)の成立

厚生委員会草案を議会で通すにはGHQの了解が必要だと考えた関係議員らは，GHQのオルト（Alt GE）とサムス（Sams CF）を訪れた．

●厚生委員会草案に対するオルトの見解と対応

a．看護教育を2年課程とすることに対して「3年課程の看護学校は戦前からあった，新しいものではない，すでにたくさんの志願者が3年課程へ入学することになっている」

b．旧規則看護婦の国家試験を講習に変更することに対して「8万人の看護婦に講習を受けさせるには8年もの月日を要する．また，その予算も足りない」[5]として，オルトは厚生委員会草案を受け入れなかった．

●厚生委員会草案に対するサムスの要請

サムスは，関係議員らに次の2点について考慮してほしいとの要請をした．

a．看護教育，現行3年を維持すること

b．国家試験を維持すること

教育期間を3年とすることの必要性は「看護婦の任務の本質は国民に良い医療を与えて国民を疾病から保護することにある．質を良くしなければならない．自分たちが占領のために来日した時には看護婦は召し使いと同じであった．…（中略）… アメリカでも他の国でも看護婦の数を多くしようとして年数を少なくしたこともあった．ところが少なくしたためにかえって増えなかった．これを年限を多くしたことによって質が良くなり，…（中略）… 待遇も良くなり志願者も増えた」6)と実例を示した．

さらに，国家試験を残すよう強く説いた．国家試験の必要性について彼は，1つには「国民が不完全な看護を受けて，搾取されるようなことをなからしめるため」であり，2つ目として，「尊敬さるべき職にある人を正当に保護してあげるため」7)をあげている．つまり，医療を受ける国民の人権擁護と医療を担う看護婦の身分保障という，戦前の日本ではほとんど考えられなかった意義を国家試験に求めていたのであった．

しかし，サムスは「既得権の切り替え，その他については全く異議がない」8)（傍点筆者）とした．

このことがきっかけとなり，1951（昭和26）年3月31日，厚生委員会草案にサムスの意見を入れて修正した「厚生委員会改正草案」が衆参両院で可決され，4月14日，法律第147号として成立した．

●保助看法改正（法律第147号）のポイント

a．甲種・乙種の区別を廃し，「看護婦」1本とする．

b．看護婦を助け看護の総力を構成する要員として，「准看護婦」の制度を設ける．

c．准看護婦となるには，都道府県知事が与える准看護婦免許を必要とする．

d．准看護婦の免許を取得するには，都道府県知事の施行する准看護婦試験に合格しなければならない．

e．旧看護婦規則により免許を受けた者が新法による看護婦免許を得るには，次の方法による．

・国家試験に合格すること

・普通教育と看護婦教育，および看護婦実務の年数を通算して13年以上になる者が厚生大臣の定める講習を受けたとき

f．乙種看護婦試験は当分の間これを行い，これに合格した者は旧看護婦資格による看護婦試験に合格したものとみなす．すなわち，乙種看護婦は旧法による業務制限を廃し，旧看護婦規則による看護婦と同等とする．

(5) 講習制度の形骸化と法律第258号（旧規則看護婦の無条件国家資格）の成立

1951（昭和26）年10月31日，井上なつる，藤原道子（旧姓山崎）両議員の法案提出により，旧規則看護婦は無条件で保助看法での看護婦資格を取得できることになった（法律第258号）．

井上は，回想録で「旧制度の医師には試験がない，医師に不必要なら看護婦にも不必要だ．政府，厚生省も，実は10万人余の看護婦を再教育するに必要な教師も予算もなかっ

たので，私どもの主張は旱天の慈雨といった形で喜んで認められた」[9]と述べている．これに対し，立法が看護婦の専門職イメージの低下を招いたとする批判が出されたが，それを井上は時代的背景を無視した発言であると一蹴している．井上の法案提出は「医師と対等の立場を主張」[10]するというもので，厚生省看護課とも，一般の看護婦とも異なる政策意図があって出されたものであった．

4）戦後の保助看法改正の要点

戦後から今日までの重要な保助看法の改正点とその要点は表 5-1 のとおりである．

5）看護師等の人材確保の促進に関する法律[11]

1992（平成 4）年，看護師等の人材確保の促進に関する法律（以下，人材確保法）が制定されたことによって，看護を取り巻く環境は著しく変化した．同法の制定と前後して，看護職養成のための予算が増大し，看護系大学は 2020（令和 2）年度で 293 校となり，同法の制定は看護の質の向上を目的としたひとつの看護政策が実現された証といえる．同法

表 5-1 保助看法　今日までの重要な改正

改正年と法番号	おもな改正内容
1951（昭和 26）年 4 月 14 日 法律第 147 号	甲種・乙種看護婦を廃止し，看護婦と准看護婦とする． 看護婦免許を得るには，①国家試験に合格すること，あるいは②普通教育と看護婦教育および看護婦実務を通算して 13 年以上になる者が厚生大臣の定める講習を受けたとき
1951（昭和 26）年 11 月 6 日 法律第 258 号	旧看護婦規則で資格を得た看護婦は，（国家試験を受けずとも）無条件で看護免許を取得できる．
1968（昭和 43）年 6 月 1 日 法律第 84 号	男子である看護人→看護士，准看護士に改める．
1993（平成 5）年 11 月 12 日 法律第 90 号	男子にも保健婦国家資格付与，保健士誕生
2001（平成 13）年 6 月 29 日 法律第 87 号	看護婦（士）・保健婦（士）・准看護婦（士）に守秘義務規定
2001（平成 13）年 12 月 12 日 法律第 153 号	名称改正，保健師・助産師・看護師・准看護師へ
2006（平成 18）年 6 月 21 日 法律第 84 号	●免許：それぞれ職種ごとに条文を規定 ●免許取り消しなどの行政処分として，戒告，3 年以内の業務停止，免許取り消しを明記 ●行政処分を受けた者に対する再教育を規定 ●助産師，看護師，准看護師にも名称独占を規定
2009（平成 21）年 7 月 15 日 法律第 78 号	●保健師国家試験受験に必要な修学期間を，半年から「1 年以上」に改正 ●助産師国家試験受験に必要な修学期間を，半年から「1 年以上」に改正 ●看護師国家試験受験に必要な修学基準の 1 つに大学を追加 ●臨床研修などによる資質の向上の促進を追加
2014（平成 26）年 6 月 25 日 法律第 83 号	●看護師の特定行為に関する研修制度の創設 ※医療介護総合確保推進法の成立に包括される形で改正された．

の立法過程を4段階に分けてみていこう.

人材確保法の内容について詳しくはp106を参照のこと.

(1) 人材確保法の立法前段階
——看護技術者対策議員連盟の設立(1960年代後半〜1984年)

1960年代,70年代は,高度成長期にありながら,看護力の増強には政策的な手があまり打たれず,ニッパチ闘争(複数人での夜勤,月8回以内の夜勤を求める闘争)が全国に広まった時期でもあった.

石本茂が1971(昭和46)年に参議院選挙で当選し,同年12月に自民党内に看護技術者対策議員連盟(以下,看護議連)を設立した.看護議連とは,看護技術者に対する諸施策を研究し,その技術の向上と処遇の改善に貢献することを目的とし,その設立趣旨に賛同する国会議員(実際は自民党国会議員)で組織されている.この看護議連が後々の立法に大きな力を発揮することになる.

(2) 政策問題の確認段階
——新たな看護職需要の拡大が認識された時期(1985〜1989年)

1985(昭和60)年の医療法改正による病院の駆け込み増床が問題となった.病院看護職員は毎年25,000人前後の順調な伸びを示したにもかかわらず,病床数が急激に伸びたためにこれに対応しきれず,看護職員の需要は逼迫した.このような看護需要問題は政治の世界にも波及し,国会でも問題が取りあげられるようになった.

1985(昭和60)年に「看護制度検討会」が設置され,資質の高い看護職員の養成と人材確保,そして,その社会的地位の向上の必要性が確認された.1989(平成元)年12月,高齢者保健福祉推進十カ年戦略(以下,ゴールドプラン)が策定された.ゴールドプランでは,保健婦・看護婦らの在宅介護要員を2万人確保することになっている.この計画によって看護職の需要はよりいっそう高まり,政策上の課題となった.同年7月,参議院選挙で石本の後継として出馬した清水嘉与子が当選し,清水は自民党の社会部会看護問題小委員長,看護議連事務局担当に就任した.

一方,日本看護協会は1986(昭和61)年,看護婦の基礎教育を近い将来4年制大学に改めること,准看護婦制度を廃止する決議を行い,省庁や衆参両院の社会労働委員会に陳情を行った.

(3) 人材確保のための政策課題の抽出と政策立案機関の設置
——保健医療・福祉マンパワー対策本部の設置段階(1990年)

自民党の看護問題小委員会では,ゴールドプランの実施には看護職の増員が不可欠との認識が浸透した.日本看護協会は1989(平成元)年から与野党議員に対する陳情・請願を行ったが,請願は採択されなかった.そこで,協会は新たに看護の現状を理解してもらうためにマスコミ懇談会などを計画した.日本医療労働組合連合会(以下,医労連)もマスコミを利用した宣伝を行った.国会で,与党と省庁は,看護問題について野党から厳しい追及を受けるようになった.また,厚生省では事務次官を本部長とする「保健医療・福祉マンパワー対策本部」が設置された.

(4) 政策の立案と採択段階
——人材確保のための政策プログラム案の作成と立法(1991〜1992年)

1991(平成3)年,厚生省は「保健医療・福祉マンパワー対策本部中間報告」を発表し,

立法化が示唆された．看護問題小委員会では「ゴールドプランのマンパワーの中核となるのは看護婦の確保で，それができなければゴールドプランは崩壊するだろう」との認識が委員の間で確認された．10月2日の衆議院厚生労働委員会では，与野党共同提案による医療保健・福祉マンパワー確保に関する動議が出され，看護職の人材確保は党派を超えた政策プログラムとなっていった．こうして内閣から出された法案は原案どおりに可決し，1992（平成4）年6月26日，法律第86号として看護婦等の人材確保の促進に関する法律（人材確保法）が成立した．

　同法の成立によって，文部省は，看護系大学の設置を進めること，公立大学においては校舎等設備整備費，用地費について起債を認めてその償還を交付税で裏打ちすること，看護系大学の設置認可申請に対しては積極的に指導していくことなどが説明された．

② 看護と法律

1) 医療法（1948（昭和23）年法律第205号）

　人びとが医療を受ける場合，適正な質の良い医療を安心して受けられることが重要である．医療法は，国が人命にかかわる医療を行う医療機関について，その適切な配置，開設基準，設備，管理体制や役割・機能，人材配置などを規制し，医療の水準の維持と向上を図るために制定されている．医療を行ううえで最も重要な「インフォームド・コンセント」については"十分な説明と同意"として表現されている．また，患者や家族の医療に関する選択を支援するために医療者側が適切な情報提供に努めることが規定されている．これらが，医療を受ける者の自由な意思決定（自己決定権・自己選択権）につながる意義がある．

　インフォームド・コンセントは，米国軍事法廷において「ニュルンベルク綱領」（1947年）として，さらに世界医師会で「リスボン宣言」（1981年採択後，2015年に最新修正）として採択され，医療提供の重要な理念となっている．医学研究におけるインフォームド・コンセントとしては，「ヘルシンキ宣言」（1964年採択後，2013年に最新修正）がある（巻末「参考資料」参照）．以下，医療法と医療法施行規則に定められている重要な条文を簡潔に紹介する．また，条文の重要な部分には筆者が下線を引いている．

(1) 目的

　この法律は，医療を受ける者による医療に関する適切な選択を支援するために必要な事項，医療の安全を確保するために必要な事項，病院・診療所および助産所の開設・管理に関し必要な事項，ならびにこれらの施設の整備，ならびに医療提供施設相互間の機能の分担および業務の連携を推進するために必要な事項を定めることにより，医療を受ける者の利益の保護および良質かつ適切な医療を効率的に提供する体制の確保を図り，もって国民の健康の保持に寄与することを目的とする（第1条）．

(2) 医療提供の理念

　医療は，生命の尊重と個人の尊厳の保持を旨とし，医師，歯科医師，薬剤師，看護師，その他の医療の担い手と，医療を受ける者との信頼関係に基づき，医療を受ける者の心身の状況に応じて行われるとともに，その内容は，単に治療のみならず，疾病の予防のため

の措置，リハビリテーションを含む良質かつ適切なものでなければならない（第1条の2）．

　医療は，国民自らの健康の保持増進のための努力を基礎として，医療を受ける者の意向を十分に尊重し，病院，診療所，介護老人保健施設，介護医療院，調剤を実施する薬局，その他の医療提供施設，医療を受ける者の居宅等において，医療提供施設の機能に応じ効率的に，かつ，福祉サービスその他の関連するサービスとの有機的な連携を図りつつ提供されなければならない（第1条の2，2項）．

(3) 医師等の責務

　医師，歯科医師，薬剤師，看護師，その他の医療の担い手は，第1条の2に規定する理念に基づき，医療を受ける者に対し，良質かつ適切な医療を行うよう努めなければならない．また，医療を提供するにあたり，適切な説明を行い，医療を受ける者の理解を得るよう努めなければならない（第1条の4，および2項）．

　病院または診療所の管理者は，当該病院又は診療所を退院する患者が引き続き療養を必要とする場合には，保健医療サービスまたは福祉サービスを提供する者との連携を図り，当該患者が適切な環境の下で療養を継続することができるよう配慮しなければならない（第1条の4，4項）．

(4) 定義

- **病院**　医師または歯科医師が，公衆または特定多数のため医業・歯科医業を行う場所であって，20人以上の患者を入院させるための施設を有するものをいう．病院は傷病者が科学的でかつ適正な診療を受けることができる便宜を与えることを主たる目的として組織され，運営されなければならない（第1条の5）．
- **診療所**　医師または歯科医師が，公衆または特定多数のため医業・歯科医業を行う場所であって，患者を入院させるための施設を有しないもの，または19人以下の患者を入院させるための施設を有するものをいう（第1条の5，2項）．
- **介護老人保健施設**　介護保険法の規定による介護老人保健施設をいう（第1条の6）．
- **介護医療院**　介護保険法の規定による介護医療院をいう（第1条の6，2項）．
- **助産所**　助産師が公衆または特定多数のためその業務（病院または診療所において行うものを除く）を行う場所をいう．助産所は妊婦，産婦または褥婦10人以上の入所施設を有してはならない（第2条，および2項）．
- **地域医療支援病院**　国，都道府県，市町村，社会医療法人，その他厚生労働大臣の定める者の開設する病院であって，200人以上の患者を入院させるための施設があり（医療法施行規則第6条の2），地域における医療の確保の支援のため，他の病院または診療所から紹介された患者に対し医療を提供し，病院の設備を当該病院に勤務しない医師，歯科医師，薬剤師，看護師，その他の医療従事者の診療，研究または研修のために利用させるための体制が整備されていること，救急医療を提供する能力を有すること，地域の医療従事者の研修を行わせるための施設を有することなどの要件に該当し，その所在地の都道府県知事の承認を得たものをいう（第4条）．
- **特定機能病院**　病院であって高度の医療提供能力，高度の医療技術の開発・評価を行う能力，高度の医療に関する研修を行わせる能力，医療の高度の安全を確保する能力を有すること，診療科名中につき厚生労働省令で定める診療科を有すること，400人以上の患者を入院させるための施設があることなどの要件を満たし，厚生労働大臣の

表 5-2 病床の種別

精神病床	病院の病床のうち，精神疾患を有する者を入院させるもの
感染症病床	病院の病床のうち，感染症の予防及び感染症の患者に対する医療に関する法律で規定する一類感染症，二類感染症，新型インフルエンザ等感染症，指定感染症，新感染症の所見がある者を入院させるためのもの
結核病床	病院の病床のうち，結核の患者を入院させるためのもの
療養病床	病院の病床のうち，上記精神病床，感染症病床，結核病床以外の病床であって，主として長期にわたり療養を必要とする患者を入院させるもの
一般病床	病院の病床のうち，上記精神病床，感染症病床，結核病床，療養病床以外のもの

承認を得たものをいう（第4条の2 他省令参照）.
- **臨床研究中核病院** 病院であって臨床研究の実施の中核的な役割を担うもので，特定臨床研究に関する計画を立案・実施する能力を有すること，他の病院・診療所と共同して特定臨床研究を実施する場合に，実施につき主導的な役割を果たす能力を有すること，他の病院・診療所に対し特定臨床研究の実施に関する相談・情報の提供・助言・その他の援助を行う能力を有すること，特定臨床研究に関する研修を行う能力を有すること，診療科名につき厚生労働省令で定める診療科名を有すること，400以上の患者を入院させるための施設があることなどの要件を満たし，厚生労働大臣の承認を得たものをいう（第4条の3，他省令参照）.

(5) 病床の種別

病床の種別（第7条2項1〜5号）を表5-2に示す.

(6) 診療等に関する諸記録

- **病院の諸記録** 過去2年間の病院日誌，各科診療日誌，処方箋，手術記録，看護記録，検査所見記録，エックス線写真，入院患者および外来患者の数を明らかにする帳簿，ならびに入院診療計画書とする（医療法施行規則第20条10号）.
- **地域医療支援病院の諸記録** 過去2年間の病院日誌，各科診療日誌，処方箋，手術記録，看護記録，検査所見記録，エックス線写真，紹介状および退院した患者に係る入院期間中経過の要約，ならびに入院診療計画書とする．また，病院の管理・運営に関する諸記録を備えておかなければならない（医療法施行規則第21条の5，2号および3号）.
- **特定機能病院の諸記録** 過去2年間の病院日誌，各科診療日誌，処方箋，手術記録，看護記録，検査所見記録，エックス線写真，紹介状および退院した患者に係る入院期間中経過の要約，ならびに入院診療計画書とする．また，病院の管理・運営に関する諸記録を備えておかなければならない(医療法施行規則第22条の3，2号および3号).

(7) 医療に関する選択の支援等

国，地方公共団体，医療提供施設の開設者や管理者は，医療を受ける者が病院等の選択，保健医療のサービスの選択に必要な情報が得られるように正確かつ適切な情報を提供し，患者，家族からの相談に応ずるよう努めなければならない（第6条の2，1項，2項）.

(8) 医療の安全の確保

国・都道府県等は国の医療の安全に関する情報の提供，意識の啓発など必要な措置を講

表 5-3	病床の機能区分
高度急性期機能	急性期の患者に対し，当該患者の状態の早期安定化に向けて，診療密度の特に高い医療を提供するもの
急性期機能	急性期の患者に対し，当該患者の状態の早期安定化に向けて，医療を提供するもの（高度急性期機能を除く）
回復期機能	急性期を経過した患者に対し，在宅復帰に向けた医療またはリハビリテーションの提供を行うもの（急性期を経過した脳血管疾患，大腿骨頚部骨折その他の疾患の患者に対し，ADL（日常生活における基本的動作の能力）の向上および在宅復帰を目的としたリハビリテーションの提供を集中的に行うものを含む）
慢性期機能	長期にわたり療養が必要な患者（長期にわたり療養が必要な重度の障害者（重度の意識障害者を含む），筋ジストロフィー患者，難病患者その他の疾患の患者を含む）を入院させるもの

じなければならない（第6条の9）．

病院等の管理者は医療事故が発生した場合は，速やかにその原因を明らかにするために医療事故調査を行い，その調査結果を医療事故調査・支援センターに報告しなければならない（第6条の11，1項，4項）．また，都道府県，特別区等に，医療安全支援センターの設置（第6条の13），厚生労働大臣の指定により医療事故調査・支援センターの設置（第6条の15）が規定されており，医療事故対策が図られている（p54「医療安全」参照）．

(9) 病床機能報告制度

一般病床または療養病床を有する病院，診療所の管理者は，病床の機能区分に従い，①基準日における病床の機能，②基準日から一定期間が経過した日における病床の機能（基準日後病床機能），③入院患者に提供する医療の内容，④その他厚生労働省令で定める事項を都道府県知事に報告しなければならない（第30条の13，1〜4号）．

病床機能報告を行う病床の機能は表 5-3 の4つに区分されている（医療法施行規則第30条の33の2）．

2) 保健師助産師看護師法（1948年（昭和23）年法律第203号）

(1) 目的

この法律は，保健師，助産師，看護師の資質を向上し，もって医療および公衆衛生の普及向上を図ることを目的とする（第1条）．

(2) 保健師，助産師，看護師，准看護師の定義と業務

● **保健師** 厚生労働大臣の免許を受けて，保健師の名称を用いて，保健指導に従事することを業とする者をいう（第2条）．

● **助産師** 厚生労働大臣の免許を受けて，助産または妊婦，褥婦もしくは新生児の保健指導を行うことを業とする女子をいう（第3条）．

● **看護師** 厚生労働大臣の免許を受けて，傷病者もしくは褥婦に対する療養上の世話または診療の補助を行うことを業とする者をいう（第5条）．

● **准看護師** 都道府県知事の免許を受けて，医師，歯科医師または看護師の指示を受けて，傷病者もしくは褥婦に対する療養上の世話または診療の補助を行うことを業とする者をいう（第6条）．

(3) 免許

・保健師になろうとする者は，保健師国家試験および看護師国家試験に合格し，厚生労働大臣の免許を受けなければならない（第7条）．

・助産師になろうとする者は，助産師国家試験および看護師国家試験に合格し，厚生労働大臣の免許を受けなければならない（第7条2項）．

・看護師になろうとする者は，看護師国家試験に合格し，厚生労働大臣の免許を受けなければならない（第7条3項）．

・准看護師になろうとする者は，准看護師試験に合格し，都道府県知事の免許を受けなければならない（第8条）．

(4) 欠格事由

以下のいずれかに該当する者には免許を与えないことがある（第9条）．

・罰金以上の刑に処せられた者

・保健師，助産師，看護師または准看護師の業務に関し，犯罪または不正の行為があった者

・心身の障害により上記の業務を適正に行うことができない者として厚生労働省令で定めるもの，麻薬，大麻またはあへんの中毒者

(5) 免許の取り消し等の行政処分の手続き

・保健師，助産師，看護師が第9条のいずれかに該当するに至ったときや品位を損するような行為があったときは，厚生労働大臣は戒告，3年以内の業務停止，免許の取り消しなどの処分をすることができる（第14条）．

・准看護師に上記のような行為があったときは，都道府県知事は同様の処分をすることができる（第14条2項）．

(6) 行政処分を受けた保健師，助産師，看護師，准看護師の再教育

・厚生労働大臣は，上記の行政処分を受けた保健師，助産師，看護師に対し，保健師，助産師，看護師に必要な倫理，知識および技能に関する研修を受けるよう命ずることができる（第15条の2）．

・都道府県知事は，上記の行政処分を受けた准看護師に対し，准看護師に必要な倫理，知識および技能に関する研修を受けるよう命ずることができる（第15条の2，2項）．

(7) 資質向上の促進

保健師，助産師，看護師および准看護師は，免許を受けた後も，臨床研修その他の研修を受け，その資質の向上を図るように努めなければならない（第28条の2）．

(8) 業務

・保健師でない者は，保健師またはこれに類似する名称を用いて，保健師の業務をしてはならない（第29条）．

・助産師でない者は，助産師の業務をしてはならない．ただし，医師は，その業務の一部として助産業務を行うことができる（第30条）．

・看護師でない者は，看護業務をしてはならない．ただし，医師，歯科医師がその業務の範囲で看護業務を行うことはできる（第31条）．保健師および助産師も，前項の規定にかかわらず看護業務を行うことができる（第31条2項）．

・准看護師でない者は，准看護師の業務をしてはならない．ただし，医師，歯科医師がそ

の業務の範囲で准看護師の業務を行うことはできる（第 32 条）．

(9) 特定業務の禁止

独自の判断による医行為の禁止（第 37 条）．（例外）臨時応急の手当てをする，助産師がへその緒を切る，浣腸を施すなどの行為，その他，助産師の業務に当然付属する行為

(10) 特定行為

特定行為を手順書により行う看護師は，指定研修機関において，当該特定行為の特定行為区分に係る特定行為研修を受けなければならない（第 37 条の 2）．

(11) 助産師の応招義務

業務に従事する助産師は，助産，または妊婦，褥婦もしくは新生児の保健指導の求めがあった場合は，正当な事由がなければ，これを拒んではならない（第 39 条）．

(12) 助産録の記載および保存

助産師が分娩の介助をしたときには助産に関する事項を助産録に記載し，5 年間保存しなければならない（第 42 条及び第 42 条 2 項）．

(13) 守秘義務

- **保健師，看護師，准看護師の守秘義務** 保健師，看護師または准看護師は，正当な理由がなく，その業務上知り得た人の秘密を漏らしてはならない．保健師，看護師または准看護師でなくなった後においても同様とする（第 42 条の 2）．
- **助産師の守秘義務** 助産師の守秘義務は医師や弁護士と同様，刑法で規定されている（刑法第 134 条を参照）．

(14) 業務従事者の届出

業務に従事する保健師，助産師，看護師または准看護師は，2 年ごとにその年の 12 月 31 日現在の氏名，住所，その他厚生労働省令で定める事項を翌年の 1 月 15 日までに就業地の都道府県知事に届け出なければならない（第 33 条）．

(15) 名称の使用制限

・保健師でない者は，保健師またはこれに紛らわしい名称を使用してはならない（第 42 条の 3）．

・助産師でない者は，助産師またはこれに紛らわしい名称を使用してはならない（第 42 条の 3，2 項）．

・看護師でない者は，看護師またはこれに紛らわしい名称を使用してはならない（第 42 条の 3，3 項）．

・准看護師でない者は，准看護師またはこれに紛らわしい名称を使用してはならない（第 42 条の 3，4 項）．

3）看護師等の人材確保の促進に関する法律（1992（平成4）年法律第86号）

(1) 目的

この法律は，わが国における急速な高齢化の進展および保健医療を取り巻く環境の変化等に伴い，看護師等の確保の重要性が著しく増大していることに鑑み，看護師等の確保を促進するための措置に関する基本指針を定めるとともに，看護師等の養成，処遇の改善，資質の向上，就業の促進等を，看護に対する国民の関心と理解を深めることに配慮しつつ図るための措置を講ずることにより，病院等，看護を受ける者の居宅等看護が提供される

場所に，高度な専門知識と技能を有する看護師等を確保し，もって国民の保健医療の向上に資することを目的とする（第1条）．

(2) 基本指針

厚生労働大臣及び文部科学大臣は，看護師等の確保を促進するための措置に関する基本的な指針を定めなければならない（第3条）．

(3) 国および地方公共団体の責務

・国は，看護師等の養成，研修等による資質の向上および就業の促進ならびに病院等に勤務する看護師等の処遇の改善，その他看護師等の確保を促進するために必要な財政上および金融上の措置，その他の措置を講ずるよう努めなければならない（第4条）．

・国は，看護師等の処遇の改善に努める病院等の健全な経営が確保されるよう必要な配慮をしなければならない（第4条2項）．

・国は，広報活動，啓発活動等を通じて，看護の重要性に対する国民の関心と理解を深め，看護業務に対する社会的評価の向上を図るとともに，看護に親しむ活動（傷病者等に対しその日常生活において必要な援助を行うこと等を通じて，看護に親しむ活動をいう．以下同じ）への国民の参加を促進することに努めなければならない（第4条3項）．

・地方公共団体は，看護に対する住民の関心と理解を深めるとともに，看護師等の確保を促進するために必要な措置を講ずるよう努めなければならない（第4条4項）．

(4) 病院等の開設者等の責務

・病院等の開設者等は，病院等に勤務する看護師等が適切な処遇のもとで，その専門知識と技能を向上させ，かつ，これを看護業務に十分に発揮できるよう，病院等に勤務する看護師等の処遇の改善，新たに業務に従事する看護師等に対する臨床研修・その他の研修の実施，看護師等が自ら研修を受ける機会を確保できるようにするために必要な配慮，その他の措置を講ずるよう努めなければならない（第5条）．

・病院等の開設者等は，看護に親しむ活動への国民の参加を促進するために必要な協力を行うよう努めなければならない（第5条2項）．

(5) 看護師等の責務

看護師等は，保健医療の重要な担い手としての自覚のもとに，高度化し，かつ，多様化する国民の保健医療サービスへの需要に対応し，研修を受けるなど，自ら進んでその能力の開発および向上を図るとともに，自信と誇りをもってこれを看護業務に発揮するよう努めなければならない（第6条）．

(6) 国民の責務

国民は，看護の重要性に対する関心と理解を深め，看護に従事する者への感謝の念をもつよう心がけるとともに，看護に親しむ活動に参加するよう努めなければならない（第7条）．

(7) 都道府県ナースセンターの指定

都道府県知事は，看護師等の就業の促進，その他の看護師等の確保を図るための活動を行うことにより保健医療の向上に資することを目的として設置された民法〔1896(明治29)年法律第89号〕第34条の法人であって，次条に規定する業務を適正かつ確実に行うことができると認められるものを，その申請により，都道府県ごとに1個に限り，都道府県ナースセンター（以下，都道府県センター）として指定することができる（第14条）．

都道府県センターは，当該都道府県の区域内において，次に掲げる業務を行うものとする（第15条以下）．

・病院等における看護師等の確保の動向および就業を希望する看護師等の状況に関する調査を行うこと
・訪問看護（傷病者等に対し，その者の居宅において看護師等が行う療養上の世話または必要な診療の補助をいう），その他の看護についての知識および技能に関し，看護師等に対して研修を行うこと
・前号に掲げるものの他，看護師等に対し，看護についての知識および技能に関する情報の提供，相談，その他の援助を行うこと
・第12条第1項に規定する病院，その他の病院等の開設者，管理者，看護師等確保推進者等に対し，看護師等の確保に関する情報の提供，相談，その他の援助を行うこと
・看護師等について，無料の職業紹介事業を行うこと
・看護に関する告発活動を行うこと
・前各号に掲げるものの他，看護師等の確保を図るために必要な業務を行うこと

(8) 看護師等の届出（第16条の3以下）

・看護師等は，病院等を離職した場合，その他の厚生労働省令で定める場合には，住所，氏名，その他の厚生労働省令で定める事項を，厚生労働省令で定めるところにより，都道府県センターに届け出るよう努めなければならない．
・看護師等は，前項の規定により届け出た事項に変更が生じた場合には，厚生労働省で定めるところにより，その旨を都道府県センターに届け出るよう努めなければならない．

(9) 中央ナースセンターの指定

厚生労働大臣は，都道府県センターの業務に関する連絡および援助を行うこと等により，都道府県センターの健全な発展を図るとともに，看護師等の確保を図り，もって保健医療の向上に資することを目的として設立された一般社団法人または一般財団法人であって，次条に規定する業務を適正かつ確実に行うことができると認められるものを，その申請により，全国を通じて1個に限り，中央ナースセンター（以下，中央センター）として指定することができる（第20条）．

●中央センターの業務（第21条以下）

・都道府県センターの業務に関する啓発活動を行うこと
・都道府県センターの業務について連絡調整を図り，指導その他の援助を行うこと
・都道府県センターの業務に関する情報および資料を収集し，これを都道府県センター，その他の関係者に対し提供すること
・2以上の都道府県の区域における看護に関する啓発活動を行うこと
・前各号に掲げるもののほか，都道府県センターの健全な発展および看護師等の確保を図るために必要な業務を行うこと

医療保険制度と介護保険制度

1) 医療保険制度

(1) 医療保険制度の法的根拠と沿革

　戦後わが国では，すべての国民に平等に医療を受ける機会を保障するという観点で，医療保険制度が構築されてきた．これは憲法25条の生存権が根拠となっている．

日本国憲法第25条
第1項　すべて国民は，健康で文化的な最低限度の生活を営む権利を有する．
第2項　国は，すべての生活部面について，社会福祉，社会保障及び公衆衛生の向上及び増進に努めなければならない．

　誰もが等しく医療を受けられるようにするため，1961（昭和36）年に国民皆保険が制度化された．この国民皆保険によってすべての国民はいずれかの保険に加入し，所定の保険料を支払い，いつでも，保険医療機関であればどこでも一定の医療を受けられるようになった．

　米国を例外として先進諸国のほとんどは国民に医療を公的に保障する制度となっているが，その費用負担については，税を財源とする国（英国やスウェーデンなど）がある一方で，日本やフランスなどのように社会保険により医療を保障する国がある．わが国の医療保険の特徴は，①国民全員を公的医療保険で保障すること，②保険医療機関を自由に選択できること（フリーアクセス），③安い保険料で高度な医療を受けられること（ある一定以上の医療費は戻ってくる），④社会保険方式を基本としつつ，皆保険維持のために公費が投入されていることである．こうした医療保険制度を背景に，わが国の医療は国際的に高い水準に達しているといわれているが，急速な少子高齢化などにより医療費がひっ迫しており，医療保険制度改革が推進されてきている．

(2) 医療保険の種類（表5-4）

　医療保険は，職域保険（被用者保険）と地域保険（国民健康保険），後期高齢者医療に大別される．被用者保険は，さらに職域ごとに各健康保険，国家公務員共済組合，地方公務員共済組合，私立学校教職員組合，船員保険に細分化されている．

(3) 給付

　医療保険料を払い，病気になった場合などに給付を受ける者を被保険者といい，被保険者の配偶者や子どもなど被保険者に扶養されている者を被扶養者という．

　健康保険を例にどのようなものが給付されるのかをみてみよう．

療養の給付，入院時食事療養費，保険外併用療養費，療養費，訪問看護療養費および移送費の支給，傷病手当金の支給，埋葬料の支給，出産育児一時金の支給，出産手当金の支給，家族療養費・家族訪問看護療養費および家族移送費の支給，家族埋葬料の支給，家族出産育児一時金の支給，高額療養費および高額介護合算療養費の支給

＜健康保険法第52条＞

表 5-4　医療保険の種類

種類			対象
被用者保険	健康保険	全国健康保険協会（協会けんぽ）	常時 5 人以上の従業員がいる事業所
		健康保険組合（組合管掌健康保険）	単一組合の場合 700 人以上，総合組合の場合 3,000 人以上の従業員がいる事業所
		日雇特例被保険者の保険	日雇い労働者
	各種共済組合	国家公務員共済組合	国家公務員
		地方公務員共済組合	地方公務員
		私立学校教職員組合	私立学校教職員
船員保険			船員
国民健康保険			自営業者等
後期高齢者医療制度			75 歳以上の者，および 65～74 歳で一定の障害状態にあり，広域連合*の認定を受けた者

*広域連合は，都道府県の区域ごとに，すべての市町村が加入して構成されており，各都道府県に 1 団体，全国に 47 団体ある．
（一般財団法人厚生労働統計協会（2019）：厚生の指標 2019 年 11 月増刊　保険と年金の動向 2019/2020，66（14）：54-95．を参考に作成）

「療養の給付」は，保険医療機関（病院・診療所等）や保険薬局において，現物給付，つまり診療や看護等のサービス自体が提供されるもので，給付率は 7 割で，3 割は自己負担である（ただし，就学前までの乳幼児は給付率 8 割，自己負担 2 割）．高額療養費は，自己負担額月額 80,100 円（一般の場合）を基準としてそれ以上高額な医療費については給付される．

「入院時食事療養費」は，入院時の食事について，平均的な家計における食費の状況を勘案して厚生労働大臣が定める食事療養標準負担額を控除して現物給付される．1 食につき 460 円（一般の場合：令和 3 年現在）となっている[12]．

なお，健康保険による給付に相当する給付を介護保険により給付される場合は，健康保険による給付は行わない．

2）看護と診療報酬

病院や診療所で治療を受ける多くの患者は，自分の加入する医療保険を使うことになる．医療を受ける際には，診察，治療の過程でさまざまな医療機材や薬剤を使用したり，看護を受けることになる．たとえば，療養の給付として療養にかかった費用は，被保険者が支払った一部負担金を除き，保険者から病院等の保険医療機関や保険薬局に支払われることになる．この仕組みが診療報酬制度であり，保険医療機関および保険薬局が行う保健医療サービスの対価として保険者から支払われる報酬である（図 5-1）．

また，国が支払うべき医療の価格を設定し，全国どこでも，どのような医療者が医療を行っても同じ行為であれば同じ価格の費用を支払う仕組みとなっており，保健医療サービスの平等性が図られている．

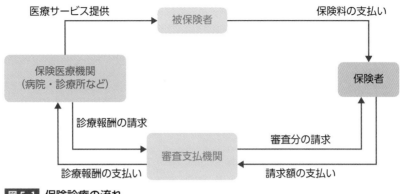

図 5-1 保険診療の流れ

保険医療機関では，実施した医療行為ごとに，それぞれ項目に対応した点数を合計して，1 点 10 円として金額を算定する（出来高払い制）．診療報酬の改定はおおむね 2 年に 1 度行われる．

看護師の行う療養上の世話などのケアは，入院基本料，入院基本料加算，特定入院料において評価されている．医療費の高騰を背景に，2003（平成 15）年から診断群分類（Diagnosis Procedure Combination；DPC）に基づく 1 日あたりの包括的評価を原則とした支払い方式（DPC/Per-Diem Payment System；DPC/PDPS）が導入された．DPC/PDPS が適用される病院（DPC 対象病院）においては，出来高払い制となる従来の算定方式とは異なり，包括的評価部分と出来高部分が組み合わされた算定方式となる．段階的に導入が拡大しており，1,730 病院（平成 30 年 4 月現在）で全一般病床の約 55％を占めている[13]．

3）介護保険制度

(1) 介護保険制度の沿革

従来，日本では高齢者の介護については老人福祉制度と老人医療制度で実施されていた．一方で，①急激な少子高齢化の進行に伴って，要介護高齢者が増大したこと，②核家族化などを理由に，家族の介護機能が低下し家族の介護負担が増大するようになったこと，③従来の老人福祉制度は行政の行う"措置"として行われ，サービス内容を利用者が選択できず時間がかかるもので，福祉サービスを受けることによる利用者の心理的抵抗があったこと，④老人医療制度を利用することによって，医療の必要性がないのに（食事の介助など介護は必要でも，医療的処置は不要な状況）長期入院を続けるという"社会的入院"が問題になったこと，などを背景として，これらの問題を是正する介護制度が必要となり，2000（平成 12）年に介護保険制度が成立した．

(2) 介護保険制度の概要

●保険者

保険者介護サービスの地域性，市町村の老人福祉や老人保健事業の実績を考慮し，さらに地域の実情に基づいた細やかな対応が期待できる点もふまえ，市町村が保険者となっている．

●被保険者

被保険者は 40 歳以上の者とし，表 5-5 のとおり，65 歳以上の第 1 号被保険者と 40 歳

表 5-5　介護保険における被保険者と介護サービス受給権者

	第 1 号被保険者	第 2 号被保険者
対象者	65 歳以上	40 歳以上 65 歳未満の医療保険加入者
介護サービスの受給権者	・要介護者（寝たきりや認知症で介護が必要な者） ・要支援者（要介護となる恐れがあり日常生活に支援が必要な者）	左のうち, 初老期における認知症, 脳血管疾患などの老化に起因する疾病（特定疾病*¹）によるもの

*¹　がん, 関節リウマチなど 16 疾病
（一般財団法人厚生労働統計協会（2019）：厚生の指標 2019 年 8 月増刊　国民衛生の動向　2019/2020, 66
(9)：248. を参考に作成）

以上 65 歳未満の医療保険加入者である第 2 号被保険者とに区分されている[14].

●給付のプロセス

　給付には介護サービスの受給権者として認定される必要がある. 被保険者からの申請を受けて心身の状況等の審査, 主治医の意見聴取のうえで, コンピュータ判定（一次判定）を行い, 介護認定審査会において審査・判定（二次判定）が行われ, その結果が被保険者に通知される. どれくらいの時間の介護サービスが必要かを入浴や排泄などについて計算される. 新規の要介護認定は市町村による認定調査を原則とするが, 更新・変更認定時の調査は, 介護支援専門員（ケアマネジャー）等に委託できることとされている.

　看護保険では利用者が自らの意志に基づいて利用するサービスを選択するのが基本である. 利用者は, 介護サービス計画を基に, 費用の 1 割（所得により 2 割, または 3 割）を負担して訪問看護などの居宅サービス, 介護老人福祉施設等の施設サービス, グループホームなどの地域密着型サービスなどを受けることができる.

〈参考文献〉
・資料集生命倫理と法編集委員会編（2003）：資料集　生命倫理と法. 太陽出版.
・勝又浜子, 他編（2016）：看護法令要覧. 平成 28 年版, 日本看護協会出版会.
・安藤秀雄, 他（2017）：最新　医療関連法の完全知識. 2017 年版, 医学通信社.

〈文献〉
1) 渡辺洋三（1998）：法とは何か. 新版, p27, 岩波書店.
2) 金子　光編（1992）：初期の看護行政　看護の灯たかくかかげて. 日本看護協会出版会, p219.
3) 全医療新聞（1950 年 2 月 24 日）.
4) Welfare Ministry Suggestion to the Diet Welfare Committee. March 16 1951, GHQ/RECORDS（国会図書館）.
5) Conference with Members of Diet regarding Amendment of the Nursing Law. March 30 1951, GHQ/RECORDS（国会図書館）.
6) 第 10 回国会衆議院　厚生委員会会議録 21 号（1951 年 3 月 30 日）.
7) 前掲 6).
8) 全医療新聞（1951 年 4 月 7 日）.
9) 井上なつゑ（1973）：わが前に道はひらく　井上なつゑ自叙伝. 日本看護協会出版会, p130.
10) 前掲 9).
11) 斉藤訓子, 他（2003）：平成 14 年度　看護政策立案のための基盤整備推進事業報告書. 社団法人日本看護協会, p300.
12) 一般財団法人厚生労働統計協会（2019）：厚生の指標 2019 年 11 月増刊　保険と年金の動向　2019/2020, 66 (14)：54-95.

13) 一般財団法人厚生労働統計協会(2019)：厚生の指標2019年8月増刊　国民衛生の動向　2019/2020, 66（9）：238.
14) 前掲13)，248.

第6章
看護と倫理

学習のねらい

① 倫理の概念と道徳哲学の規範としての倫理理論について学ぶ.

② 医の倫理と看護倫理の変遷をたどり, 現代における倫理原則と看護倫理の本質について学ぶ.

③ 看護における倫理原則と看護実践上の倫理的概念について学ぶ.

④ 看護実践と倫理について学ぶ.

Key Words

倫理理論, 倫理原則, インフォームド・コンセント, ICN 看護師の倫理綱領, 看護職の倫理綱領, ケアの倫理, アドボカシー, 倫理的意思決定

1 倫理とは

1) 倫理とは

倫理とは「人と人とがかかわりあう場でのふさわしい振る舞い方」, あるいは「仲間の間で守るべき秩序」[1]であり, 道徳とほぼ同じ意味で用いられる (図 6-1). 道徳は, 個人や家族など小集団のとるべき態度や心のもち方を示すのに対し, 倫理は, 個々人の関係から社会に至るまでを対象にし, より普遍的である[2].

一方, 法は, 組織された権力によって遵守することを強制されている社会規範[3]であり, 社会秩序を維持する目的で社会あるいは国家によって強制される規範といえる. これに対して, 倫理や道徳は, 個人の価値が内面化した自発性に基づく規範といえる (図 6-2). つまり, 人

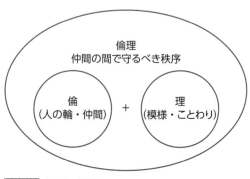

図 6-1 倫理の概念

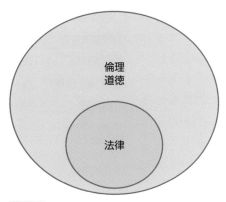

図 6-2 倫理と法律の関係

表 6-1 伝統的倫理理論

	倫理理論
功利主義	その行為や規則が正しいか否かを結果の良し悪しに基づいて判断
義務論	行為を行う人の意志や行為そのものの性質によって判断
徳の倫理	行為するその人に焦点を当て，よい人はよい行いをするという考え方

としてどのような行動や態度をとるべきかを考える営みである．

2) 倫理理論

「人がより良く生きるためには，どのような行為や態度をとるべきか」という倫理的判断に必要なツールとして倫理理論がある．倫理理論は「道徳原理から構成される正当化の体系」[4]といわれ，「何が正しい行為か」「どのような行為が本当の意味で善い行為といえるのか」という問いに答えることを目的とする功利主義，義務論，徳の倫理などがある（表 6-1）．

これらは伝統的な理論とよばれ，何世紀にもわたって道徳哲学の規範となってきた．これらの倫理理論の成果に基づき，現代社会における実践的な倫理的問題にアプローチする学際的領域を応用倫理学といい，生命倫理学や医療倫理学，看護倫理学などがこのなかに位置づけられる．

 医療を巡る倫理の歴史的変遷

1) 医の倫理の変遷

医の倫理の根本精神は，古代ギリシャの医師がまとめた「ヒポクラテスの誓い」にみることができる．そこには「わたしは能力と判断の限り患者に利益すると思う養生法をとり，悪くて有害と知る方法を決してとらない」[5]とあり，無加害原則が示され，病める者の救済が求められた．だが，自らの能力と判断に従うとは医師の規範であり，患者は医師の決定

に従う他なく，厳しい父親に子どものように従うべきだとする典型的なパターナリズムをなしていた[6]．しかし，19世紀末から20世紀初頭にかけて欧米では，医療過誤による裁判が相次ぎ，患者の同意原則が確認されるようになる．1894年のドイツで起こった7歳の娘に対する

表6-2 医療倫理の4原則

自律尊重原則	自律的な患者の意思決定を尊重すること
無危害原則	他者に害悪や危害を加えてはならない
仁恵（善行）原則	他人の利益のために行為するべきである
正義原則	利益と負担は公平に配分するべきである

(Beauchamp TL, Childress JF（2001），立木教夫，足立智孝監訳（2009）：生命医学倫理．第5版，麗澤大学出版会，pp77-344．)

医師の足の切断手術では，父親が事前に拒否をしていたにもかかわらず手術が実施され，ライヒ裁判所が「医師の治療行為には患者の同意が必要であり，同意のない治療は違法である」という同意原則を確認している．そして，このことがインフォームド・コンセントの実質的な出発点[7]となる．

　他方，ナチス政権下のドイツで行われた人体実験に対し，非人道的な行為に対する批判と反省を込めて，1947年のニュルンベルク国際軍事裁判の判決によって「ニュルンベルク綱領」が出された．この綱領が医学実験におけるインフォームド・コンセントの原点といわれている[8]．このように，倫理問題によって医の倫理の考え方が患者の同意原則へと大きく転換し，医師の倫理原則として「ジュネーブ宣言」が採択された．そして，その具体化として1949年に「医の国際倫理綱領」が，さらに1964年に人を対象とする医学研究の倫理的原則として「ヘルシンキ宣言」が採択された．「ニュルンベルク綱領」「ジュネーブ宣言」「ヘルシンキ宣言」については，巻末「参考資料」も参照のこと．

　このような医の倫理的原則の必要性の一方で，1960年代に起こった米国における人種差別撤廃運動や女性解放運動，消費者運動などの公民権運動により，伝統的な価値観が疑問視され，米国では1973年に「患者の権利章典」が採択された．また，翌年には被験者保護を目的とした初めての法律として「国家研究法」が制定された．その後，1979年にベルモントレポートが出され，人を対象とする生物医学・行動研究の実施の基礎となる基本的倫理原則（自律尊重原則，無危害原則，善行原則，正義原則）が確立された（表6-2）．

　このレポートの執筆に参加したビーチャム（Beauchamp TL）とチルドレス（Childress JF）によって，その対象は，医学だけではなく，生命科学，医療全般の問題にまで拡大された[9]．さらに，1981年には世界医師会総会にて「患者の権利に関するリスボン宣言」（巻末「参考資料」参照）が採択され，医師の説明義務と患者の自己決定権の保障が明確にされた．

　わが国においては，すでに1925（大正14）年に，患者の同意を欠く違法行為としての裁判例が存在し[10]，医療におけるインフォームド・コンセントの原型はみられたが，倫理指針としての位置づけはされていなかった．しかし，世界の流れを受け，1951（昭和26）年に日本医師会が「医師の倫理」を採択し，医師の職業倫理が制定された．また，1965（昭和40）年には，唄孝一による「治療行為における患者の意思と医師の説明」の論文発表によって，それ以後「説明と同意」の問題が学会で議論されるようになる．そして1971（昭和46）年に，東京地方裁判所がはじめて同意原則を確認し，1981（昭和56）年には最高裁判所も認め，医療におけるわが国のインフォームド・コンセントが法理として定着し

た[11].　そして，日本医師会は 2000（平成 12）年に「医の倫理綱領」を採択した.

2) 看護倫理の変遷

　看護は古代より修道女による宗教的実践として存在していたが，19 世紀に英国で近代的な看護専門職として誕生した．1860 年にナイチンゲール（Nightingale F）によって近代的な看護教育が始められ，1893 年にはナイチンゲールの偉業をたたえて，ヒポクラテスの誓いに倣ったナイチンゲール誓詞がつくられた．ここには，職業への忠誠や継続学習への努力，業務上知り得た秘密を漏らさないという機密保持など，現代に通じる職業倫理が含まれたが，一方で，看護は医師の補助としての位置づけである[12]ことが明確に記されていた.

　しかし 20 世紀に入り，社会の価値観の変化に伴う医の倫理の流れに影響を受け，他者によって決められた倫理的決断を単に遂行するのではなく，看護師は患者に対する独立した看護の決定の権限を求めるようになる[13].　そして，1923 年に国際看護師協会（ICN）は，看護師のための倫理綱領の作成に着手し，第二次世界大戦によって一時中断されるが，1953 年に「看護道徳国際律」が採択される．これは，1965 年と 1973 年に改訂され，2000年に「ICN 看護師の倫理綱領」として改訂・改題された（表 6-3）．この綱領では，人びとの生命と尊厳を尊重するなどの看護の責任を含め，看護実践の倫理規準が謳われた[14].　その後，数回の見直しと改訂を経て，2012 年に再承認される．さらに，2021 年に改訂され，10 月に原典である英語版が公表されている.

　わが国では，1951（昭和 26）年の保健婦助産婦看護婦学校養成所指定規則により，「看護倫理」が独立した科目として設定され，はじめて看護倫理の用語が用いられるようになる．しかし，その内容は患者に対する優しさ，献身，医師への従順や礼儀作法，奉仕の精神といった精神性に偏り，専門職倫理とは程遠いものであった[15].　時代の流れのなかで，米国からの看護倫理や看護システムなどの導入，看護における科学的思考の強化や専門性の追求が叫ばれ，これまでの看護倫理教育のあり方が疑問視され[16]，看護倫理という用語は影をひそめた．しかし，社会の価値の多様化や医療技術の高度化など大きく社会が変化し，患者の権利意識が高まったことから，1988（昭和 63）年に日本看護協会が「看護婦の倫理規定」を制定した．さらに，1990 年代に入り看護職者は倫理的問題に直面し，2000（平成 12）年に「ICN 看護師の倫理綱領」が採択されたことをふまえ，2003（平成 15）年に「看護者の倫理綱領」が公表された．その後，再度見直しが行われ，2021 年（令和 3）年には「看護職の倫理綱領」が公表されている（表 6-4）.

③ 看護における倫理と原則

1) 看護におけるケアの倫理

　看護における倫理は，近代看護の時代には徳の倫理が中心であった．すなわち，医師や上司に従順であり，寡黙で献身的な自己犠牲を徳とすることが良い女性であり，良い看護師とされてきた．しかし，第二次世界大戦中の非倫理的な医学研究や医学の急速な進歩，また，戦後の人権意識の高まりを背景に，徳の倫理だけでは人間による非倫理的な行為を防ぐことはできず，倫理的判断の拠り所とする客観的な原則の必要性に迫られる[17].　そし

表 6-3 ICN看護師の倫理綱領（2012年版）

前文

　看護師には4つの基本的責任がある．すなわち，健康を増進し，疾病を予防し，健康を回復し，苦痛を緩和することである．看護のニーズはあらゆる人々に普遍的である．

　看護には，文化的権利，生存と選択の権利，尊厳を保つ権利，そして敬意のこもった対応を受ける権利などの人権を尊重することが，その本質として備わっている．看護ケアは，年齢，皮膚の色，信条，文化，障害や疾病，ジェンダー，性的指向，国籍，政治，人種，社会的地位を尊重するものであり，これらを理由に制約されるものではない．

　看護師は，個人，家族，地域社会にヘルスサービスを提供し，自己が提供するサービスと関連グループが提供するサービスの調整を図る．

倫理綱領

　「ICN看護師の倫理綱領」には4つの基本領域が設けられており，それぞれにおいて倫理的行為の基準が示されている．

1．看護師と人々

- 看護師の専門職としての第一義的な責任は，看護を必要とする人々に対して存在する．
- 看護師は，看護を提供するに際し，個人，家族および地域社会の人権，価値観，習慣および信仰が尊重されるような環境の実現を促す．
- 看護師は，個人がケアや治療に同意するうえで，正確で十分な情報を，最適な時期に，文化に適した方法で確実に得られるようにする．
- 看護師は，個人情報を守秘し，これを共有する場合には適切な判断に基づいて行う．
- 看護師は，一般社会の人々，とくに弱い立場にある人々の健康上のニーズおよび社会的ニーズを満たすための行動を起こし，支援する責任を社会と分かち合う．
- 看護師は，資源配分および保健医療，社会的・経済的サービスへのアクセスにおいて，公平性と社会正義を擁護する．
- 看護師は，尊敬の念をもって人々に応え，思いやりや信頼性，高潔さを示し，専門職としての価値を自ら体現する．

2．看護師と実践

- 看護師は，看護実践および継続的学習による能力の維持に関して，個人として責任と責務を有する．
- 看護師は，自己の健康を維持し，ケアを提供する能力が損なわれないようにする．
- 看護師は，責任を引き受け，または他へ委譲する場合，自己および相手の能力を正しく判断する．
- 看護師はいかなるときも，看護専門職の信望を高めて社会の信頼を得るように，個人としての品行を常に高く維持する．
- 看護師は，ケアを提供する際に，テクノロジーと科学の進歩が人々の安全，尊厳および権利を脅かすことなく，これらと共存することを保証する．
- 看護師は，倫理的行動と率直な対話の促進につながる実践文化を育み，守る．

3．看護師と看護専門職

- 看護師は，看護実践，看護管理，看護研究および看護教育の望ましい基準を設定し実施することに主要な役割を果たす．
- 看護師は，エビデンスに基づく看護の実践を支援するよう，研究に基づく知識の構築に努める．
- 看護師は，専門職の価値の中核を発展させ維持することに，積極的に取り組む．
- 看護師は，その専門職組織を通じて活動することにより，看護の領域で，働きやすい労働環境をつくり出し，安全で正当な社会的経済的労働条件を維持する．
- 看護師は，自然環境が健康に及ぼす影響を認識し，実践において自然環境の保護と維持を図る．
- 看護師は，倫理的な組織環境に貢献し，非倫理的な実践や状況に対して異議を唱える．

4．看護師と協働者

- 看護師は，看護および他分野の協働者と協力的で相互に尊重する関係を維持する．
- 看護師は，個人，家族および地域社会の健康が，協働者あるいは他の者によって危険にさらされているときは，それらの人々や地域社会を安全に保護するために適切な対応を図る．
- 看護師は，協働者がより倫理的な行動をとることができるように支援し，適切な対応を図る．

表6-4 看護職の倫理綱領（日本看護協会，2021年）

前文

　人々は，人間としての尊厳を保持し，健康で幸福であることを願っている．看護は，このような人間の普遍的なニーズに応え，人々の生涯にわたり健康な生活の実現に貢献することを使命としている．

　看護は，あらゆる年代の個人，家族，集団，地域社会を対象としている．さらに，健康の保持増進，疾病の予防，健康の回復，苦痛の緩和を行い，生涯を通して最期まで，その人らしく人生を全うできるようその人のもつ力に働きかけながら支援することを目的としている．

　看護職は，免許によって看護を実践する権限を与えられた者である．看護の実践にあたっては，人々の生きる権利，尊厳を保持される権利，敬意のこもった看護を受ける権利，平等な看護を受ける権利などの人権を尊重することが求められる．同時に，専門職としての誇りと自覚をもって看護を実践する．

　日本看護協会の『看護職の倫理綱領』は，あらゆる場で実践を行う看護職を対象とした行動指針であり，自己の実践を振り返る際の基盤を提供するものである．また，看護の実践について専門職として引き受ける責任の範囲を，社会に対して明示するものである．

本文（見出しを抜粋）

1. 看護職は，人間の生命，人間としての尊厳及び権利を尊重する．
2. 看護職は，対象となる人々に平等に看護を提供する．
3. 看護職は，対象となる人々との間に信頼関係を築き，その信頼関係に基づいて看護を提供する．
4. 看護職は，人々の権利を尊重し，人々が自らの意向や価値観にそった選択ができるよう支援する．
5. 看護職は，対象となる人々の秘密を保持し，取得した個人情報は適正に取り扱う．
6. 看護職は，対象となる人々に不利益や危害が生じているときは，人々を保護し安全を確保する．
7. 看護職は，自己の責任と能力を的確に把握し，実施した看護について個人としての責任をもつ．
8. 看護職は，常に，個人の責任として継続学習による能力の開発・維持・向上に努める．
9. 看護職は，多職種で協働し，よりよい保健・医療・福祉を実現する．
10. 看護職は，より質の高い看護を行うために，自らの職務に関する行動基準を設定し，それに基づき行動する．
11. 看護職は，研究や実践を通して，専門的知識・技術の創造と開発に努め，看護学の発展に寄与する．
12. 看護職は，より質の高い看護を行うため，看護職自身のウェルビーイングの向上に努める．
13. 看護職は，常に品位を保持し，看護職に対する社会の人々の信頼を高めるよう努める．
14. 看護職は，人々の生命と健康をまもるため，さまざまな問題について，社会正義の考え方をもって社会と責任を共有する．
15. 看護職は，専門職組織に所属し，看護の質を高めるための活動に参画し，よりよい社会づくりに貢献する．
16. 看護職は，様々な災害支援の担い手と協働し，災害によって影響を受けたすべての人々の生命，健康，生活をまもることに最善を尽くす．

て，行為そのものに焦点をおく原則倫理が求められ，看護においても医師を中心とした生命倫理や医の倫理に影響を受ける．

　しかし，1980年代にギリガン（Gilligan C）やノディングズ（Noddings N）によって，道徳的問題は普遍的正義の規則を公正に用いるだけでは，特定の個人と関係を築き，その個人のニーズに応えることができないとして，伝統的倫理理論に異議が唱えられる．そして，ワトソン（Watson J）やフライ（Fry ST）など多くの看護倫理学者によって，看護実践における倫理について盛んに議論されるようになる[18]．

　ギリガンは道徳的問題に対し，「何が正しいか」ではなく，その人の「ニーズにどう応えるか」との視点が重要であるとし，ケアの倫理の礎を築いた[19]．ケアの倫理は，抽象的で普遍的な原則ではなく，「ケアする人」と「ケアされる人」との人間関係や主観的な経験，個別のケースが抱える具体的な問題を重視し，その関係性のなかで倫理的解決を見出そうとする[20]．この理論は，医学とは異なる看護の独自性として主張されてきた．しかしクー

> **COLUMN　ケアリング**
>
> 　①対象者との相互的な関係性，関わり合い，②対象者の尊厳を守り大切にしようとする看護職の理想，理念，倫理的態度，③気づかいや配慮が看護職の援助行動に示され，対象者に伝わり，それが対象者にとって何らかの意味（安らかさ，癒し，内省の促し，成長発達，危険の回避，健康状態の改善等）をもつという意味合いを含む．
>
> 　また，ケアされる人とケアする人の双方の人間的成長をもたらすことが強調されている用語である．　　　　　　　　（日本看護協会：看護にかかわる主要な用語の解説．p14，2007．）

ゼ（Kuhse H）は，ケアの倫理は普遍的な原則をもたず，ケアリング（COLUMN 参照）を行うことが共感や世話など伝統的な女性の考え方を固定させるのではないかと懸念している[21]．

　こうした議論のなか，看護倫理学者であるフライは，看護倫理は道徳的義務としてケアリングを強調しなければならないとしている．そしてケアリングは，患者の人間的尊厳を守り高めることを目指す看護倫理の基盤であり，真実を告げ，患者と触れ合うのは，ケアリングの精神に基づくものである[22]と主張する．さらに看護実践においては，伝統的看護理論，つまり徳の倫理や原則の倫理と，ケアリングの倫理の両者を統合して，倫理的課題を解決する必要性を説いている．すなわち，看護職としての人柄や能力，人間性など，看護行為者としてのありようや，「害を与えない」「自律の尊重」などの倫理原則に基づいて行動を決定すること，さらに，他者のニーズにどのように応えるかを基にアプローチすることを統合して判断し，行動することが看護倫理なのである．したがって，対象者の人間としての尊厳を守り，より良い看護を提供していくための判断や行動が看護倫理といえ，看護は本質的に倫理的といえる．

2）看護倫理の原則と看護実践上の倫理的概念

　フライ[23]は，看護実践にとって重要な倫理原則は，善行と無害，正義，自律，誠実，忠誠であると述べている．善行と無害は，他者が利益を得られるよう，そして，身体的・心理的な害が加わらないように支援することであり，正義は，対象となるすべての人に対し，平等，公平に扱うことである．また自律は，個人的な価値観や信念に基づいた選択を認め，人を自律した個人として尊重することとしている．これらの原則は，ビーチャムとチルドレスによる原則と同様であるが，フライはさらに誠実・忠誠をあげている．真実を告げ，人がコミットメントしたことに対して誠実であり続けることを義務とし，近代で求められた忠誠とは異なり，守秘義務の遵守や約束を守ることを責任とし，基本的信頼として位置づけている．

　一方，フライは看護実践上の倫理的概念として，アドボカシー，責務と責任，協力，ケアリングをあげている[24]．アドボカシーとは，患者の代理人あるいは擁護者としての役割を担うことであり，患者の権利を守り，患者の価値や信念が尊重されるようにサポートすることである．また責務は，どのように責任を遂行したのかについて説明することである．ICN 看護師の倫理綱領のなかで，健康の増進，疾病の予防，健康の回復，苦痛の緩和が看護師の基本的な責任とされているが，これらの責任をどのように遂行したかについて説明

するときに責務を負うとしている．そして協力は，患者に質の高いケアを提供するために，ヘルスケアチームのメンバーと積極的に共同して取り組むことである．さらにケアリングは前述したように，ヘルスケアを受ける患者の人間としての尊厳を守り向上させるために行為し，真にその人のためになるようにサポートすることである．これらの倫理原則や看護実践上の倫理的概念は，看護実践において道徳的判断の中核をなし，看護師の倫理的意思決定の基盤となるのである．

3) 看護実践におけるインフォームド・コンセントとアドボカシー

　看護職者としての職務には，対象者の人としての権利や尊厳を守りながら，健康の増進，疾病の予防，健康の回復，苦痛の緩和（安らかな死への援助）を目的に，より良い看護を提供するという責務がある．近年，医療の高度化，複雑化，患者の権利意識の台頭により，患者の意思を重視する医療へと変化し，患者の道徳的価値を尊重して，患者が真に意思決定できるよう支援する重要性が高まっている．そこで，看護実践における看護職の責務としてのインフォームド・コンセントとアドボカシーを取り上げ，看護が果たす役割についてみていく．

(1) インフォームド・コンセント

●インフォームド・コンセントの定義

　インフォームド・コンセントは，「医療や医学研究において，患者・被験者が医療従事者・研究者より十分な説明を受け，それを理解したうえで，自らになされる検査や治療，研究について選択，同意，拒否すること[25]」と定義されている．すなわち，自己になされる医療について十分な説明を受け，それを理解したうえで，複数の選択肢のなかから自己選択し，自己の意思によって自己決定することである．

●インフォームド・コンセントの成立要件

　インフォームド・コンセントが成立するためには，①自己決定能力，②十分な説明，③説明の理解，④患者の同意が必要である．医療者はこれらに配慮して自己決定への支援を心がけなければならない[26]．

●インフォームド・コンセントの免除要件

　インフォームド・コンセントが現実的に不可能な場面もある．その場合に免除される要件として，①緊急事態，②患者が認めた場合，③法的強制措置，④治療上の特権の場合とされる[27]．しかし，どのような場合においても，患者の尊厳と最善の利益が守られるような倫理的配慮が必要である．

●インフォームド・コンセントにおける看護職の役割

　ICNの看護師の倫理綱領には，「看護師は，個人がケアや治療に同意するうえで，正確で十分な情報を，最適な時期に，文化に適した方法で確実に得られるようにする」と謳われている．看護職は，自らの行為について，患者の理解と同意が得られるように十分な説明を行い，患者が理解したうえで自己の意志によって決定し，同意が得られた場合に，看護を実施しなければならない．

　また，医療職者のなかで患者と最も長く時間を過ごす存在である看護職は，制度上必要な形式的同意，つまり「書面上の同意」のみでなく，患者の自律的な自己決定，すなわち「真の同意」を示しているのか見極める役割がある．

(2) アドボカシー

●アドボカシーの定義

アドボカシー（advocacy）とは，「権利擁護」や「代弁」などという意味で用いられている．看護実践においては，看護職が患者のアドボケート（権利擁護者，代弁者）として，患者の権利を擁護し，患者の価値や信念が尊重されるようにサポートすることである[28]．したがって，アドボカシーは，患者の安全や医療の質の保証，意思決定支援にかかわる重要な概念である．

●アドボカシーの必要性

カーティン（Curtain L）は，逃れることのできない疾病や死は法や権威では解決できないと述べ，①自律の侵害，②行動の自由の喪失，③自己選択能力の低下，④見知らぬ人のなかにおかれること，の4つの傷をあげている．看護職は，敏感にこの傷を感知し，人権や患者のニードを尊重する環境づくりを支援する立場にあるとして，ヒューマンアドボカシーの必要性を提起している[29]．

●看護アドボカシー理論と解釈モデル

看護アドボカシーを理解するための理論と解釈モデルには，次のようなものがある．

●看護アドボカシー理論

- ・カーティン（Curtain L）「The nurse as advocate. —A philosophical foundation for nurse.(1979)」
- ・ガドウ（Gadow S）「Existential Advocacy. —Philosophical foundation of nursing.(1983)」
- ・コーンク（Kohnke M）「Advocacy, —Risk and Reality.(1982)」

●看護アドボカシーの解釈モデル[30]

①患者の個別的アドボカシーモデル

  a．権利擁護モデル：患者の権利を尊重し，法的権利を擁護

  b．価値尊重モデル：患者の価値に沿った自己決定を支援

  c．人権尊重モデル：患者の権利を尊重し，最善の利益を確保

②社会的・専門的アドボカシーモデル

  社会全体の利益のための実践を擁護する考え方で，ナイチンゲールによる近代看護と看護教育の改革や，サンガー（Sanger MH）による女性の健康を守る産児制限指導などがある．

●アドボカシーにおける看護職の役割

看護実践において，看護アドボカシーを実現するためには，アドボケート（権利擁護者）として行動することが求められる．行動の指針は，次のとおりである[31]．

①患者の尊厳，権利を尊重した看護を提供する．

②患者の尊厳，権利を守る方法を示し，情報提供と自己決定の支援をする．

③患者の尊厳や権利の侵害に対して代弁，弁護，保護する．

④医療における倫理的環境（モラルスペース）を醸成する．

看護者には患者を尊重し，患者の最善の利益と希望が擁護されるように患者や家族を支援する役割と責任がある．つまり，患者が，自ら抱く独自の価値全体を整合的に反映するような決定を下すことにより，真に自己決定できるよう支援する必要がある．それは治療

方法を選択するという以前に，その患者が直面している生存の継続の危機が何を意味しているのか患者自身が問い，その問いに自由に自己決定できることである．しかし，自己の経験に対する意味づけの決定は容易ではない．このような支援の要求に応えることができる専門職者こそ，経験についての広範な理解をもち，患者と十分に関係をもつ看護職者であるといえる[32]．

 ## 看護実践と倫理

　看護職は，看護を実践する過程において，患者の価値や背景を考慮に入れながら，倫理原則や倫理綱領を基本にして，最善の方法を見出すよう努める．しかし，日常の看護実践においては，近年の高度医療や生殖技術などの目覚ましい発展の一方で，解決困難な倫理的問題に直面することもある．とくに人生の最終段階における医療においては，日本の現行法には明確な規定がなく，医療の意思決定を十分に支援できているとはいいがたい場合もある．こうしたことから，近年の高齢多死社会の進行，在宅や施設での療養や看取りの需要の増大を背景に，厚生労働省は2018（平成30）年に「人生の最終段階における医療・ケアの決定プロセスに関するガイドライン」を発表し，このガイドラインが医療の倫理的意思決定を助ける役割を果たしている[33]．これには，医療行為の開始・不開始，医療内容の変更，医療行為の中止等については，最も重要な患者の意思を確認すること，また，患者にとって何が最善かを，医療・ケアチームとの間で繰り返し話し合い，患者，家族，医療・ケアチームが合意形成に努めることを示している．つまり，病気やけがにより自分で判断できなくなった場合に備えて，終末期の治療，たとえば心肺蘇生や人工呼吸器の装着，人工的栄養法などについてリビング・ウィル（living will）にて事前に意思表明できるよう支援することが重要となる．また，患者，家族，医療・ケアチームの合意形成を図るために，繰り返しACP（advance care planning）を行う必要がある．

　急速に変化する現代社会において，看護における倫理意識はますます高まり，さらに倫理的課題に直面すると考えられるが，どのように判断し行動するべきであるかについて検討を重ね，倫理的意思決定能力を高めて，患者にとっての最善に向けて倫理的課題に取り組む必要がある．

看護実践における倫理的問題と対応

　看護師が看護実践で体験する倫理的問題についてジェイムトン（Jameton A）は，倫理的不確かさ，倫理的ジレンマ，倫理的な悩みの3つを示している[34]．とくに臨床の場面では，対象者が最悪の結果になったときや回復が望めない場合など，さまざまな場面で倫理的な問題に直面することが多々ある．それらは，何をすべきなのかというプロセスにおいて，自らの行動や判断が正しかったのか，もっと違う方法があったのではないかなど，その事象を認識し，分析することで見えてくる．

　近年では「高齢夫婦2人世帯」や「高齢者の単身世帯」が増加[35]し，支援できる家族が

いない，家族自体がいないという老齢者が増えてきたことから，つねにこの倫理的問題に直面するケースが多くなってきている．ここで問題となるのは，対象者の加齢とともに進行する認知機能の低下や意識障害がある場合である．自らが「意思決定」できない場合，医療行為による延命とその人に残された時間の生活の質との間に齟齬が生じてしまうことが多々あり[36]，医療者のジレンマとなる．余命と，高齢になってから受ける治療に伴う苦痛とを考えたとき，どのような状況・状態で生きていくのかということとあわせて，その人の残された時間において生活の質が担保されていてこそ，生きている意味があるのではないか．治療による延命か，それとも残された時間をその人らしく生きられるように支援していくのがよいのか，を考える人びとがいてもおかしくない．

　これら医療上の選択を本人が決定できない，決定する家族がいない場合には，現実的には医療者がその決定をリードせざるをえないのが現状であり，本人の意思に基づかない治療や看護が行われないように，医療者としての倫理的判断をするためのモラルがここで問われる．今回は，意思決定のできない高齢者を例に示したが，状況は違えども，子どもから高齢者，障がいをもつ児や者，予期せぬ事故や病気などによって自分がどのような人生の最終段階を迎えたいのか決定していない状況で意識障害に陥ってしまった人など，さまざまな人の問題として考えることができる．

　これらの意思決定をするにあたり，医療チームとして対象者を支援することはもちろんであるが，看護専門職者として一人ひとりがつねに，対象者にとってその人らしさを見失うことなく，どんな状況でも安心・安全を保障し，その人が最期までその人らしく生きていくために，対象者に代わって医療上の決定ができるように，最善の治療・看護を探求しつつ，科学的思考に基づき，対象者の状況をアセスメントしたうえで看護を選択することが重要である．

　2021年3月に日本看護協会の「看護職の倫理綱領」（旧「看護者の倫理綱領」）が18年ぶりに更新された．看護を実践する権限を与えられた者として誇りと自覚をもって看護を実践することが示されており，倫理綱領は看護職が専門職であるという証である[37]．この倫理綱領に示された行動指針に基づいてわたしたちは自らの行動を律し，看護職としてどのように看護実践を行うのか，自らが実践した看護を振り返るのかが重要であり，「倫理観」をもって行動することが求められる．

〈文献〉

1) 赤林　朗編 (2017)：入門・医療倫理．改訂版，勁草書房，p5.

2) 前掲1).

3) 下中邦彦 (1984)：哲学事典．平凡社，p1293.

4) 奈良雅俊 (2017)：倫理理論．「入門・医療倫理」．改訂版，赤林　朗編，勁草書房，p31.

5) Post SG 編 (2004)，生命倫理百科事典翻訳刊行委員会編 (2008)：生命倫理百科事典全5巻．丸善，p2908.

6) 香川知晶 (1995)：バイオエシックスの誕生と展開．「バイオエシックス入門」．第2版，今井道夫，香川知晶編，東信堂，p10.

7) 鈴木恒夫 (1995)：インフォームド・コンセント．「バイオエシックス入門」．第2版，今井道夫，香川知晶編，東信堂，p32.

8) 前掲7)，p34.

9) 前掲6)，p18.

10) 前田正一 (2017)：インフォームド・コンセント．「入門・医療倫理」．改訂版，赤林　朗編，勁草書

房，pp152-153.

11) 前掲10)，pp153-154.

12) 大西香代子（2009）：看護倫理の理念．「看護ケアの倫理学」．高﨑絹子，山本則子編，放送大学教育振興会，p51.

13) Fry ST, Johnstone MJ（2008）：Ethics in Nursing Practice：A Guide to Ethical Decision Making. 3rd ed, Wiley-Blackwell, p53.

14) 前掲13)，p57.

15) 宮脇美保子（2012）：看護における倫理．「シリーズ生命倫理学第14巻　看護倫理」.浜渦辰二，宮脇美保子編，丸善，p8.

16) 前掲15)，p9.

17) 小西恵美子編（2017）：看護倫理　よい看護・よい看護師への道しるべ．改訂第2版，南江堂，pp16-18.

18) 前掲12)，p53.

19) Dooley D, McCarthy J（2005），坂川雅子訳（2007）：看護倫理3．みすず書房，p445.

20) 前掲12)，p53.

21) 前掲19)，p448-451.

22) 前掲13)，p31.

23) 前掲13)，p22-26.

24) 前掲13)，p39-48.

25) 酒井明夫，他編集委員（2010）：生命倫理事典．太陽出版，pp113-115.

26) 前掲10)，p158.

27) 前掲10)，p165-166.

28) 日本看護協会：臨床倫理のアプローチ．
https://www.nurse.or.jp/nursing/practice/rinri/text/basic/approach/index.html[2017/6/20閲覧]

29) Curtain L（1979）：The nurse as advocate：A philosophical foundation for nursing. Advances in Nursing Science, 1（3）：1-10.

30) 石本傳江（2014）：アドボカシー．「看護学概論 看護追求へのアプローチ」．第3版，ライダー島崎玲子，他編，医歯薬出版，p104.

31) 前掲30)，pp104-105.

32) 松本幸子（2000）：看護におけるアドボカシー―サリー・ガドウの「実存的アドボカシー」論について―．県立長崎シーボルト大学看護栄養学部紀要，1：35-48.

33) 小西恵美子（2021）：看護倫理　よい看護・よい看護師への道しるべ．改訂第3版，南江堂，p152.

34) 前掲12)．

35) 内閣府（2020）令和2年版高齢社会白書（全体版）．
https://www8.cao.go.jp/kourei/whitepaper/w-2020/zenbun/02pdf_index.html［2021/5/10閲覧］

36) 斎藤正彦，井藤佳恵編著（2020）：私たちの医療倫理が試されるとき　自己決定・自己責任論を超えて．ワールドプランニング，pp3-13.

37) 日本看護協会（2021）：前文．「看護職の倫理綱領」．p1.
https://www.nurse.or.jp/nursing/practice/rinri/pdf/code_of_ethics.pdf［2021/5/10閲覧］

第7章
専門職としての看護と教育

学習のねらい

① 専門職について学ぶ.

② 看護専門職について学ぶ.

③ 看護職は専門職か否かについて論理的に考える.

④ 日本の看護教育制度の変遷について学ぶ.

⑤ 看護基礎教育, 看護継続教育の概要をふまえて, 看護専門職としての生涯学習の必要性と責任について学ぶ.

⑥ 看護専門職としての看護基礎教育と継続教育との関連を理解し, 自分自身のキャリア形成について考える.

⑦ 看護の専門職能団体の役割や機能について学ぶ.

Key Words

専門職, 看護専門職, 看護教育, 看護教育制度, 看護基礎教育, 看護継続教育, 看護の専門職能団体

1 専門職

1) 専門職とは

専門職 (profession, プロフェッション) という言葉は日常的に使われ, なじみのある言葉だといえる. ではどのような人びとに用いるだろうか. 「プロフェッション」という言葉は「アマチュア」と対になる概念としてスポーツの世界によく用いられる.「プロ」と「アマチュア」との違いは, 活動を通じて収入を得る者とそうでない者, として認識していないだろうか. しかし, 専門職としての看護を考えるための「専門職 (profession)」とはわたしたちがこのように日常的に使うような意味ではない. 専門職 (profession) とは, 西欧社会では一般に特殊な職業を指す言葉として用いられ, 古典的プロフェッションとよばれる 3 つの職種, 聖職者・医師・弁護士とされてきた[1]. これら専門職は, 一般の人に使命感をもって働きかけ, 尊敬され, 社会的地位は高く, 経済的にも確立している. また,

表 7-1 フレクスナーによる「専門職の基準」

専門職は
① 基本的に個人の大きな責任を伴う知的活動を含む.
② 常に学ぶべきである. 専門職に従事する者は常に研究会やゼミに出入りして新しい事実を見いだし, それを学習する.
③ 単に学問的, 理論的であるばかりでなく, その目的においてきわめて実務的である.
④ 高度に専門化された教育訓練を通じて, はじめて伝達可能になる技術をもっている.
⑤ 自分とともに業務に従事する者の注意を引きつけ, グループ意識を育てるような活動, 職務, 責任によって, 自らを形成していく.
⑥ 組織化されない独立している個人よりも, 公衆の利益に敏感である. したがって社会的な目標の達成により深い関心を抱いている.

(手島　恵監 (2020):フレクスナー専門職の基準.「看護者の基本的責務 2020 年版—定義・概念/基本法/倫理」. 日本看護協会出版会, p61.)

専門家としての組織や学会が改善・改良に努め, 各個人が自律してその機能をその個人の責任において果たしている職業だといえる. では専門職とはどのような共通の特徴があるのだろうか.

2）専門職の定義

　専門職の定義や基準（criteria, クライテリア）については, 多くの研究者がそれぞれ述べているが, 必ずしも統一された定義や基準があるわけではない. フレクスナー（Flexner A）が医学教育についての研究から提言した「専門職の基準」(1915)（表 7-1）はさまざまな職業のステータスを決定する水準として広く用いられている[2]. また, 日本においてプロフェッション研究の出発点といわれる石村善助の著書『現代のプロフェッション』では,「専門職 profession とは, ①公共のためのサービス提供, ②特殊な技能, ③特権または地位の法的承認, ④自己規制の集団, ⑤非利己的（利他的）態度, をもつ集団である」とされている[3]. 専門職の定義・基準はさまざまであるが, これらに共通する専門職の特質として, ①高度に体系化された知識・技術の習得（専門性）, ②職域に関する大幅な自主性・主体性（自律性）, ③社会的奉仕（公共性）があげられる. それでは, 看護は専門職であるといえるかどうか, 専門職の基準をどの程度満たしているのか, なぜ専門職性を追求するのか, 専門職としての看護とは何かなどについて, 背景, 定義, 保健師助産師看護師法, 教育など, さまざまな面から論理的に討論しながら考えてみよう.

3）看護専門職とは

　看護職は専門職の要件を満たしているかどうか, 長年にわたり検討するとともに, 追求し続けている. まずは定義などからみてみよう.

(1) ブラウン・レポートによる「専門職業看護師」の定義

　第二次世界大戦により短期間で看護師の養成を行ったために, 米国では看護の質, 量が低下した. そこで看護教育を立て直すために, 看護師だけでなく, 医師・病院管理者および一般市民も加わって検討し, 1948 年に「Brown Report：Nursing for the Future」として発表された. この報告書のなかで, 専門職業看護師について次のように定義している.

　「専門職業看護師（professional nurse）とは, 健康人, 病人を問わず, 健康上の基本的

な欲求を認識し理解する人であり，また，そのような要求を，いかにしたら最もよく満たしうるかを知っている人である．看護師は，一般的な科学の進歩に基礎をおき，また，それとともに絶えず進歩するところの科学的看護知識の体系をもち，人や社会の看護上の要求に応ずるために，その知識を応用できなければならない．ある行為が看護の分野に入るか，また，他の職業分野に入るか，あるいはまったく非専門的行為であるかを識別する判断力をもたなければならない」[4]

　この報告により広く一般の人びとに看護の重要性が認識されるようになり，米国の看護活動は，教育体制の充実，看護機能・役割の拡大が図られ，専門職としての看護の発展に先駆的な役割を担ってきた．

(2) 米国看護師協会(ANA)専門職としての看護師

　米国看護師協会は，専門職としての看護師（the professional registered nurse）について次のように定義している[5]．

　「看護師は，その看護が行われる州や統治領によって発行される免許を持ち，実践を行う権限を付与されている．ヘルスケアの専門職の免許制度は，患者の安全を保護し，その職業の実践を行う権限を付与するために確立されている．看護実践の権限付与のために要求されることと特定の専門看護師の役割遂行能力は，管轄によってその内容が大きく異なる．看護師の経験，教育，知識，能力などが，その能力水準を確定していくのである」（看護実践の範囲と基準，2004）

(3) 日本看護協会(JNA)による看護専門職の定義

　小山は日本看護協会の看護専門職の定義を次のように紹介している．
「看護専門職とは，保健医療チームで看護を受け持つ者（保健師，助産師，看護師）である．看護専門職は，地域，家庭，事業所，学校，診療所，保健所，その他の保健医療機関において，病気の人のみでなく，健康な人びとをも含めてすべての人びとに適切な看護を提供するものである」（日本看護協会業務委員会中間答申，1980年5月1日）[6]

　また，日本看護協会は看護専門職が行う看護について次のように説明している．
「看護専門職は，対象者についてニードを把握し，そのニードを充足するためにアセスメント（情報の収集，査定，問題の確定）をして看護計画を立て，実施し，評価するという一連の過程を展開する．このアセスメントをするときに看護専門職の主体的な判断が重要であり，主体的にアセスメントできてこそ看護専門職といえる」[7]

　さらに，看護の専門性についても説明している．
　「「看護の専門性」という表現がよく用いられるが，この「専門性」には二つの意味が含まれている．一つは，「専門職としての独自性」の意味であり，看護独自の機能がどこまで発揮できるかを問われることである．もう一つは，「看護職の中での専門分化」の意味であり，看護独自の機能を高めるための分業をどのようにするかということである．看護職が専門職として確立されるためには，この二つの意味での「専門性」が高められなければならない．つまり，専門職としての確固たる土台を固める努力と，質的向上を図るための分業が必要である．

　「専門職としての独自性」を高めるためには，これまでにも看護教育の充実，医師をはじめ他職種との役割分担の明確化などさまざまな努力がなされてきたが，これは看護職すべてに求められる，いわばジェネラリストとしての努力である．看護職におけるジェネラリ

ストとしては，特定の看護領域を持たず，幅広い知識と技術を身につけ，どのような対象に対しても看護独自の機能を発揮できることが求められる．「看護職の中での専門分化」は，このようなジェネラリストの存在があって，初めて可能となることは言うまでもない．そして専門分化が進むにつれて，ジェネラリストの存在意義もより高められ，スペシャリストの役割も明確化される必要がある」[8]．

そして，日本看護協会の「看護職の倫理綱領」（2021 年）では，16 の条文に専門職としての看護職者の行動指針が示され，看護職者に求められる社会的責任とは何か，その社会的責務を果たすためにはどう行動すべきかといった内容が，社会に向けて公表されている[9]．

(4) 日本看護系大学協議会学長・学部長報告にみる期待される看護専門職像

日本看護系大学協議会[注1)]は，学長・学部長報告「21 世紀に求められる看護学教育　高度な看護実践の実現に向けて」（2000 年）のなかで，期待される看護専門職像を（表 7-2）のように示している．

注 1：一般社団法人日本看護系大学協議会（JANPU）は，看護学高等教育機関相互の連携と教育によって，看護学教育の充実・発展および学術研究の水準の向上を図り，もって人びとの健康と福祉へ貢献することを目的としている（定款第 2 条）．

(5) 保健師助産師看護師法にみる看護専門職

前項まで，さまざまな看護専門職の定義を示してきた．本項では，他の章ですでに示さ

表 7-2　期待される看護専門職像

①	看護専門職は，多様にしかも急速に変化しつつある社会状況を認識し，生涯を通して最新の知識，技術を学習しつづける．
②	看護専門職は，未知の課題に対しては，自ら幅広く多様な情報を収集し，創造性を発揮して積極的にその解決に向けて取り組む．
③	看護専門職は，保健・医療・福祉の領域を広い視野でとらえ，この領域のサービスの受益者であるクライエントの権利を尊重し，これを擁護する立場で適切な倫理的判断を行う．
④	看護専門職は，クライエントを生活する主体として全体的にとらえるため，その身体・精神のみならず生活習慣や生活環境を含めて専門的にアセスメントし，それに基づいて計画的に看護ケアを行う．
⑤	看護専門職は，人間性豊かで温かく，生命に対して深い畏敬の念をもつ．クライエントやその家族を理解することに努め，クライエントが自立して自己実現できるよう援助する．
⑥	看護専門職は，1 人の専門職として社会的責任を自覚する．また，その社会が求める建設的発展に対して積極的に貢献する．
⑦	看護専門職は，他の医療従事者と協働し，必要に応じて当該チームのリーダーとして活動する．また，地域の保健・医療・福祉にかかわる諸資源に通暁し，クライエントの状態に応じてそれら諸資源をコーディネートする．

出典：大学基準協会（1994）：21 世紀の看護学教育　基準の設定に向けて　看護学教育研究委員会報告．大学基準協会．を，日本看護系大学協議会第 3 回看護教育行政対策特別事業会議（平成 9 年 9 月 20 日）にて加筆修正した．
（日本看護系大学協議会広報・出版委員会編（2003）：看護学教育　学生・教員・体制．日本看護協会出版会，p194．）

れた保健師助産師看護師法（第5章参照）が看護専門職としての看護職像が反映された法律かどうか，あらためて検討していきたい．

保健師助産師看護師法は1948（昭和23）年に制定され，「教育」「国家試験」「免許」「業務」，そして，業務の制限や業務停止，免許の取り消しについても規定しており，専門職の基準が定められている，つまり法的強化が図られている．だがその一方で，看護の機能については明記されていない．

保健師助産師看護師法の内容は，看護職という専門職を規定するものであり，看護のプロフェッション度を成熟させる過程において重要なものであるから，看護の機能について明記するべきである．具体的には看護師の業務である「療養上の世話または診療の補助」という表現の専門的・学術的な表現への変更が必要である．また，准看護師制度の廃止などの課題が残されている．だが，2009（平成21）年の一部改正により，①看護師国家試験受験資格の第1項に「大学」が明記，②保健師・助産師の教育年限が「6カ月以上」から「1年以上」に延長，③卒後臨床研修の「努力義務化」が規定されたことは専門職志向を示す大きな進展だといえる．

野村は，保健師助産師看護師法における専門性・自律性の課題について述べ，看護制度を改革する方向性として，専門職化を進めること，すなわち看護の専門性・自律性を高めることが，将来にわたって社会の要請に応えられる看護サービスを提供するために必要であるとしている[10]．看護職が専門職として国民に対し質の高い看護が提供できるよう，看護職者のよりどころである保健師助産師看護師法に対する関心をもちたいものである．

② 看護教育

1）看護教育とは

「看護教育」という言葉はよく耳にする言葉である．しかしその概念は必ずしも一致していない．氏家（2004年）によると「看護教育の概念は看護職の教育制度や他分野の教育内容によって変遷がみられるが，現在のところ5種類に大別できる」としている．その5つとは①看護師になるための教育（看護師養成，看護師教育），②看護職になるための教育（看護師・保健師・助産師教育，看護職の基礎教育），③看護の基礎教育および看護職資格者に対する継続教育，④他分野大学などで専門職免許取得のために履修する看護学（養護教諭・臨床検査技師・はり・きゅう師などの大学での学科目），⑤その他：資格などに関係のない看護学や看護の教育，である[11]．

看護大事典によると，看護教育（nursing education）とは「個人・家族および集団の最適な健康状態を目指し，その人にとって最良の看護を提供できる専門職業人を育成するための教育のことを指す包括的な概念である．看護師・保健師・助産師などの看護職になるための教育を指す場合もある一方，看護職になるための基礎教育と卒業後の継続教育をあわせた看護職生涯教育を指す場合もある．20世紀後半には，看護を学問として教育するという意味で，特に看護基礎教育や大学院における教育は「看護学教育」と表現されることが多くなった」とある[12]．このように看護教育には，看護職になるための教育，看護基礎教育を指す場合と，看護基礎教育とあわせて看護職になった後の教育も含む場合があるこ

とが示されている．さらに，看護教育は「看護学教育」という言葉で表現されることもある．

杉森らは，制度の変遷やその当時の看護師養成の解説を加えながら，"看護教育"を健康教育あるいは衛生教育と同様に，一般的・普遍的教育の一部と規定し，"看護学教育"と同義とするには無理があるとの考えを示し，それぞれを次のように定義している[13]．

・看護教育：健康教育あるいは衛生教育と同様に，一般的・普遍的教育の一部．
・看護学教育：医学教育および薬学教育と同様に，大学・短期大学において行われる学部教育および大学院研究科の教育．

このように，言葉の概念はさまざまであるが，本章では看護教育のなかに看護学教育が含まれるものとする．

2) 看護教育制度

看護教育制度とは，看護職（保健師・助産師・看護師）の養成を法的に位置づけたものである．この看護職養成を規定しているのは，「保健師助産師看護師法」だといえる．

保健師助産師看護師法とは，看護職の資格が定められており，資格を得た人のみが一定の業務に従事することが許される，看護職のよりどころとなる法律である．その保健師助産師看護師法には，附属法令として「保健師助産師看護師法施行令」があり，省令として「保健師助産師看護師法施行規則」および「保健師助産師看護師学校養成所指定規則」がある．

保健師助産師看護師法のなかに国家試験の受験資格条項が定められており，そのため看護教育制度は学校教育法と保健師助産師看護師法との両者にかかわってくる（図7-1）．

学校教育制度における位置づけは，「学校教育法第1条に定められた学校」である大学・短期大学と，第124条に定められた専修学校，第134条に定められた各種学校に該当するものに分かれる．文部科学省・厚生労働省の合同省令である保健師助産師看護師学校養成所指定規則は，学校教育法第1条に該当する学校とそれ以外の学校などを含めて，入学資格・修業年限・教育内容・教員数・施設設備などの諸条件が規定されている．

看護職（保健師・助産師・看護師）の資格を得るための教育制度は，図7-2のとおり多岐にわたる．高等学校卒業から看護師・助産師・保健師養成課程に進むコース，中学卒業から看護師養成の高等学校5年一貫教育に進むコース，同じく中学卒業から准看護師養成の高等学校衛生看護科，あるいは准看護師養成所へ進むコースがある．さらに准看護師の後，看護師免許取得を目指す課程（進学コース）もあり複雑になっている．

医療はますます専門分化し，複雑・高度化している．また，対象者の療養の場が地域へと移行しつつある．そのなかで看護もより専門的知識を求められるのはもちろんのこと，他職種と連携し患者にとってより良い治療・ケアが行われるよう調整する力も求められる．このように看護を取り巻く医療の変化をふまえ，看護職の資質向上，看護教育4年制化の必要性を主張する一方，准看護師制度という問題がある．

この制度の問題は，①看護職の免許資格が看護師と准看護師と区分されているにもかかわらず，両者は法的にも実質的にもほぼ同じ業務が行えるという矛盾，②准看護師の教育課程が看護職として就業するための基礎教育として質・量ともに不十分であることである．

田村（2015年）は，准看護師養成について「看護はひとつ．保健師助産師看護師法上，

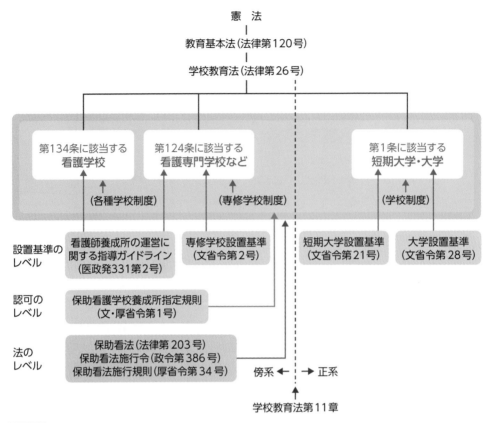

図 7-1 **看護教育制度の現状と各法規の関連**
（杉森みど里（1991）：看護教育制度の現状と教育機関．「看護教育（看護 Mook）」．氏家幸子編，
p56．を法改正に従って一部改変）

　看護師と准看護師は同じ行為を行う事ができる職種とされていることから，資格の二重構造をなくすべき方向で進むのは当然のことといえる」と述べている[14]．日本看護協会も，2019 年度重点政策・事業のひとつに看護基礎教育制度改革の推進として，看護基礎教育の4 年制化と准看護師制度の課題解決に向けた取り組みを掲げており，准看護師制度について養成停止の取り組み強化を打ち出している[15]．

3）看護基礎教育

（1）看護基礎教育

　看護基礎教育とは，看護職（看護師・保健師・助産師）の免許を得るための教育を指すが，図 7-3 のとおり教育課程は多岐にわたる．看護師の基礎教育は，大学（3 年課程に含まれる），短期大学（3 年課程，2 年課程），看護師学校・養成所（3 年課程，2 年課程の専修学校と各種学校），および高等学校・高等学校専攻科（5 年一貫教育）で行われている．その教育は，保健師助産師看護師学校指定規則に定められている看護師国家試験の受験資格を満たす内容である．5 年一貫教育は，従来の高等学校衛生看護科と専攻科（2 年課程）を合体させて 2002（平成 14）年からスタートし，最初の 3 年間の教育だけでは従来のように准看護師受験資格は得られない．准看護師の受験資格を得るための教育は，准看護師

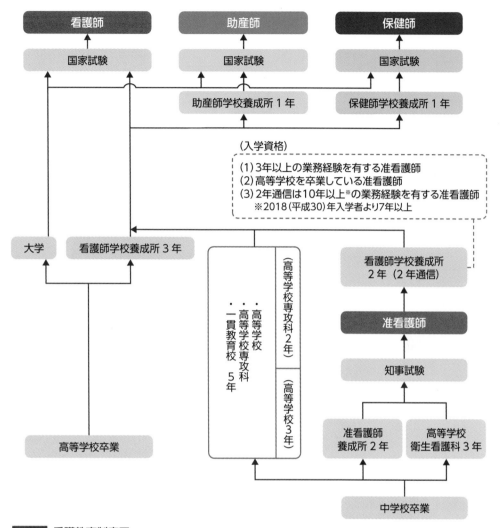

図 7-2　看護教育制度図
（日本看護協会出版会編（2020）：平成 31 年看護関係統計資料集．日本看護協会出版会，p30．を参考に作成）

養成所と高等学校の衛生看護科で行われている．

　保健師または助産師の基礎教育は，看護師の教育課程修了後 1 年以上[注1]の修業年限と教育内容が指定規則で定められており，大学院，大学・短期大学の専攻科，保健師学校，助産師学校で行われている．大学では，統合カリキュラム[注2]により保健師課程を組み込んでおり，助産師教育も一部の大学で選択として取り入れられている．1997（平成 9）年からは専門学校においても 4 年制として保健師看護師統合カリキュラムの教育が実施できるようになった．2011（平成 23）年の「大学における看護系人材養成の在り方に関する検討会」の最終報告書では，看護師教育のみの教育課程とするか，保健師教育を含めた教育課程とするか，あるいは希望する学生が保健師教育を選択できる教育課程とするかは各大学が選択できるようにすべきであること，さらに保健師，助産師課程を大学専攻科や大学院におくことを考慮するよう提言された．その後，2019（平成 31）年度では，保健師・助産

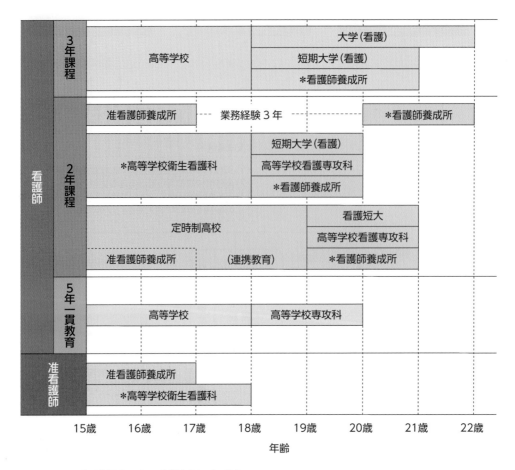

| | | 15歳 | 16歳 | 17歳 | 18歳 | 19歳 | 20歳 | 21歳 | 22歳 |

図 7-3　看護教育系統図
（日本看護協会出版会編（2020）：平成 31 年看護関係統計資料集．日本看護協会出版会，p31．を参考に作成）

※1　＊印は定時制課程あり．修業年限 1 年延長．
※2　保健師，助産師の修業年限は，看護師教育終了後 1 年以上である．

師・看護師の養成過程 284 のうち保健師と看護師の養成をあわせて行っている大学は 248 課程存在し，助産師の養成をあわせて行っているのは 84 課程であり，大学院での保健師・助産師養成についての移行は進んでいるとはいえない状況である．日本看護協会は 2020（令和 2）年 3 月，文部科学省高等教育局に質の高い看護系人材の養成推進として，保健師・助産師教育の大学院教育への移行の要望を提出している[16]．

注1：2009（平成 21）年の保健師助産師看護師法の改正により，保健師と助産師の教育年限が「6 カ月以上」から「1 年以上」に延長され，2011（平成 23）年にはこれにあわせて保健師と助産師の教育内容が改正された．
注2：統合カリキュラムとは，1996（平成 8）年の指定規則改正にて用いられた用語であり，保健師と看護師，あるいは助産師と看護師の教育を一貫して行う教育課程を指す．

(2) 看護教育の質の保証
●看護学士教育の質保証

　看護系大学は，1952（昭和 27）年の高知女子大学家政学部看護学科設置に始まり，1991（平成 3）年まで，わずか 11 校で推移していた．1992（平成 4）年に「看護師等の人材確

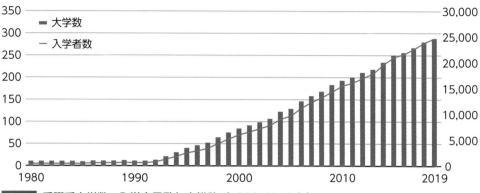

図7-4 看護系大学数・入学定員数年次推移（1980-2019年）
（日本看護協会出版会編：看護関係統計資料集. を基に作成）

保の促進に関する法律」が制定されたのを機に急激にその数を増やし，2019年度で288校，定員24,695人に達している（図7-4）．

看護系大学の急増に伴い，教育水準の維持向上，各大学で行われている教育の質を保証するために第三者による評価の必要性について検討されるようになった．

●認証評価制度

学校教育法の改正が行われ，2004（平成16）年4月より認証評価制度が導入された．これは，すべての大学が7年ごとに文部科学大臣の認証を受けた認証評価機関の評価を受けることを義務づけるものである．この制度の目的は，評価結果が公表されることにより，大学等が社会的評価を受け，さらに評価結果を受けて大学等が自ら改善を図ることで，大学等の教育研究水準の向上に役立つとされている．しかし，点検・評価の対象が教育研究全般，組織・運営中心のため各学問分野の取り組みがみえにくいことから，日本の高等教育全体が分野別評価に着目するようになった．

●分野別評価

機関別認証評価が大学の組織全体を対象とするのに対し，分野別評価は教育課程や教授・学習方法，成果，教育課程に対する自己評価と組織的改善に特化したものである．2013（平成25）年6月に，文部科学省の第2期教育基本振興計画において「大学における分野別質保証の構築・充実に向けた取り組みを促進する」と示された．薬学が2008（平成20）年に，医学が2015（平成27）年に評価機関を設置し分野別評価に取り組むなか，日本看護系大学協議会は2002（平成14）年より分野別評価への取り組みを開始し，2007〜2011年に評価基準・評価体制の検討を経て文部科学省委託事業として計8大学の試行評価を実施した[17]．そうして2018年に一般財団法人日本看護学教育評価機構を立ち上げ，看護も2021年度から分野別評価を正式に実施することとなった．

このように分野別評価を行うことは看護教育の質の向上，維持につながるだけでなく，自分たちの教育の取り組みを客観的にとらえることができる機会と考える．

●看護基礎教育の充実に向けて

超高齢社会のなかで地域の包括的な支援・サービス提供体制の構築が進められている．そのようななか，看護職は急性期医療から在宅医療までそれぞれの場で，多職種と連携しながら的確な医療や援助を行うことが求められる．このように看護職の支援・役割もより

4科目	5科目	7科目	8科目	8科目
母性看護学 小児看護学 成人看護学 看護学概論	老人看護学 母性看護学 小児看護学 成人看護学 基礎看護学	在宅看護論 精神看護学 老年看護学 母性看護学 小児看護学 成人看護学 基礎看護学	看護の統合と実践 在宅看護論 精神看護学 老年看護学 母性看護学 小児看護学 成人看護学 基礎看護学	専門分野Ⅰ・Ⅱ・統合分野の区分をせず「専門分野」とする 看護の統合と実践 精神看護学 老年看護学 母性看護学 小児看護学 成人看護学 地域・在宅看護論 対象や療養の場の多様化に対応できるよう「在宅看護論」を「地域・在宅看護論」に名称変更し内容を充実 基礎看護学
総時間数：3,375時間	総時間数：3,000時間	総時間数：2,895時間（93単位）	総時間数：3,000時間（97単位）	102（100）単位 総時間数の表記の削除
看護学：885時間	看護学：945時間	看護学：36単位	看護学：40単位	看護学：43（41）単位 基礎看護学：1単位増 地域・在宅看護論：2単位増
看護学以外：720時間	看護学以外：870時間	看護学以外：34単位	看護学以外：34単位	看護学以外：36単位 （基礎分野14単位，専門基礎分野22単位） 基礎分野：1単位増 専門基礎分野：1単位増
臨地実習：1,770時間（約52%）	臨地実習：1,035時間（約35%）	23単位 臨地実習：(1,035)（約25%）	23単位 臨地実習：(1,035)（約24%）	臨地実習：23単位
専門科目として看護学が成立．臨床実習が各学科目の授業に組み込まれた．	専門科目は看護学のみ．老人看護学を科目立て．授業時間数を減少し，ゆとりを強調．	教育科目から教育内容による規定に変更．単位制の導入．実習施設の充実と拡大．	統合分野の新設．各分野での教育内容の充実．技術項目の卒業時の到達度を明確化．	教育効果を高める観点から各養成所の裁量で領域ごとの実習単位数を一定程度自由に設定できるよう，領域ごとの最低単位数を示した（最低単位数合計17単位）．
昭和42年（第1次改正）	平成元年（第2次改正）	平成8年（第3次改正）	平成20年（第4次改正）	2022（令和4）年（第5次改正）

注：平成8年より単位制採用．実習は1単位45時間として算出（保健師助産師看護師学校養成所指定規則）

図7-5 看護教育課程の変遷と第5次カリキュラム改正
（厚生労働省（2019）：看護基礎教育検討会報告書（令和元年10月15日）．を参考に作成）

多様化・高度化しており，国民のニーズに応えられる看護職を育成するためにも看護師基礎教育の拡充が不可欠となっている．

日本看護協会は，2019（平成31）年4月，厚労省医政局長に「看護師基礎教育の4年制化の実現」を第1項目に掲げて要望書を提出している．その内容は大きく2つあり，①看護師基礎教育の拡充と，②必要な教育時間を確保するための看護師教育の4年制化である．

看護師基礎教育の拡充には，「療養の場の変化に応じ，在宅看護領域の教育内容の追加」「複数疾患をもつ人の身体状況を的確に把握し，判断し，対応できる臨床推論力を養う教育を追加」，「複雑な状況にある人を全人的に捉え，判断し，対応する基礎となる力を養う統合教育（実習）を追加」としている．看護師教育の4年制化の理由として，図7-5にあるように30年もの間，総教育時間数を増やさずに教育内容を追加してきたため，1専門領域あたりの教育時間（とくに実習）が半減している．そのため，看護師基礎教育を4年に延長し，必要な教育時間を確保することで，新卒看護師の臨床実践能力の向上を図ることが不可欠である，としている[18]．

●**看護基礎教育の検討**（第5次改正カリキュラム）

　看護職員を取り巻く状況の変化および現在の教育実態をふまえ，将来を担う看護職員を養成するための看護基礎教育の内容と方法について現行の養成課程の枠組みを維持しつつ，具体的な検討が行われてきた．2020（令和2）年10月，保健師助産師看護師学校養成所指定規則の一部を改正する省令が公布され，第5次改正カリキュラムが施行されることとなった．このカリキュラムは保健師・助産師・看護師3年課程は2022（令和4）年度より，看護師2年課程は2023（令和5）年度より適用となる．

　看護師の改正のポイントは，**図7-5**にあるように，総単位数を97単位から102単位に充実させ，総時間数の表記を削除したことである．また，情報通信技術（ICT）を活用するための基礎的能力やコミュニケーション能力の強化に関する内容を充実，臨床判断能力等に必要な基礎的能力の強化のための解剖生理学の内容を充実，対象や療養の場の多様化に対応できるよう「地域・在宅看護論」に名称変更し内容を充実，各養成所の裁量で領域ごとの実習単位数を一定程度自由に設定できるよう，臨地実習の単位数を設定した[19]．

(3) 社会の変化と看護師，准看護師学校養成所の推移

　看護師，准看護師学校養成所の推移は**図7-6**のとおり，社会の変化が大きく影響している．1951（昭和26）年に保健師助産師看護師学校養成所指定規則が改正され，准看護師制度が制定されたことに伴い准看護師養成が急増した．

　1985（昭和60）年，医療法改正による医療計画の策定が義務づけられたことをきっかけに，看護師不足が深刻な問題となった．この対応策として，保健医療・福祉のマンパワー対策本部が厚生省（現厚生労働省）に設置された．そして，看護師養成所の増設により看護師3年課程は徐々に増加し，1995（平成7）年には准看護師課程より多くなった．

　また，少子化による高学歴化の進行もあり准看護師課程への入学者のほとんどが高等学校卒業者であること，准看護師学校養成所の卒業者の約3割が進学すること（**図7-7**），さらに医療の高度化・複雑化により准看護師の需要が低くなっていることなどから，准看護師の養成所数，養成者数は減少傾向を示している．

　しかし，准看護師養成廃止に対しては医師会などの関係者からの反対も大きく，いまだ難航している．一方で，2002（平成14）年には高等学校・高等学校専攻科が設置され，5年一貫教育による看護師養成が行われるようになり，2004（平成16）年には，10年以上

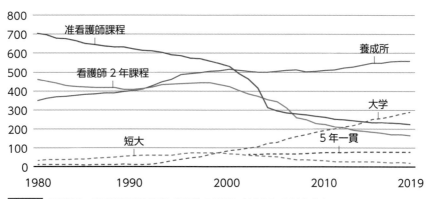

図7-6　看護師・准看護師学校養成所数の推移（1980-2019年）
　（日本看護協会出版会編：看護関係統計資料集．を基に作成）

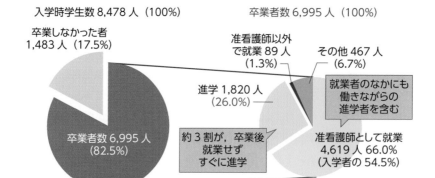

入学時学生数 8,478 人（100%）　　　　卒業者数 6,995 人（100%）

卒業しなかった者
1,483 人（17.5%）

准看護師以外
で就業 89 人
（1.3%）

その他 467 人
（6.7%）

就業者のなかにも
働きながらの
進学者を含む

進学 1,820 人
（26.0%）

卒業者数 6,995 人
（82.5%）

約 3 割が，卒業後
就業せず
すぐに進学

准看護師として就業
4,619 人 66.0%
（入学者の 54.5%）

図 7-7　准看護師学校養成所の卒業状況

（日本看護協会：准看護師制度について. https://www.nurse.or.jp/aim/jyunkan/）

の経験のある准看護師が看護師になるための教育として看護師 2 年課程通信制教育がス
タートした．その後，地域医療構想の実現や地域包括ケアシステムの推進に向けて，准看
護師から看護師への移行促進を目指し，2016（平成 28）年，保健師助産師看護師学校養成
所指定規則が改正（平成 28 年文部科学省・厚生労働省令 6 号）され，2018（平成 30）年
度入学者より，入学要件として必要な准看護師としての就業経験年数が 10 年から 7 年に
短縮された．

4）看護継続教育

　看護継続教育とは，看護基礎教育の上に積み上げられる教育である．日本看護協会は，
「すべての看護職は，専門職として，自らの責任において生涯にわたって自己の能力の開
発・維持・向上に努める責務をもつ」を前提のひとつにあげ，「継続教育の基準」を 2000
年に公表し[20]，2012 年に「継続教育の基準 ver. 2」を作成した[21]．そのなかで，継続教育
を次のように定義している．「看護における継続教育とは，看護の専門職として常に最善の
ケアを提供するために必要な知識，技術，態度の向上を促すための学習を支援する活動で
ある．継続教育は，看護基礎教育での学習を基盤とし，体系的に計画された学習や個々人
が自律的に積み重ねる学習，研究活動を通じた学習などさまざまな形態をとる学習を支援
するように計画されるものである」．つまり，看護継続教育とは看護基礎教育の後に継続し
て行われる教育であり，免許取得後の看護職者を対象とする教育である．また，一般的に
「継続教育」は，生涯を通じて継続するという意味も含まれることから，看護継続教育とは
看護職として自律して研鑽を続けるという生涯教育に近い概念ともいえる．

（1）看護継続教育の構造

　杉森，舟島（2016）の看護継続教育の定義では「看護継続教育とは，看護基礎教育の上
に積み上げられる学習経験であり，看護基礎教育課程を修了し，保健師助産師看護師法に
よる免許を受けたすべての看護職者を対象とする．また，大学院における教育は，看護卒
後教育として看護継続教育とは区別する」とある[22]．この定義にもあるように，一般的に
大学院における卒後教育と看護継続教育とは区別されていることをふまえ，看護生涯教育
としての卒後教育・継続教育の構造を図 7-8 に示した．卒後教育（post graduate educa-
tion）は大学院研究科（修士・博士課程）での教育であり，継続教育（continuing education）

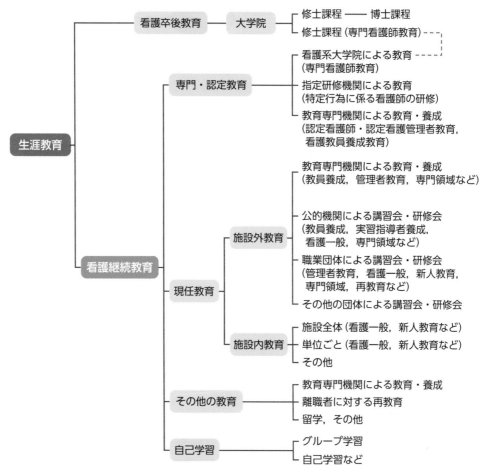

図 7-8 生涯教育 卒後教育・看護継続教育の構造
（氏家幸子（2004）：看護基礎論．医学書院，p285．を参考に作成）

は，①専門・認定教育，②現任教育（施設外教育・施設内教育），③その他の教育，④自己学習に分けられる．

（2）卒後教育

卒後教育（post graduate education）とは大学院研究科（修士・博士課程）での教育である．大学院での教育は，スペシャリストや研究者，教育者の人材育成を担っている．大学数の急激な増加に伴い，大学院数も急速に増え，2020（令和2）年には，修士課程186大学（194課程），専門職1大学（1課程），博士課程105大学（113課程）まで至った[23]．

（3）専門・認定教育

●高度実践看護師教育課程

日本看護系大学協議会では，2005年に高度実践看護師制度検討委員会を発足し，グローバル水準の高度実践看護師を育成するため，専門看護師の教育内容について検討を行ってきた．2011年6月の総会において，38単位の専門看護師教育課程への移行計画が承認され，2020年度限りですべての26単位教育が終了し，38単位専門看護師教育課程に移行することとなった．また，2015年2月の臨時総会において，ナースプラクティショナー教育

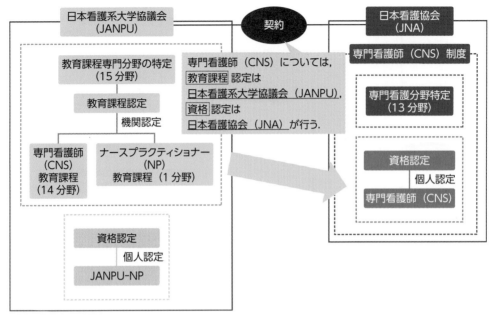

図7-9 認定における日本看護系大学協議会と日本看護協会の関係
（日本看護系大学協議会：高度実践看護師教育課程について.
https://www.janpu.or.jp/download/pdf/fEfKSExisR.pdf）

課程の申請開始に向けた規程等の改定が審議され，既存の専門看護師教育課程とあわせて
「高度実践看護師教育課程」とすることが承認された[24].

　高度実践看護師教育課程には，専門看護師（Certified Nurse Specialist；CNS）とナース
プラクティショナー（Nurse Practitioner；NP）の2種類の教育課程がある．高度実践看
護師の教育は看護系大学大学院修士課程で行われ，日本看護系大学協議会が教育課程の特
定と認定を行い，日本看護協会が資格認定を行っている（図7-9）.現在，日本看護協会の
資格名には，ナースプラクティショナーを特定するものはない（表7-3）.しかし，2018
年3月には日本看護系大学協議会の認定を受けたナースプラクティショナー教育課程の修
了生が輩出されているのをふまえ，2019年度より日本看護系大学協議会が資格認定を実
施している．高度実践看護師の役割は，①実践，②相談，③調整，④倫理調整，⑤教育，
⑥研究である.

- **専門看護師**　大学院修士課程での2年間の教育課程を修了した者に認定試験を行い，
  資格を与える制度として1996（平成8）年に誕生した．看護系大学院修士課程修了者
  で日本看護系大学協議会が定める専門看護師教育課程基準の所定の単位（総計26単
  位または38単位）を取得していること，実務研修が通算5年以上あり，うち3年間
  以上は専門看護分野の実務研修であること，が資格審査の要件となっている．専門看
  護分野とは，変化する看護ニーズに対して，独立した専門分野として知識と技術に広
  がりと深さがあると制度委員会が認めたものを指す．日本看護協会が認定する資格名
  では13分野（①がん看護，②慢性疾患看護，③母性看護，④小児看護，⑤老人看護，
  ⑥精神看護，⑦家族支援看護，⑧感染症看護，⑨地域看護，⑩急性・重症者看護，⑪
  在宅看護，⑫遺伝看護，⑬災害看護）がある.

表 7-3　高度実践看護師の教育課程名と資格名

高度実践看護師教育課程 (APN)	日本看護系大学協議会		(日本看護協会) 資格名
	専攻教育課程名	資格名	
専門看護師教育課程 (CNS)	1. がん看護	―	がん看護
	2. 慢性看護	―	慢性疾患看護
	3. 母性看護	―	母性看護
	4. 小児看護	―	小児看護
	5. 老年看護	―	老人看護
	6. 精神看護	―	精神看護
	7. 家族看護	―	家族支援看護
	8. 感染看護	―	感染症看護
	9. 地域看護	―	地域看護
	10. クリティカルケア看護	―	急性・重症患者看護
	11. 在宅看護	―	在宅看護
	12. 遺伝看護	―	遺伝看護
	13. 災害看護	―	災害看護
	14. 放射線看護	―	(未特定)
ナースプラクティショナー 教育課程 (NP)	15. プライマリケア看護	日本看護系大学協議会 ナースプラクティショナー JANPU-NP	(未特定)

(日本看護系大学協議会：高度実践看護師教育課程について.
https://www.janpu.or.jp/download/pdf/fEfKSExisR.pdf を参考に作成)

●**ナースプラクティショナー**　日本看護系大学協議会では，2018 年 6 月の総会で承認された「日本看護系大学協議会ナースプラクティショナー（JANPU-NP）資格認定制度」を 2019 年度より開始した．資格認定審査の要件は，日本国の看護師免許をもつこと，さらに日本看護系大学協議会がナースプラクティショナー教育課程と認定したプライマリケア看護専攻教育課程における所定の単位（46 単位）を修得，または外国において同等以上の教育を受けたと認められる教育要件，である．ナースプラクティショナーの役割，教育等に対するとらえ方はさまざまであるが，2020（令和 2）年 9 月，日本看護協会，日本看護連盟，日本看護系大学協議会，日本 NP 教育大学院協議会が連名で，ナースプラクティショナー制度の創設に関する要望書を提出し，制度・教育の構築に向けて動き出している[25]．

●**認定看護師**

認定看護師（Certified Nurse）制度は，1997（平成 9）年に誕生した．2017（平成 29）年に公益社団法人日本看護協会は，時代の変遷に伴う人びとのニーズに沿い，求められる看護を提供できる認定看護師を育成するため，①認定看護師教育に特定行為研修を組み込むこと（特定行為研修の活用），②現在ある認定看護分野の再編を柱とした認定看護師制度の再構築が必要であるとの考えを示し，2019（平成 31）年 2 月に認定看護師規程を改正し

た．同年4月に新たな認定看護師教育基準に沿ったカリキュラムを発表，2020（令和2年）年4月より実施することとなった[26]．制度改正の大きな柱は，特定行為研修を組み込んだ新たな認定看護師教育の開始と，認定看護分野の再編である．

認定看護師の役割は従来どおり「実践」「指導」「相談」とし，認定看護分野の専門性を維持・向上するために，日本看護協会の示す新たな認定看護師の役割，とくに新たに追加された事項①実践（高い臨床推論力と病態判断力に基づき，熟練した看護技術および知識を用いて水準の高い看護を実践できる知識・技術），②指導（看護実践を通して看護職に対し指導を行う知識・技術），③相談（看護職等に対してコンサルテーションを行う知識・技術）について学習内容に含めた．

これまでの認定看護師制度における認定看護分野は21分野（A課程）で，2020（令和2）年からは新たな制度のもと，救急看護と集中ケア，緩和ケアとがん性疼痛看護がそれぞれ統合され，さらに活動の広がりや現状の役割を考慮し9分野の分野名を変更，全19分野（B課程）となった（表7-4）．

認定看護師になるには，特定行為研修を組み込んでいない場合（A課程）は600時間以上，特定行為研修を組み込んでいる場合（B課程）は800時間程度と規定されている．認定看護師は専門看護師と同様に，5年ごとの資格更新が必要である．

●認定看護管理者

認定看護管理者制度は，多様なヘルスニーズをもつ個人，家族および地域住民に対して，質の高い組織的看護サービスを提供することを目指し，看護管理者の資質と看護の水準の維持および向上に寄与することにより，保健医療福祉に貢献することを目的としている．

1993（平成5）年に誕生し，2001（平成13）年に改正された．認定看護管理者になるには，日本看護協会が定める510時間（ファーストレベル：105時間，セカンドレベル：180時間，サードレベル：180時間）を修了する必要がある．他に，看護系大学院において看護管理を専攻し修士号を取得後，認定看護管理者認定審査に合格することで取得できる．2021（令和3）年4月現在，認定看護管理者登録者数は4,371名である[27]．

●特定行為に係る看護師の研修制度

厚生労働省は，団塊の世代が75歳以上となる2025（令和7）年に向け，医療・介護提供体制を整備する一環として，「地域における医療及び介護の総合的な確保を推進するための関係法律の整備等に関する法律」（2014（平成26）年法律第83号）を定めた．これにより「保健師助産師看護師法」の一部が改正され，2015（平成27）年10月1日から「特定行為に係る看護師の研修制度」が施行された．本制度は，今後の急性期医療から在宅医療などを支えていく看護師を計画的に確保することを目的としている．診療の補助のうち，高度かつ専門的な知識・技能がとくに必要とされる特定行為を手順書により行う看護師に，厚生労働大臣が指定する指定研修機関における特定行為研修を義務づけるものである．

「特定行為」とは，これまで医行為とみなされていた行為のうち，看護師が実践可能と結論づけられたもので，21の特定行為区分，38の特定行為である（表7-5）．

手順書には，次の6項目が記載事項として定められている．①看護師に診療の補助を行わせる患者の病状の範囲，②診療の補助の内容，③当該手順書に係る特定行為の対象となる患者の一般的な状態，④特定行為を行うときに確認すべき事項，⑤医療の安全を確保す

表 7-4　認定看護分野と分野統合の一覧

従来の認定看護分野 （21 分野）	新たな認定看護分野 （19 分野）　統合した分野　分野名を変更した分野
救急看護	クリティカルケア
集中ケア	
緩和ケア	緩和ケア
がん性疼痛看護	
皮膚・排泄ケア	皮膚・排泄ケア
がん化学療法看護	がん薬物療法看護
訪問看護	在宅ケア
感染管理	感染管理
糖尿病看護	糖尿病看護
不妊症看護	生殖看護
新生児集中ケア	新生児集中ケア
透析看護	腎不全看護
手術看護	手術看護
乳がん看護	乳がん看護
摂食・嚥下障害看護	摂食嚥下障害看護
小児救急看護	小児プライマリケア
認知症看護	認知症看護
脳卒中リハビリテーション看護	脳卒中看護
がん放射線療法看護	がん放射線療法看護
慢性呼吸器疾患看護	呼吸器疾患看護
慢性心不全看護	心不全看護

（日本看護協会：新たな認定看護師の移行「移行後の認定看護分野」．https://nintei.nurse.or.jp/nursing/wp-content/uploads/2020/07/ikounitsuite202007.pdf　を参考に作成）

るために医師または歯科医師との連絡が必要となった場合の連絡体制，⑥特定行為を行った後の医師または歯科医師に対する報告の方法．

　2021（令和 3）年 2 月現在，特定行為研修を行う指定機関は，大学院 14，大学 26，大学病院 46，病院 168，医療関係団体 17，専門学校 1，計 272 機関となっている[28]．制度発足時は，2025（令和 7）年までに 10 万人という目標を掲げていたが，2020（令和 2）年10 月現在，修了者総数は 2,887 名にとどまっており[29]，受講生の確保や制度の認知度といった特定行為研修制度の課題があげられている．

(4) 現任教育

●新人看護職員の教育

　2009（平成 21）年 7 月に保健師助産師看護師法及び看護師等の人材確保の促進に関する法律の一部を改正する法律が成立し，2010（平成 22）年 4 月から新たな業務に従事する看

表 7-5　特定行為および特定行為区分（38 行為 21 区分）

	特定行為区分の名称		特定行為
1	呼吸器（気道確保に係るもの）関連	1	経口用気管チューブ又は経鼻用気管チューブの位置の調整
2	呼吸器（人工呼吸療法に係るもの）関連	2	侵襲的陽圧換気の設定の変更
		3	非侵襲的陽圧換気の設定の変更
		4	人工呼吸管理がなされている者に対する鎮静薬の投与量の調整
		5	人工呼吸器からの離脱
3	呼吸器（長期呼吸療法に係るもの）関連	6	気管カニューレの交換
4	循環器関連	7	一時的ペースメーカの操作及び管理
		8	一時的ペースメーカリードの抜去
		9	経皮的心肺補助装置の操作及び管理
		10	大動脈内バルーンパンピングからの離脱を行うときの補助の頻度の調整
5	心嚢ドレーン管理関連	11	心嚢ドレーンの抜去
6	胸腔ドレーン管理関連	12	低圧胸腔内持続吸引器の吸引圧の設定及びその変更
		13	胸腔ドレーンの抜去
7	腹腔ドレーン管理関連	14	腹腔ドレーンの抜去（腹腔内に留置された穿刺針の抜去を含む）
8	ろう孔管理関連	15	胃ろうカテーテル若しくは腸ろうカテーテル又は胃ろうボタンの交換
		16	膀胱ろうカテーテルの交換
9	栄養に係るカテーテル管理 （中心静脈カテーテル管理）関連	17	中心静脈カテーテルの抜去
10	栄養に係るカテーテル管理 （末梢留置型中心静脈注射用カテーテル管理）関連	18	末梢留置型中心静脈注射用カテーテルの挿入
11	創傷管理関連	19	褥瘡又は慢性創傷の治療における血流のない壊死組織の除去
		20	創傷に対する陰圧閉鎖療法
12	創部ドレーン管理関連	21	創部ドレーンの抜去
13	動脈血液ガス分析関連	22	直接動脈穿刺法による採血
		23	橈骨動脈ラインの確保
14	透析管理関連	24	急性血液浄化療法における血液透析器又は血液透析濾過器の操作及び管理
15	栄養及び水分管理に係る薬剤投与関連	25	持続点滴中の高カロリー輸液の投与量の調整
		26	脱水症状に対する輸液による補正
16	感染に係る薬剤投与関連	27	感染徴候がある者に対する薬剤の臨時の投与
17	血糖コントロールに係る薬剤投与関連	28	インスリンの投与量の調整
18	術後疼痛管理関連	29	硬膜外カテーテルによる鎮痛剤の投与及び投与量の調整
19	循環動態に係る薬剤投与関連	30	持続点滴中のカテコラミンの投与量の調整
		31	持続点滴中のナトリウム，カリウム又はクロールの投与量の調整
		32	持続点滴中の降圧剤の投与量の調整
		33	持続点滴中の糖質輸液又は電解質輸液の投与量の調整
		34	持続点滴中の利尿剤の投与量の調整
20	精神及び神経症状に係る薬剤投与関連	35	抗けいれん剤の臨時の投与
		36	抗精神病薬の臨時の投与
		37	抗不安薬の臨時の投与
21	皮膚損傷に係る薬剤投与関連	38	抗癌剤その他の薬剤が血管外に漏出したときのステロイド薬の局所注射及び投与量の調整

（厚生労働省令第 33 号（平成 27 年 3 月 13 日），を基に作成）

護職員（新人看護職員）の臨床研修等が努力義務化された.

　厚生労働省は「新人看護職員研修ガイドライン」を策定し，そのなかで研修の具体的なガイドラインや技術教育の方法も明示したため，各施設や看護協会などでこれに基づき研修を実施するようになった．このガイドラインは，医療状況の変化や看護に対する人びとのニーズに柔軟に対応するためにつねに見直され，改善するものとして，2014（平成26）年に「新人看護職員研修ガイドライン　改訂版」となった[30].

③ 看護専門職団体の役割

　専門職業人は，優れた学識・特殊な技術を有し，その向上を図るべく一体となって努力し，社会の要望に応じて貢献する．その要望により良く貢献するために専門職業人で組織されたものが専門職能団体である．専門職能団体の目的は，各専門分野の水準を向上発展させるとともに，職業倫理の高揚によって社会の要求に十分応えていくことにある.

　日本における看護職の職能団体としては，全国規模の団体である「公益社団法人日本看護協会」と，その構成員である「都道府県看護協会」がある．日本看護協会では，1988（昭和63）年に看護職の行動指針として「看護師の倫理規定」を作成している．その後も時代の変化に応じて内容を見直し，2003（平成15）年には「看護者の倫理綱領」を，2021（令和3）年3月には，自然災害における看護職の行動指針を追加し「看護職の倫理綱領」を公表している.

1）日本看護協会

　日本看護協会（Japanese Nursing Association；JNA）[31]は，保健師，助産師，看護師，准看護師が構成する看護専門職能団体であり，民法第34条の「公益に関する社団法人」として認可されている．1946（昭和21）年に「日本産婆看護婦保健婦協会」の名称で発足した．その後，1951（昭和26）年に「日本看護協会」と改称した（詳しくは第2章参照のこと）.

　47都道府県看護協会が法人会員として連携活動している全国組織である．日本看護協会定款第3条には「都道府県看護協会との連携のもと，保健師，助産師，看護師及び准看護師が教育と研鑽に根ざした専門性に基づき看護の質の向上を図るとともに，安心して働き続けられる環境づくりを推進し，あわせて人々のニーズに応える看護領域の開発・展開を図ることにより，人々の健康な生活の実現に寄与することを目的とする」とあり，会員の自治によって，職業倫理の向上，教育ならびに専門的学術研究に努め，人びとの健康な生活の実現に寄与する活動も行っている.

　おもな事業として，①看護の質の改善・向上のための生涯教育研修，②政策の提言とその実現，③在宅医療・訪問看護の推進，④継続教育の推進，⑤専門看護師・認定看護師・認定看護管理者教育と資格認定，⑥日本看護学会の開催など，研究の進行，⑦調査研究，⑧広報活動，⑨国際交流，⑩看護職の人材確保・就業促進などを行っている．また，国際看護師協会（ICN）や国際助産師連盟（ICM），各国看護師協会との交流や国内外の看護専門情報交換や人材交流，被災地支援などの活動も行っている．日本看護協会員は

764,352 人（2021 年 3 月 31 日現在）である．

2）国際看護師協会

　国際看護師協会（International Council of Nurses；ICN）[32]は，各国の看護師協会（National Nurses' Association；NNAs）からなる組織で，130 カ国以上の看護師を代表している．1899（明治 32）年に国際的な保健医療専門職団体として，世界ではじめて設立された最大の組織である．日本は 1933（昭和 8）年に ICN に加盟した．2021 年 3 月現在 136 協会が加盟している．ICN の第 1 回大会は，1904（明治 37）年にドイツのベルリンにおいて開催された．以後 2 年ごとに大会が開催され，健康や看護問題について討議し，看護の質の向上と看護倫理の高揚に努めている．

　1977（昭和 52）年には，第 16 回 ICN 大会が東京で「看護の限りなき可能性を求めて」のテーマのもと開催された．また，2005（平成 17）年から 2009（平成 21）年には，日本の南裕子氏が ICN 会長を務め，新任時の watchword（合言葉）は HARMONY「和」であった．在任中の 2007（平成 19）年には，CNR（Council of National Representatives，会員協会代表者会議）・ICN 学術集会が 30 年ぶりに日本（横浜）で開催され，世界 108 カ国から 3,901 人が参加した．CNR は，ICN 最高の意思決定機関として，ICN の活動目標および方針などを討議する会議である．2021 年の大会は，COVID-19 の影響を受け，テーマを「世界中を看護する Nursing Around the World」として 11 月にバーチャル形式にて開催される．

　ICN は，すべての人びとへの質の高い看護，堅実な世界保健政策，および看護の知識の発展を保障するために努めている．また，尊敬されるべき看護専門職と有能な看護の人材が世界的に充足されるべく活動している．本部はスイスのジュネーブにあり，保健・看護に関して全世界的な影響を及ぼすことと各会員協会の育成を目標として，各会員協会が自国の看護の質的水準を高め，社会的地位の向上を図るための助言・援助などを行っている．ICN の重点目標は「世界の看護を 1 つにすること」「世界の看護師と看護を強化すること」「保健医療政策に影響を及ぼすこと」であり，価値観として「先見性のあるリーダーシップ」「革新性」「連帯」「アカウンタビリティー（説明責任）」「社会正義」の 5 つを掲げている．

3）国際助産師連盟

　国際助産師連盟（International Confederation of Midwives；ICM）[33]は，国際的な助産師団体の連盟である．1919（大正 8）年のベルギーでの国際助産師学会開催時に，国際的な助産師連合の結成が提唱され，国際助産師連盟の前身が設立された．そして，1922（大正 11）年の第 1 回大会開催時に設立が決議され，1928（昭和 3）年に名称が国際助産師連合（International Midwives Union）と決定された．その後，1954（昭和 29）年の第 10 回ロンドン大会で国際助産師連盟と改称し，現在に至っている．2017（平成 29）年現在，112 の国（地域）から 130 の協会が加盟している[34]．日本は，1955（昭和 30）年に 3 つの会員協会（日本看護協会助産師職能，日本助産師会，日本助産学会）が加盟している．

　ICM は，世界中の母親，乳児，家族へのケアを向上させることを大きな目的としている．そのために，助産師の教育を高め，技術と科学的な知識の普及を図り，各会員協会か

ら自国政府への働きかけを支援し，専門職として助産師の役割の発展を推進している．ICM 大会は 3 年ごとに開催されている．インドネシア・バリにて開催が予定されていた第 32 回大会は，COVID-19 の影響を受け，2021 年 6 月にバーチャル形式で開催された．

演習　看護職は専門職か否か(ディベート)

　看護職は何ゆえに専門職性を追究するのか，果たして看護職は専門職といえるのであろうか？　専門職の定義に照らして，日本の看護の歴史・現状，看護職の教育などの面から理論的に思考し，ディベート（討論）してみましょう．

> ・ディベートとは，単なる議論や討論ではなく，新しい知識を獲得したり，独創的な知識を創造したりする方法論である．
> ・ディベートは，①論題の決定→②資料・データの収集と分析→③論理の構築→④ディベート討論会→⑤判定（討論の結果を第三者の判定員が，肯定側，否定側，どちらが論理的であったか点数で評価）のプロセスからなる．
> ・ディベートの根本目的は，①論理的に思考し，②論理的に表現する能力の開発と育成，すなわち，論理能力の開発と育成にある．

1. 討論会の配置図

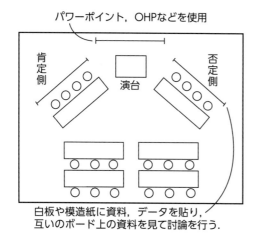

パワーポイント，OHPなどを使用

白板や模造紙に資料，データを貼り，
互いのボード上の資料を見て討論を行う．

2. 標準型のディベートのフォーマット(形式)

肯定側（先攻側）立論	5 分
否定側（後攻側）立論	5 分
↓作戦タイム	1 分
否定側反対尋問	12 分
↓作戦タイム	1 分
肯定側反対尋問	12 分
↓作戦タイム	1 分
否定側最終弁論	5 分
肯定側最終弁論	5 分

↓
判　定

3. 立論の方法と注意点
- 立論者は，前の演台に進み，挨拶とチームメンバーの紹介から始める．
- 立論者は，資料やデータを示しながら，要領よく簡潔に自分たちの主張を述べる．いかに論理的な立論であるかを判定団にアピールする．

4. 反対尋問の方法と注意点

- 反対尋問は，ディベートの華，ハイライトであり，いかに効果的な質問を相手に投げかけるかということが争点となる．
- 相手の論理の矛盾，資料・データの不備などをどんどん質問し，相手の論理を崩す．
- 反対尋問のための質問をあらかじめ十分に用意しておく．
- 質問するのであって，意見を求めるのではない．

5. 最終弁論の方法

- 最終弁論は，ディベートの締めくくりの弁論である．あらかじめつくっておいたシナリオを基にして，討論の過程で明らかになったことを追加し織り込んで弁論する．
- あくまでも肯定（否定）側の主張が論理的であると弁論する．
- 演技とパフォーマンスを入れて熱弁をふるう方法もよい．
- 効果的なのは，相手の矛盾を1つひとつつぶしていく方法である．
- 大切なことは，相手側との差異を明確に述べて，判定団に十分アピールすることである．

6. 判定の方法

- 判定団は，下のような判定表に基づいて，立論，反対尋問，最終弁論，資料・データ，姿勢や態度などの総合印象を5点法で採点する．
- 合計点を出し，点数の多いほうが勝ちである．

7. ディベート終了後

- 判定団はディベートが終了するとコメントを求められるので，やり取りを記録しておく．
- ディベートが終了すると，肯定側と否定側は握手する．
- 判定員からの評価やコメントが終わると，議長が全体を総括してまとめる．

評価基準		肯定側・先攻側	否定側・後攻側
立論	①論理性（理路整然としているか） ②言語明瞭性（言語がはっきりしているか） ③姿勢・態度（姿勢・態度はどうか）	1 2 3 4 5 （　　点）	1 2 3 4 5 （　　点）
反対尋問①	④質問（論理的な質問をしたか） ⑤応答（論理的に応答したか） ⑥活発度（活発に議論したか）	1 2 3 4 5 （　　点）	1 2 3 4 5 （　　点）
反対尋問②	⑦質問（論理的な質問をしたか） ⑧応答（論理的に応答したか） ⑨活発度（活発に議論したか）	1 2 3 4 5 （　　点）	1 2 3 4 5 （　　点）
最終弁論	⑩論理性（論理的に表現したか） ⑪言語明瞭性（言語がはっきりしているか） ⑫姿勢・態度（姿勢・態度はどうか）	1 2 3 4 5 （　　点）	1 2 3 4 5 （　　点）
資料・データ	⑬資料データを十分用意しているか ⑭資料データは分析できているか	1 2 3 4 5 （　　点）	1 2 3 4 5 （　　点）
態度・総合印象	⑮一生懸命取り組んだか，努力したか ⑯紳士的な態度で取り組んだか	1 2 3 4 5 （　　点）	1 2 3 4 5 （　　点）
	合計点数	点	点

（北岡俊明：ディベート入門．p103，日本経済新聞社，1995．）

〈文献〉

1) 山田礼子 (2004)：プロフェッショナル化する社会と人材―経営人材のプロフェッショナル化と教育. 高等教育研究, 第7集：24.
2) 手島　恵監 (2020)：フレクスナー 専門職の基準.「看護者の基本的責務 2020 年版―定義・概念/基本法/倫理」., 日本看護協会出版会, p61.
3) 石村善助 (1969)：現代のプロフェッション. 至誠堂, p18.
4) Brown EL (1948), 小林冨美栄訳 (1996)：これからの看護. 日本看護協会出版会, p72.
5) 日本看護協会編 (2020)：看護に活かす基準・指針・ガイドライン集 2020. 日本看護協会出版会, p66.
6) 小山敦代 (2018)：第6章 専門職としての看護と教育.「看護学概論」. 第4版, ライダー島崎玲子, 他編, 医歯薬出版, p115.
7) 日本看護協会編 (2005)：日本看護協会看護業務基準集 2005 年, 日本看護協会出版会, p355.
8) 前掲5), p65.
9) 見藤隆子, 他 (2017)：看護職者のための政策過程入門　制度を変えると看護が変わる！　第2版, 日本看護協会出版会, pp46-47.
10) 野村陽子 (2015)：看護制度と政策. 法政大学出版局, pp303-325.
11) 氏家幸子 (2004)：第8章 看護教育制度.「看護基礎論」. 医学書院, p208.
12) 小山眞理子 (2002)：看護教育.「看護大事典」. 和田　攻, 他編, 医学書院, p516.
13) 杉森みど里, 舟島なをみ (2016)：第1章 看護教育学創造への道.「看護教育学」. 第6版, 医学書院, pp4-10.
14) 田村やよひ (2015)：第3部7. 看護教育をめぐって.「私たちの拠りどころ 保健師助産師看護師法」. 第2版, 日本看護協会出版会, pp130-131.
15) 日本看護協会広報部 (2019)：NewsRelease (2019 年5月10日)
16) 日本看護協会広報部 (2020)：NewsRelease (2020 年3月27日)
17) 日本看護学教育評価機構 (2018)：看護学教育評価システム.
18) 前掲15).
19) 厚生労働省 (2019)：看護基礎教育検討会報告書 (令和元年10月15日).
20) 日本看護協会 (2000)：継続教育の基準. 看護, 52 (11)：72-77.
21) 日本看護協会 (2012)：継続教育の基準 ver. 2.
https://www.nurse.or.jp/nursing/education/keizoku/pdf/keizoku-ver2.pdf. [2021/3/21 閲覧]
22) 前掲13), p328.
23) 日本看護系大学協議会：2020 年度　看護系大学・大学院一覧 (文部科学省).
https://www.janpu.or.jp/wp/wp-content/uploads/2020/06/monbukagakusyou-ulist.pdf [2021/3/21 閲覧]
24) 日本看護系大学協議会：高度実践看護師教育課程について.
https://www.janpu.or.jp/download/pdf/koudo.pdf [2021/3/21 閲覧]
25) 日本看護系大学協議会：見解・声明等【ご報告】2020 年9月23日.
https://www.nurse.or.jp/up_pdf/20201023162659_f.pdf [2021/3/21 閲覧]
26) 日本看護協会：新たな認定看護師教育基準カリキュラム作成の概要 (2018 年度).
http://nintei.nurse.or.jp/nursing/qualification/cn_curriculum_b#cn_curriculum[2021/3/21 閲覧]
27) 厚生労働省：特定行為研修を行う指定研修機関等の状況.
https://www.mhlw.go.jp/content/10800000/000747412.pdf [2021/4/7 閲覧]
28) 厚生労働省：医政局看護課看護サービス推進室　特定行為研修制度に関するトピックス.
https://www.nurse.or.jp/nursing/tokutei_katsuyo/symposium/pdf/2020/mhlw_document.pdf [2021/4/7 閲覧]
29) 日本看護協会：認定看護管理者 データでみる認定看護管理者.
https://nintei.nurse.or.jp/nursing/qualification/cna [2021/4/7 閲覧]
30) 厚生労働省 (2014)：新人看護職員研修ガイドライン. 改訂版.
http://www.mhlw.go.jp/stf/seisakunitsuite/bunya/0000049578.html [2021/3/21 閲覧]
31) 日本看護協会ウェブサイト.
http://www.nurse.or.jp/nursing/international/icn/index.html [2021/4/25 閲覧]
32) 前掲31). 　　　　　　　　　　　　　33) 前掲31).
34) 国際助産師連盟ウェブサイト.
http://www.internationalmidwives.org/ [2021/4/25 閲覧]

第8章
看護理論の概要

学習のねらい

① 看護理論が発達した背景と変遷について学ぶ.

② 看護の概念と理論の意味と重要性について学ぶ.

③ 看護理論構築の初期に開発された理論について学ぶ.

④ 看護理論が看護実践と研究に果たす役割について学ぶ.

Key Words

看護理論，概念，理論，ニード論，成長発達理論，危機理論，
ストレス・コーピング理論，働きかけ論，人間関係論，対象論，哲学，宗教

1 看護理論の理解のために

　日本は明治以降，ヨーロッパの学問を精力的に導入し，第二次世界大戦後は，米国のさまざまな学問に大きな影響を受けた．看護は戦後，GHQ の指導のもとで米国の看護システムを導入してきたことから，当然，看護理論も米国の看護理論家によるところが大きく，理論とはこれらを学ぶものと考えておられる方も多いのではないだろうか．これは何も看護学に限ったことではなく，少し周りを見回してみると，日本の学問の多くがこのような傾向をもつ．このような日本の学問形態について経済学者である丸山眞男は『日本の思想』のなかで「ヨーロッパの学問の根底にあって，学問を支えている思想あるいは文化から切り離され独立に分化し，技術化された学問のワクのなかに，はじめから学者がすっぽりはまってしまった．…（中略）…おのおのの科学をほり下げていくと共通の根にぶつからないで，各学科がみんなタコツボになっている」[1]と指摘している．

　そもそも人間がこれまでより良く生きようと，また死の恐怖から逃れるために必死に考え続けてきたことが宗教や哲学となった．このような問いは生きようとする人を支える看護そのものの問いに重なる．また一方で，大きな時代の流れは社会の共通概念をつくりパラダイムを形成する．これからの看護を考えていくためにも，欧米の学問背景を理解しつつ，日本を取り巻く諸国への関心を深め，さまざまな視点から物事をとらえる必要がある．

本章では，哲学的，思想的な背景，社会的な背景を概観した後で，年表によって看護理論の発展を取り巻く社会情勢を眺め，その後，各理論の詳細について学んでいこう．

1）看護と哲学

哲学（philosophy）とは，世界や人生が全体として何であるのか，どのような意味や目的をもつものなのかという根本的な問題を考える学問で，日常生活で自明の前提とされている一定の世界秩序や価値体系を主題とし，それらを自覚的・批判的に思索し，考察する．

哲学は古代ギリシャで誕生し，智恵（ソフィア，sophia）を愛すること（フィロス，philos）としてフィロソフィアとよばれた．つまり真理についての智恵を愛し求める学問ということができる．日本では明治時代に啓蒙思想家の西周によって"哲学"と訳された[2]．

一方で，欧米で信仰されている宗教についても触れておこう．

紀元前後にイエス・キリスト（紀元前7/紀元前4年頃〜紀元後30年頃）が新しい教えを説き始めた頃，この地域はローマ帝国の支配下にあるとともに，それまでに成立したユダヤ教を信仰する人びとがいた．イエスはこれらの人びととの軋轢のなかで刑死することとなったが，イエスの死後に教徒たちがイエスの教えを世界に広めていった．初期の頃はローマ帝国によって迫害を受けたが，ローマ帝国から公認されたことで，ローマ＝カトリック教会を中心にヨーロッパの諸国にも広まっていった．中世，キリスト教の信仰が広まるなかで，再びギリシャ哲学の論理構成を参考にして整えられたスコラ哲学によって神を頂点とする世界秩序を構築した．

14〜16世紀にかけてヨーロッパではペストが流行し，いつ死ぬかわからないというなかで「メメント・モリ（死を思え）」という死生観が生まれ，神にすがるか，どうせ死ぬのだからこの人生を謳歌しようとする両極端な考えが生まれた．これらが大きなうねりとなって，人間中心の新しい文化の動きであるルネッサンス（文芸復興）となり，宗教改革と，政治，科学などの学問の気運が盛んになっていった．ルネッサンスと宗教改革は，16〜17世紀にかけてのヨーロッパで，自然を自らの目でありのままに観察して，真理を探究しようとする近代科学へとつながっていった．

これ以降，社会の発展とともに人間の営みも変化し，産業革命が進むなかで，人間の根源的な問いである人間，幸福，真理，国家，社会について盛んに議論され，啓蒙思想や経験主義，大陸合理主義などへと発展し，これらを論証していくために論理学が発達した．

2）近代の看護学の周辺の学問

哲学だけでなく精神医学の立場からも人の意識について研究しようとする動きが生まれた．フロイト（Freud S，1856〜1939年）であり，彼に影響を受けたユング（Jung CG，1875〜1961年）や，ユングと共同研究をしていたアドラー（Adler A，1870〜1937年）である．

また，哲学のなかからも自我や実存について考える人びとが現れた．フッサール（Husserl EGA，1859〜1938年），メルロ・ポンティ（Merleau-Ponty M，1908〜1961年）らが提唱した現象学は，人間の実存の基盤を身体におき，身体を通して世界は感じられ，体験される「生きられた世界」として身体によって起こされる現象に着目したことから，看護にも大きな影響を及ぼし，看護という現象を考察する研究が行われるようになった[3]．

また，米国のフロンティア精神から，自分たちの道を切り開くためには「生きる力」が必要だとして，パース（Peirce CS, 1839〜1914年）らによってプラグマティズム（pragmatism）が提唱された．その後，教育学者でもあったデューイ（Dewey J, 1859〜1952年）に受け継がれ，民主主義を支える思想として完成された．デューイの思想は，ドナルド・ショーン（Schön DA, 1930〜1997年）に影響を与え，『省察的実践とは何か―プロフェッショナルの行為と思考―』（1983年）が著され，ベナー（Benner P, 1943年〜）にも影響を及ぼしている．

1980年代後半に教育学や心理学，社会学などの学問領域からケアということの現生や意味を考察したものが発表されるようになり，なかでも教育学者のM・メイヤロフ（Mayeroff M, 1925〜1979年）の『ケアの本質』（1971年）は，ケアリング論を展開した看護理論家たちに大きな影響を与えたことから，看護の世界でも広く読まれている．

さらにケアの本質に迫ろうとするさまざまな学問の流れは，文化人類学から医療人類学を生み出した．精神科の医師であるアーサー・クラインマン（Kleinman A, 1941年〜）が著した『病いの語り』（1988年）によって，語り（ナラティブ）がケアとして認識されるとともに，病を文化のなかでとらえるという考え方が広く知られるようになった．このように，日々変化している人びとの生活と社会を背景に，ケアを行っている周辺の学問領域に刺激を受けながら，看護の本質を追求し，より良いケアを行うための研究や理論構築が進められている．

3）日本の思想と看護

日本では仏教が聖徳太子の時代に導入されてから，神道とともに日本文化に根づいてきた．また中国からは仏教だけでなく儒教なども導入しており，明治までそれらが学問の中心であった．明治以降，ヨーロッパの学問を精力的に導入し，第二次世界大戦後は，米国のさまざまな学問に大きな影響を受けたが，日本が長い時間をかけて吸収した東洋思想にも哲学的思考は存在し，人間の根本問題に示唆を与えてきた．

明治以降，西洋哲学と仏教思想と融合して独自の哲学を生み出した西田幾多郎（1870〜1945年）は『善の研究』（1911年）などを著し，その教え子である三木清（1897〜1945年）『人生論ノート』（1947年）や，同時代の倫理学者である和辻哲郎（1889〜1960年）は『人間の学としての倫理』（1934年）などを著し，戦後の日本の学問を構築するなかで，人びとに影響を与えてきた．

看護の4つのメタパラダイムのひとつには，"人間"が含まれる．健康問題に向き合うことを通して人は誰もが生死を含む根本的な人間存在への問いに対自する．そのような対象をケアするわれわれはこれらの学問領域に触れ，"人間の学としての看護学"を思考し，等身大の人間観・看護観を根底に据えてケアに臨み，何より，看護者自身の人間の学としても学び続け，その延長線上に理論を構築していきたいものである．

② 看護で用いる概念と看護理論

概念（concept）とは，「事物の本質をとらえる思考の形式．事物の本質的な特徴とそれ

らの関連が概念の内容（内包）をなし，同一の本質をもつ一定範囲の事物（外延）に適用されることで一般性をもつ」（「広辞苑」第7版）とあり，ひとつの考え方の枠組みととらえることができる．

理論（theory）とは「科学において個々の事実や認識を統一的に説明し，予測することのできる普遍性を持つ体系的知識」（「広辞苑」第7版）とある．看護理論は，アリグッド（Alligood MR），トメイ（Tomey AM）によると「看護モデルから派生する関連ある概念の集合である」と説明されている[4]．

ところで，哲学史の研究家であるクーン（Kuhn TS，1922〜1996年）は，科学者が対象を考察する論理的な枠組みをパラダイム（paradigm）とよんだ．現代では一定時代のある分野のものの見方や考え方を方向づける思考方法として広く使われている．看護のメタパラダイムとして用いられるのは，4つの主要概念「人間・環境・健康・看護」であり，多くの理論家はそれぞれの立場でこれらを軸に理論を展開しているため，これらの概念を軸に理解を進めることもひとつの方法である．

③ 看護理論の重要性

次に看護理論の発達背景に触れてみよう．

看護は，わたしたち人類の誕生とともにあったといっても過言ではない．病があるかぎり，病人の周囲には治療する人や世話をする人びとの存在があり，看護はその時代や地域，文化や宗教のかかわりのなかで行われてきた[5]．そのため看護の仕事は長い間，社会で認められず地位も低かった．1900年代にフレクスナー（Flexner A）が表明した専門職の6つの基準（第7章表7-1参照）は[6]，医学界だけでなく多くの職種に影響を与えた．看護を専門職として確立していこうとしていた当時の米国の看護婦は，これらの基準を具現化するように努力した．とくに1900年代の後半は，看護婦の育成を高等教育のシステムのなかで行うこと，そして看護職独自の知識体系である理論を構築することに努力した．その第一歩が看護とは何であるのか，看護とはどのような現象であるのかを定義化するところから始まり，それまで経験的に行ってきたことをあらためて言語化していく必要に迫られた．このようなプロセスを経て，米国の看護教育は著しく発達し，看護教育の発達とともに研究の技法が進歩して看護理論の開発を助長した．

さて，看護が専門職であるためには，科学的に根拠のある看護実践が必要であり，看護理論は看護にその科学的根拠を与える．なぜならば看護理論は，看護の過程で起こるいろいろな現象の関係を客観的に明確にし，現象を体系的にみることを可能にするものであるからである．

理論には，推測，予測などの解釈がある．自然科学の実験的研究によって見出された不変の法則や原理と異なり，看護理論は状況（situation）によって変化する可能性がある．したがって，既存の理論を実際に看護に利用できるかを現場で調査し，理論の妥当性（validity）や，信頼性（reliability）を看護研究によって検討する必要がある．そしてこれらの研究によって理論の妥当性が検証され，修正されることでより良い看護へとつながり，その過程のなかで新しい理論構築へとつながっていく．

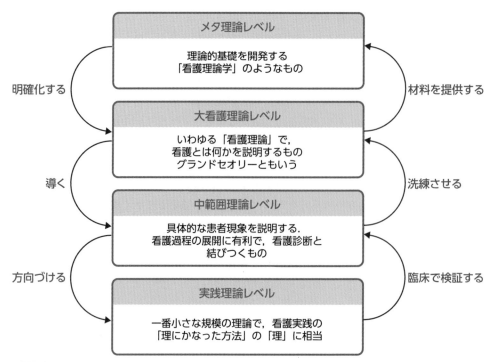

図 8-1 4 つのレベルの関係
(黒田裕子監修（2021）：看護診断のためのよくわかる中範囲理論．第 3 版．学研メディカル秀潤社，p6．を参考に作成)

看護理論を活用することの意味は，以下の 3 点に要約することができる．

① あるひとつの現象に関して，現実的な，あるいは予測的な説明を与える．看護理論を熟知している看護師は，患者にどのような看護ケアを提供すべきかを推察することができる．

② 看護の過程でどのような問題があるか，どのような質問が出されるか，どのような事象が展開されるかなどを予測することを助ける．

③ 看護理論に精通している専門職看護師は，理論が応用できるかを研究し，修正することもできる．

④ 看護理論の大きさととらえ方

ウォーカー（Walker LO）とアヴァント（Avant KC）は，看護における理論をその扱っているものの大きさから 4 つに分けている[7]（**図 8-1**）．

メタ理論（meta-theory）は，看護のための理論的基礎を開発することを意図して，哲学的な疑問や原理的疑問に焦点を当てたものである．"理論を題材とした理論"ということになる．

大理論（grand theory）は，この規模の大きさの理論がいわゆる"看護理論"である．扱っている理論の区分を明確にするために"大理論（グランドセオリー）"という．実践の

表 8-1 業績のタイプ別にみた看護理論の発展

哲学	ナイチンゲール，ウィーデンバック，ヘンダーソン，アブデラ，ホール，ワトソン，ベナー
概念モデルおよび大理論	オレム，レヴァイン，ロジャース，ロイ，ベディー・ニューマン，キング，ローパー/ローガン/ティファニー
看護理論および中範囲看護理論	ペプロウ，オーランド，トラベルビー，コルカバ，エリクソン/トムリン/スウェイン，マーサー，バーナード，レイニンガー，パースィ，ミシェル，マーガレット・ニューマン，アダム，ペンダー

(Alligood MR, Tomey AM (2002)，都留伸子，筒井真優美監訳 (2004)：看護理論家とその業績．第3版，医学書院，p11．表1-2を参照して作成した．赤字は本書で扱っている理論家)

表 8-2 3つの看護理論カテゴリー

働きかけ論的な看護理論	ナイチンゲール，ヘンダーソン，ウィーデンバック，オレム，ベナー，ワトソンなど
人間関係論的な看護理論	ペプロウ，オーランド，トラベルビーなど
対象論的な看護理論	ロジャース，ロイ，オレムなど

ための幅広い視点と，その視点に基づいて看護現象をみる方法を明らかにする包括的な概念枠組みを提供する．すなわち“看護とは何か”という命題（テーゼ）を明らかにするものである．

中範囲理論（middle-range theory）は，アメリカの社会学者ロバート・K・マートン（Merton RK，1910〜2003年）が『社会理論と社会構造』（1949年）のなかで「中範囲の理論とは，日々繰り返される調査などで豊富に展開されている小さな作業仮説と，経験的に展開されている社会的行動の非常に多くの劃一性をできれば導出しうるような主要な概念的図式を内容とする包括的思弁とを媒介する理論である」[8]と述べている．看護学領域では，“看護を必要とする患者現象”を明らかにする目的で概念分析（concept analysis）を行い，そこから得たモデルを基に看護介入を考察し，その看護成果を測定するというところまで発展しつつある．また看護診断の定義化の過程と密接なかかわりをもつ[9]．このような特性から，今後さらに研究が進むものと思われる．

実践理論（practice theory）は，中範囲理論に進む前の実践理論である．実際の看護問題に対する理にかなったアプローチの“理”にあたる．

また，看護理論の発展を業績タイプ別に“哲学”“概念モデルおよび大理論”“看護理論および中範囲看護理論”などに分けてみる見方もある（表8-1）．

一方で黒田は，看護理論を“働きかけ論的な看護理論”“人間関係論的な看護理論”“対象論的な看護理論”の3つのカテゴリーに分けてとらえている[10]（表8-2）．このように，特徴をとらえて理論をみていくことで理解を深めることができる．

⑤ 看護の諸理論

では次に，理論家ごとの時代背景をふまえながら（表8-3），各看護理論をみていこう．

表 8-3 おもな看護理論の発展過程と背景

年代	時代	看護領域				社会状況	関連する学問分野
		おもな看護理論・看護と理論家		おもな出来事・看護教育	看護状況		
		おもな看護理論	看護と理論家				
1850~1899	看護機能の方向づけの時代	看護覚え書 (60) 看護について概念化	ナイチンゲール (1820-1910)	トーマス病院ナイチンゲール看護学校設立 (60) ナイチンゲール方式看護教育開始 (米)(73) 有志共立東京病院看護婦教育所開設 (日)(85) 産婆規則制定 (日)(99)	医師に従い病人の世話をするのが看護者の役割 米国看護婦協会設立 (97) 国際看護婦協議会 (ICN) 設立 (99)	クリミア戦争 (54-56) 南北戦争 (米)(61-65) デュナン 赤十字創設 (73) 赤十字条約 (64) 明治維新 (日)(68) 日清戦争 (94-95)	ダーウィン「種の起源」(59) メンデル 遺伝の発見 (67) ノーベル ダイナマイト発明 (82) コッホ 結核菌発見 (82) 北里柴三郎 ペスト菌発見 (94) レントゲン X線発明 (95) キューリー夫妻 ラジウム発見 (98)
1900~1949				看護婦規則制定 (日)(15) ゴールドマーク・レポート (米)(23) 保健婦規則制定 (日)(41) 保健婦助産婦看護婦法公布 (日)(48) ブラウン・レポート (米)(48) これからの看護	米国看護師協会 (ANA) 設立 (11) 公衆衛生看護が発展 結核や伝染病対策	日露戦争 (04-05) 第1次世界大戦 (14-18) 第2次世界大戦 (39-45) 世界保健機構 (WHO) 創立 (48) 医療法制定 (48) 世界人権宣言 (48) 北大西洋条約 (NATO) (49)	フロイト「夢判断」(00)「精神分析入門」(17) フッサール「現象学」(13) ユング「心理学的類型」(21) ベルガー 脳波記録成功 (24) ハイデッガー「存在と時間」(27) フレミング ペニシリン発見 (28) セリエ「ストレス説」(36) カール・ロジャーズ「カウンセリングとサイ」(42) サルトル「存在と無」(43) メルロ=ポンティ「知覚の現象学」(45) サイモンズ「人間適応の心理」(46) フランクル「夜と霧」(46)
1950~	看護理論の捉え始めた時代	人間関係の看護論 (52) 看護の原理と実際 (55) 看護の哲学 (59) 看護科学 (59)	ペプロウ (1909-99) ヘンダーソン (1897-1996) ジョンソン (1919-99)	Nursing Research 発刊 (52) 高知女子大家政学部衛生看護学科誕生 (日)(52) 東京大学医学部衛生看護学科発足 (日)(53)・コロンビア大学生が看護界に大学院教育の推奨 他の看護分野の概念・理論を看護に取り入れる	ICN 国際倫理綱領 (53) WHO 看護業務の定義 (54) ANA 看護実践の定義 (55) 専門職としての看護の議論 看護の役割や伝承範囲拡大	朝鮮戦争 (50-53) 日米安全保障条約 (51) WHO 加盟 (日) 安保闘争 (日)(59-60)	エリクソン 発達モデル (50) ゼッサーニ二十階論 (51) ピアジェ「子供の思考と言語」(55) 社会学的思考法 社会学の理論を説明 (54) レビンソン 成人の発達理論 ハヴィガースト発達理論 一般システム論 象徴的相互作用論 役割理論など
1960~	看護理論の明瞭時代	看護の基本となるもの (60) 患者中心の看護 (61) 臨床看護の本質 (64) 看護論 (66) 人間対人間の看護 (66) 臨床看護入門 (69)	ヘンダーソン (前掲) アブデラ (1922-2017) オーランド (1926-2007) ウィーデンバック (1900-98) ヘンダーソン (前掲) トラベルビー (1926-73) レヴァイン (1920-96)	聖路加看護大学発足 (日)(64) 看護理論開発シンポジウム (68) 看護科学の本質の会議 (69) ディッコフとジェームス論文 (理論の指針)(68)	第13回 ICN 大会で看護師の定義 (65)	初の有人宇宙飛行 (61) キューバ危機 (62) 東京オリンピック (64) ヘルシンキ言語採択 (64) ベトナム戦争 (65-75) 中国文化大革命 (66) 月面到着成功 (米)(69)	実存哲学 クーン「科学革命の構造」(62) カール「沈黙の春」(62) プラグマティズム (実用主義) ヒューマニズム 精神分析 現象学 シンボリック 相互作用理論 コンピューターサイエンス グレイサー・ストラウス「グラウンデッド」(67) オリーの発見：質的研究の方略」(68) ベルタランフィ 一般システムモデル (68) 米国でX線 CT 装置が開発される (68) パーソンズ&ブランチャード 状況的リーダーシップ理論 (SL理論)
1970~	看護理論の開花時代	ロジャーズ看護論 (70) オレム看護論 (71) 看護過程の教育訓練 (72) ヘルスケアシステムモデル (72) 科学的看護論 (74)	ロジャーズ (1914-94) オレム (1914-2007) オーランド (前掲) ニューマン (1924-) 薄井坦子 (1932-)	科学とは何か 学問とは何か 千葉大看護学部開設 (日)(75) 理論と研究と実践の関係 (スティーブンスの著書) 実践理論とは何かの論争 看護学発展の認識		万国博開催 (70) 全米でベトナム戦争即時停戦要求デモ (71) 沖縄本土復帰 (日)(72) WHO プライマリーヘルスケアを推奨、母乳育児を推進 (74)	メイヤロフ「On Caring」(71) ヘイジ「社会学における理論構築の手法と問題」(72) MRI による画像診断に成功 (72) センガース「利己的な遺伝子」(76) ドーキンス&ドレイファス「コンピューターは何ができないか 哲学的知能批判」(79)

年代	区分	看護理論	理論家	看護をめぐる動き	社会の動き	科学・医療の動き
1980～	看護理論の検証、発展の時代	ロイ看護論・適応モデル序説(76) 人間的な看護(76) 文化を超えた看護・概念、理論、実践(78) 看護における理論の開発(79) 看護のための行動システムモデル(80) キング看護理論(81) 健康を生きる・人間:バー/ニューマンシステムモデル(81) ワトソン看護論:人間科学とヒューマンケア(85) バース看護理論(81):人間生成理論(84) ベナー看護論 病気における不確かさ/不確実性理論(88) 看護実践の概念モデル(89)	ロイ(1939-) パターソンとジェブラド レイニンガー(1930-2012) M.ニューマン(1933-2018) ジョンソン(前掲) キング(1923-2007) バース(1940-) ニューマン(前掲) ワトソン(1940-) バース(1940-) ミッシェル(1940-) レヴァイン(前掲)	第16回ICN大会東京で開催(77) 千葉大学大学院看護学研究科修士課程開設(日)(79) 1980年代:概念枠組みの広がりと修正(オレム、キング、ロイ、ロジャーズ) クリニカル・ナース・スペシャリストやナース・プラクティショナーの数の増加(米) 理論を実践に適用する動きが見えはじめる 日本赤十字看護大学発足(日)(86) 聖路加看護大学大学院博士課程開設(日)(88)	ロッキード事件(76) WHOアルマ・アタ宣言(78) イラン-イラク戦争(80-88) 男女雇用機会均等法(日)(85) チェルノブイリ原子力発電所事故(86) マルタ会談、冷戦終結宣言(89)	スペースシャトルコロンビア打ち上げ(米)(81) HIV(ヒト免疫不全ウイルス)の発見(82) ジェフリーズ DNA鑑定法(83) C型肝炎ウイルス、レジオネラの発見(86) ストラウス&コーエン「質的研究の真髄:グラウンデッドセオリーの手順とテクニック」(87) 小柴昌俊 超新星1987Aからニュートリノを検出(87)
1990～	看護理論を実践で検証し理論を修正する90年代、看護ケアのアウトカム研究が盛んになる	レイニンガー看護論:文化ケアの多様性と普遍性(91) マーガレットニューマン看護論:拡張する意識としての健康(94) ヘルスプロモーション看護論(96) パース看護理論:人間生成(98) の現象学的探求(99) 看護ケアの臨床知(99) 21世紀の看護論(99)	ベンダー(1941-) P.ベナー(前掲) J.ワトソン(前掲)	国際看護理論家会議(91)成功開催(日)(92) 千葉大学大学院看護学研究科博士課程設置(日)(93) 日本看護協会専門看護師制度発足(95) 認定看護管理者制度発足(98)	90年代前半からインターネットの世界的な普及(90) 東西ドイツ統一(90) ソ連エリツィン大統領(91) 湾岸戦争(91) 阪神・淡路大震災(95) 保健所法	Evidence Based Medicine が初めて紹介される(92) トムソンら ヒトES細胞の樹立に成功(98)
2000～	統合的な発展と実践への適応の時代	フォーセット:看護学知識の分析と評価(00)邦訳(08)	フォーセット(1941-)	統合的な発展へと向かう実践への適応に可能性の高まり エビデンスに基づく実践(EBP)(00) 改正保健師助産師看護師法施行、保健師、助産師看護師名称変更(02) 第23回ICN大会横浜で開催(05)	介護保険法施行(日)(00) 米国同時多発テロ(01) イラク戦争(03) スマトラ島沖地震(03) 厚生労働省 災害派遣医療チーム(DMAT)整備(日)(05)	ヒトゲノムの全解読結果 ドラフト第1稿が公開される(00) クローン羊ドリー第1編(03) 山中伸弥 初の遺伝子情報からのウイルス改変(03) iPS細胞(人工多能性幹細胞)の開発(03)
2010		移行理論と看護(10) L.ドゥシー:インテグレーティブナーシング理論(11)	メレイス(1942-) ドゥシー(1940-)	特定行為に係る看護師の研修制度施行(15)	東日本大震災(日)(11) アラブの春(11)	山中伸弥 ノーベル生理学・医学賞受賞(12)

参考文献
・Tomey AM, Alligood MR編著 (2002), 都留伸子監訳 (2004):看護理論家とその業績. 第3版, 医学書院.
・小田正枝編著 (2002):看護過程がよくわかる本 看護理論を実践に活かす. 照林社.
・Fawcett J (1993):太田喜久子、筒井真優美監訳 (2008):フォーセット 看護理論の分析と評価. 新訂版, 医学書院.
・黒田裕子監修、他 (2017):ケースを通してやさしく学ぶ看護理論. 改訂4版, 日総研出版.
・杉田暉道、他 (2005):系統看護学講座⑨ 看護史. 第7版, 医学書院.
・筒井真優美編 (2015):看護理論家 NICE 看護理論. 改訂第2版, 南江堂.
・筒井真優美編 (2015):看護理論家の業績と理論評価. 医学書院.
・松木光子、他編 (2006):看護理論 理論と実践のリンケージ. ヌーヴェルヒロカワ.

レビン（Lewin K）が「理論なき実践は盲目であり，実践なき理論は空虚である」[11]と述べているように，理論は実践に活用してこそ意味がある．机上の空論になっては何の意味もなさない．

しかし理論をすべて理解しないと実践はできないのか，といえば，そういうわけでもなく，さまざまな理解レベルで活用しつつ，理論を基にその実践を振り返り，さらに理解を深めていくことも大きな意味がある．まずはそれぞれの理論をつくり出した人はどんな人だろうと興味をもち，その人が生きた時代背景を概観し，理論家たちの生きた時代を少しイメージすることができたら，それぞれの理論を読み進めてみよう．

ところで，看護の経験のない学生にとって，看護理論を理解することは難しく感じることだろう．ここではまずおもな看護理論が著された時代，および時代背景をふまえ，次に理論の概要に触れ，看護とは何かを考えるときや看護現場で課題に直面したときに，各理論を基に考えることのできる素地をつくり，その後，各理論家の著作に触れて理解を深めるとよい．

フローレンス・ナイチンゲール Florence Nightingale（1820-1910年）

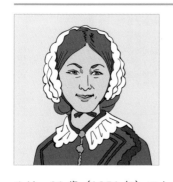

［背景］ ナイチンゲールは，1820年5月12日，英国上流階級の名家の次女として生まれた．当時の英国は，産業と社会に大きな変革をもたらした産業革命といわれる時代であり，貧富の差が著しく拡大していた．ナイチンゲールは，22歳のときに貧困な人や病気の人が収容されている貧民小屋を訪問し，その不安や苦しみに衝撃を受け，病人の世話という仕事がとても重要であると確信した．当時，これらの仕事は下層階級の職業とされていたが，ナイチンゲールは，31歳（1851年）のときに，家族の猛反対を押し切り看護を学びはじめた．その後，1853年には病院の総監督として運営管理や財政面を統制した．1854年，クリミア戦争が勃発し，多くの傷病兵たちは，不衛生で，世話をする人はおろか，ベッドや食事もなかったスクタリの兵舎病院に収容された．その事実を知ったナイチンゲールは，38名の看護婦団を率いてスクタリへ向かった．そして，兵舎病院の衛生管理に努め，兵士たちの死亡率を半年で42.7%から2.2%へと引き下げた[12]．また当時，下層民として蔑まれていた兵士たちに対し，ひとりの人間として尊重し看護を行った．さらに，学校や図書館，郵便局を建て，兵士の待遇改善に努めた．クリミア戦争から帰国後は，憔悴し健康状態は思わしくなかったが，陸軍省や病院の改革，看護婦訓練学校設立を行った．

ナイチンゲールは，90年というその生涯を通じ，病身にもかかわらず精力的に文筆活動を続け，150編にも及ぶ文献を残している．そのなかでも，看護とは何であるかを示唆した『看護覚え書』は，発刊後160年以上が経過した現在でも，色褪せることなく，看護の本質を伝承するものとして現代の看護教育において活用されている．

また，ナイチンゲールの功績は，その秀でた感性や洞察力，行動力，発信力などにより，著述家としてだけでなく，看護の発見者，優れた管理者，科学者・統計学者，衛生改革者，病院建築家，社会改革者と，7つの顔をもつといわれている[13]．

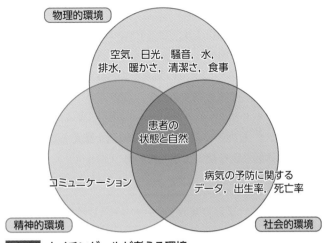

図 8-2 **ナイチンゲールが考える環境**
（城ヶ端初子編著（2018）：新訂版　実践に生かす看護理論
19．第 2 版，サイオ出版，p23．）

表 8-4 **ナイチンゲールの環境モデルと具体例**

主な領域	具体例
換気と保温	看護の第一原則は空気を清浄に保つことである．病人が呼吸する空気は，病人に寒い思いをさせることなく，つねに新鮮な空気の入ってくる窓からの外気によって行わねばならない．他の部屋から排気された空気や排泄物の臭気が混じった空気では意味がない．
騒音	病人に悪影響を及ぼすのは音の大きさではない．不必要な音や心に何か予感を抱かせるような音が患者に害を与える．何度もドアを開け閉めする音，鍵束がガチャガチャ鳴る音，廊下や室内でのひそひそ話には注意を払うこと．
部屋と壁の清潔	いくら換気を行っても，清潔さが保たれていない部屋は空気をきれいにはできない．ほこりをかぶった絨毯，汚れた壁紙，かびの生えたようなカーテンや寝具は取り除くこと．
身体の清潔	皮膚からの排泄物など汚れがついたままであることは，健康への自然の過程を妨げる．身体の清潔で得られる解放感や安らぎは，生命力が解き放たれたしるしに他ならない．
余計な励ましと忠告	周りにいる人々や見舞客による余計な励ましや忠告は病人に害を及ぼす．病人が喜びそうな話題を提供することに専念せねばならない．

（Nightingale F（1860），小林章夫，竹内　喜訳（1998）：対訳看護覚え書．うぶすな書院．を参考に筆者作成）

　　ナイチンゲールの看護理論は，「創まりの看護理論」[14]と称されるように，その後に開発された数々の看護理論の基盤となっている．ただしナイチンゲールが残した看護理論は，基本概念が成立する前に発表された思想であるため，看護の 4 つの基本概念（人間・環境・健康・看護）を定義づけてはいないが，その著書の内容からその概念を読み取ることができる．

　　『看護覚え書』の書き出しには，「病気は修復過程である」という言葉がある．つまり，健康とは，何週間も何カ月も，時には何年も前から気づかれずに起こっていた，毒され衰弱する過程を改善しようとする自然の業である[15]．すなわち，人間には修復力（自然治癒力）が備わっているということである．そして看護は，その修復過程を助けることが重要

な要素であるとしている.

ナイチンゲールは,修復過程には,空気や水,騒音や排水,陽光など(物理的環境),コミュニケーション(精神的環境),病気の予防など(社会的環境)が大きく影響すると考えている(**図8-2**).これら3つの環境の刺激が,中心にある患者の状態と自然に働きかけ,良好な修復課程を促進させるものである[16].このように,健康には環境が欠かすことができないことを提唱しており,ナイチンゲールの看護理論は,「環境論」ともよばれている.

『看護覚え書』には,看護師の重要な役割は環境を整えることであると述べ,環境を整えるための方法を具体的な例を用いて示している(**表8-4**).

ヴァージニア・ヘンダーソン Virginia Henderson(1897-1996年)

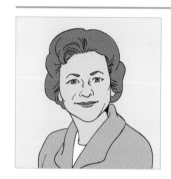

[背景] ヘンダーソンは,1897年に米国のミズーリ州,カンザスシティで生まれた.父親は弁護士をしており,8人きょうだいの5番目として育った.ヴァージニアという名前は,母親がバージニア州出身で,故郷を懐かしみ,つけられたといわれている.

16歳の時に第一次世界大戦(1914〜1918年)が勃発し,兄や従兄たちが従軍した.ヘンダーソンは,1918年にワシントンの陸軍看護学校に入学し,そこで,陸軍看護学校の創立者であり初代校長であるアニー・グッドリッジと出会い,看護という職業の価値について身をもって示すグッドリッジを師と仰いだ.1921年に卒業し,ニューヨーク,ヘンリー街の公衆衛生看護師として就職した.その後は,故郷バージニア州で看護教員となった.1927年には大学に入学し,学士号(1932年),修士号(1934年)を取得し,1948年まで学生指導を担った.ヘンダーソンの臨床指導はたいへん独特で,看護師資格のある学生たちが看護クリニックを開き看護の実践を行うという卒後コースを立ち上げ教えていた.また,この頃から患者のニーズ,医師とのチームワークを意識していたとされている.

その後,国際看護師協会(ICN)理事会が,看護師に「看護が治療の不可欠な一部であり,また回復とリハビリテーションの一助であるような状況のすべてに適応可能な看護ケアの基本的原理」を提示しようとヘンダーソンに執筆を依頼した.そして1960年に『看護の基本となるもの』が出版され,世界各国の看護界に広く知られ現在も読み継がれている.日本には84歳(1982年)の時に来日している.晩年はコネチカット州のホスピスで過ごし,98歳(1996年)でその生涯を終えた.

ヘンダーソンの看護理論の大きな特徴は,「人間の欲求に注目したニード論」である[17].ヘンダーソンは,人間は基本的欲求に根ざして行動する生き物であると考え,人間を,欲求をもつ存在だとみなしている[18].この考えから基本的看護についてヘンダーソンは,「人間は二人として同じ者はいず,各人はそれぞれ独自の様式をつくり出すようなやり方で自分の欲求を読み取るので,基本的看護は無限の変容形のあるサービスである」[19]と述べている.このように,人間は基本的欲求をもつ存在であるが,その欲求に対し各人により考

表8-5 患者がもっているニード

一般には看護師によって満たされ，また，常時ならびに時に存在する条件によって変容する患者がもっているすべての欲求

基本的看護の構成要素	基本的欲求に影響を及ぼす常在条件	基本的欲求を変容させる病理的状態（特定の疾病とは対照的）
以下のような機能に関して患者を助け，かつ患者がそれらを行えるような状況を用意する． 1. 正常に呼吸する 2. 適切に飲食する 3. あらゆる排泄経路から排泄する 4. 身体の位置を動かし，また良い姿勢を保持する（歩く，座る，寝る，これらのうちのあるものを他のものへ換える） 5. 睡眠と休息をとる 6. 適切な衣類を選び，着脱する 7. 衣類の調節と環境の調整により，体温を生理的範囲内に維持する 8. 身体を清潔に保ち，身だしなみを整え，皮膚を保護する 9. 環境のさまざまな危険因子を避け，また他人を傷害しないようにする 10. 自分の感情，欲求，恐怖あるいは"気分"を表現して，他者とコミュニケーションをもつ 11. 自分の信仰に従って礼拝する 12. 達成感をもたらすような仕事をする 13. 遊び，あるいはさまざまな種類のレクリエーションに参加する 14. "正常"な発達および健康を導くような学習をし，発見をし，あるいは好奇心を満足させる	1. 年齢：新生児，小児，青年，成人，中年，老年，臨終 2. 気質，感情の状態，一過性の気分： ⓐ"ふつう"あるいは ⓑ多幸的で活動過多 ⓒ不安，恐怖，動揺あるいはヒステリーあるいは ⓓ憂うつで活動低下 3. 社会的ないし文化的状態：適当に友人がおり，また社会的地位も得ていて家族にもめぐまれている場合，比較的孤独な場合，適応不全，貧困 4. 身体的ならびに知的能力 ⓐ標準体重 ⓑ低体重 ⓒ過体重 ⓓふつうの知力 ⓔふつう以下の知力 ⓕ天才的 ⓖ聴覚，視覚，平衡覚，触覚が正常 ⓗ特定の感覚の喪失 ⓘ正常な運動能力 ⓙ運動能力の喪失	1. 飢餓状態，致命的嘔吐，下痢を含む水および電解質の著しい平衡障害 2. 急性酸素欠乏状態 3. ショック（虚脱と失血を含む） 4. 意識障害—気絶，昏睡，せん妄 5. 異常な体温をもたらすような温熱環境にさらされる 6. 急性発熱状態（あらゆる原因のもの） 7. 局所的外傷創傷および/あるいは感染 8. 伝染性疾患状態 9. 手術前状態 10. 手術後状態 11. 疾病による，あるいは治療上指示された動けない状態 12. 持続性ないし難治性の疼痛

(Henderson V（湯槇ます，小玉香津子訳）：看護の基本となるもの．再新装版，p27，日本看護協会出版会，2016.）

え方や行動の仕方が異なるため，個人の独自性を尊重し，個々の看護サービスを提供する重要性を強調している．人間の基本的欲求についてヘンダーソンは，14のニード（機能）とし，ニードに影響を及ぼす常在条件と病理的状態との関係を次の表で示している（表8-5）．左端に表示されている基本的看護の構成要素である「ニード（機能）」は，「常在条件（例：年齢や感情の状態など）」や「病理的状態（病気などにより，正常な機能が損なわれて生じている病理的な状態：飢餓状態，意識障害など）」によりさまざまとなるため，基本的看護を無限の変容性のあるサービスとするために，常在条件や病理的状態をとらえる必要性があるとしている．なお，基本的構成要素の基になる人間の欲求については，マズローのニード階層説と相関性があり，1から8のニードはマズローの生理的欲求に対応し，9は安全の欲求，10，11は愛と所属の欲求，12は尊敬（承認）の欲求，13，14は自己実現の欲求に対応しているといわれている[20]．

最後に，ヘンダーソンは「看護師の独自の機能は，病人であれ健康人であれ各人が，健康あるいは健康の回復（あるいは平和な死）に資するような行動をするのを援助することである．その人が必要なだけの体力と意思力と知識を持っていれば，これらの行動は他者

の援助を得なくても可能であろう．この援助は，その人ができるだけ早く自立できるようしむけるやり方で行う」と述べている[21]．このようにヘンダーソンは，あらゆる健康レベルにある人を対象者とし，各人が健康や健康の回復，あるいは平和な死に向かって援助を行うことが看護師の独自の機能であると明示している．そして，看護サービスを提供する際には対象者の体力と意思力と知識の側面からアセスメントを行い，必要な援助を見極めたうえで，自立（自律）して行動できるよう仕向けるようなかかわりが看護の担うべき役割であるとしている．

　健康であれば，自分自身で基本的欲求を満たすことは可能であるが，そうでない場合にどのような看護を提供すべきか．対象者の生活を支えるために看護として何ができるのかを考えながら，ヘンダーソンの看護理論を活用してほしい．

フェイ・G・アブデラ Fay G. Abdellah（1919-2017年）

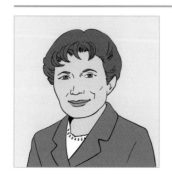

［背景］　アブデラは 1919 年に米国ニューヨーク市に生まれ，1942 年にニュージャージー州のフィトキン記念病院看護学校（現在のアン・メイ看護学校）を卒業した．1945 年にはコロンビア大学ティーチャーズ・カレッジで理学学士号を，1947 年には文学修士号，1955 年に教育学博士号を取得した．

　職歴としては，1943〜1945 年にコロンビア・プレビテリアン・メディカルセンターで看護師・師長を務め，1945〜1949 年にはエール大学の看護学部で講師として教育に携わった．1949 年からは合衆国公衆衛生局（USPHS）に入職し，全国看護コンサルタント，看護教育課長などを務め，1970 年に合衆国公衆衛生局の主任看護官に任命され，1982 年には副医務長官となり，1989 年に退官した．1993 年にメリーランド州の米軍保健科学大学（USUHS）の米軍看護大学院の初代学部長，教授として就任し，2002 年に退職した．

　アブデラが活躍しはじめた時代は，第二次世界大戦後，急速にテクノロジーが発達した時代で，疾病の解明は細胞レベルでとらえられるようになり，看護もそれに追随して病気の状態に重点がおかれ，人間としての患者にほとんど配慮されていない状況であった．そのようななかで彼女は，看護が医師の支配から脱却して，包括的な患者中心のケアという理念を追求することが大切であると考えた．

　患者中心の看護をするためには，患者がどのような問題を抱えているかを詳細に調べ，患者の健康上のニードが看護上の問題であると考え，"21 の看護問題"に集約した．アブデラとほぼ同時期に，ヘンダーソンも 14 の基本的ニードを発表しており，互いに影響し合いながら，ヘンダーソンは患者の行動に着目して，アブデラは看護問題に着目して，それぞれの理論を構築していった．また，彼女は，21 の看護問題を解決できるような看護師の育成と，顕在化している看護上の問題だけではなく，潜在的な問題をいかにうまく引き出すかが重要だと考えた．さらに，公衆衛生分野で，長期ケア対策，知的障害，発達障害，在宅ケア，高齢化対策，ホスピスやエイズ問題など，多岐にわたり全米国民のヘルスケア

表8-6 アブデラの 21 の看護問題の類型

すべての患者が必要とする 顕在的/潜在的なもの

1. 清潔と身体的安楽を維持すること
2. 最適な活動を促進する：運動，休息，睡眠をとる
3. 事故や障害，外傷などの予防，および，感染の予防により，安全を確保する
4. 良好な身体機能の維持と，変形を予防・矯正する

生命維持に不可欠な生理的過程の正常と障害に関する おもに顕在的なもの

5. 身体の細胞組織への酸素供給の維持を図る
6. 身体の細胞組織への栄養供給の維持を図る
7. 排泄機能の維持を図る
8. 体液と電解質バランスの維持を図る
9. 疾病によって生じた身体の生理的反応を理解する：病理的，生理的，代償的
10. 身体調節のメカニズムと機能の維持を図る
11. 感覚機能の維持を図る

情緒的，対人的な要素 ほぼ顕在的なもの

12. 肯定的・否定的な表現，感情，反応を明確化して受け入れる
13. 情動と器質疾患との相互関係を明確化して受け入れる
14. 効果的な言語的・非言語的コミュニケーションの維持を図る
15. より良い対人関係の発展を図る
16. 個人のスピリチュアル的な目標の達成に向けて前進を促す
17. 効果的な治療的環境をつくり維持する
18. 個人によって身体的・情緒的・成長発達上のニードが異なるという認識を促す

社会学的，社会的問題 顕在的/潜在的なもの

19. 身体的・情緒的な制約のなかで，最大限可能な目標があることを受け入れる
20. 疾病から生じるさまざまな問題を解決する助けとして，社会資源を活用する
21. さまざまな社会問題が疾病の発生に影響を及ぼすことを理解する

向上に力を注いだ．

　また，アブデラは，学術と専門職への貢献に対して 79 以上の賞を受賞している．そして，世界各国の要請に応じている．日本では，日本看護協会のコンサルタントとして，大学院における看護教育，看護研究プログラムの開発に携わった．

(1) アブデラのとらえる看護

　アブデラは，人間を"身体的・情緒的・社会的ニードをもつ存在"としてとらえ，看護を次のようにとらえている．

　看護とは，個人と家族に対するサービスであり，ひいては社会に対するサービスである．看護とは，個々の看護師の態度や知的能力，看護技術に基づき，病気の有無を問わず，人びとが自己の健康上のニードに対処できるよう，援助したいと願う気持ち（desire）と，援助に必要な能力を形成するというアートとサイエンスの上に築かれたものである．また看護は，一般的な，あるいは特定の医学的方針に沿って行われる場合もある[22]．

　ここで述べられているサービスの提供に必要な要素として，①人間的技能と人間関係の習熟，②観察と報告，③徴候と症状の解釈，④看護問題の分析，⑤組織化をあげている．

(2) 21の看護問題

　アブデラは，看護問題と看護処置を 3 段階に分類した．

- **第 1 段階** まず 30 の総合病院をサンプルとし，患者から抽出された一般看護問題の分類と整理を行った．これらを身体的・心理的・リハビリテーション的・診断時にみられる看護問題に分類した．
- **第 2 段階** 次に看護問題の"顕在/潜在"の規定を発展すべく，おもに看護問題を把握する方法を段階ごとにまとめた．
- **第 3 段階** さらに看護問題を精選・集約して 21 にまとめ，看護処置の分類作成に利用される看護技術リストを作成した．21 の看護問題は表 8-6 のようになる．

これらの分類が，後の研究者たちにより，看護診断分類へとつながっていった．

アブデラは，看護師が専門職として質の高い看護を提供するためには問題解決能力が大切であると考えていた．そのためには，顕在的/潜在的な問題を明確化したうえで解釈・分析を行い，それを解決するための適切な方法を選ぶ過程が重要で，看護は"問題解決過程"であるととらえていた．そして何より一人ひとりの看護問題を的確に把握することこそが患者中心の質の高い看護へとつながると考えていたのである．

ヒルデガード・E・ペプロウ Hildegard E. Peplau（1909-1999年）

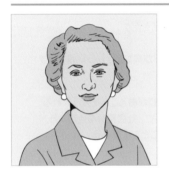

[背景] 1931 年，ペンシルベニア病院附属看護学校を卒業し，1943 年にバーモント州ベニントン大学で心理学の学士号を取得した．

1943 年から合衆国看護部隊に従軍し，英国軍事神経精神医学学校に勤務していた．1947 年にコロンビア大学ティーチャーズ・カレッジで精神看護学の修士号を取得し，1948～1953 年に同大学看護学部の精神看護学上級プログラムの責任者を務めた．さらに，1953 年に同ティーチャーズ・カレッジで教育学の博士号を取得している．その 1 年前の 1952 年に『Interpersonal Relations in Nursing（人間関係の看護論）』[23]を出版した．

このように，ペプロウの中心的な理論は，1940 年代，第二次世界対戦を経て，大きな時代の変化のなかにおける精神看護実践から生み出され形成された．

ペプロウの理論は，マズローのニード階層説，サリバン，フロム（Fromm ES）といった精神分析的な精神医学の研究者たちの影響を受け，さらにライヒマン（Fromm-Reichmann F）の人間関係論に影響を受けた．したがって，彼女の看護論には，看護師と患者の人間関係のプロセスと，精神力動論的な 2 つの考え方が根底にある．この理論が世に出るまでは，緊密な看護師と患者関係は精神科看護の分野のみに必要だと考えられていたが，彼女はどのような看護の場面においても看護師と患者の関係はひとつのプロセスとして存在するとし，この関係性に着目した．

ペプロウにとって看護は，病人や健康な人のニードを充足するのを助ける癒す芸術（healing art）であり，治療法であるとしている．そして，看護を目標に向かって連続的に行われる活動であるととらえ，「看護は人間関係のプロセスであり，しばしば治療的なプロセスである」[24]と述べている．さらに，彼女の理論の特徴は，患者のみならず看護師のパー

ソナリティにも焦点が当てられていることであり，看護師がプロフェッショナルとして成長することが患者の回復に影響を与えると考えていた．

(1) 看護

ペプロウは，「看護とは有意義な，治療的な，対人的なプロセスである．看護は地域社会にある個々の健康を可能にする他の人間的諸プロセスと協同して機能する．（中略）看護とは，創造的，建設的，生産的な個人生活や社会生活を目指す，パーソナリティの前進を助長することを目的とした教育的手立てであり，成熟を促す力である」[25]と述べ，看護の過程を次の4つに分類してとらえた．

- **方向づけ**（orientation）　患者が自己の抱えている問題やニードを認識し，看護師は患者とともに問題解決の方向性を見つけ出し，援助する時期．したがって，看護師の文化的・教育的背景や過去の経験，固有の先入観が大きく影響することを自覚しておかなければならない．
- **同一化**（identification）　患者は自分のニードを満たしてくれそうな看護師を選択して反応するようになり，一時的に依存心が高まる．看護師は患者が自身の現状を受け入れられるよう援助するとともに，患者のニードを充足するのを助ける．
- **開拓利用**（exploitation）　患者は自分のおかれた状況を理解し，自分に提供されたサービスを利用することによって，自分でコントロールすることができる．
- **問題解決**（resolution）　援助者との同一化から抜け出し，ひとり立ちできる能力を身につけ，それを強めていく時期．患者が自立し，ニードが満たされて問題が解決されると，患者と看護師の治療的関係は終わる．

(2) 看護師の役割

ペプロウは，患者と看護師の関係の局面において，看護師はさまざまな役割をもつとする．その役割は，①未知の人，②代理人，③教育者，④情報提供者，⑤カウンセラー，⑥リーダーシップの役割である．ペプロウは，看護師と患者の関係はひとつの連続した線上を動いているととらえ，その過程のなかで患者は，看護師との関係により人格の成熟を促されるとし，看護師の人間性を重視した．

(3) 患者と看護師の相互作用

ペプロウにとっての看護の目標（goal）は，患者が治療過程への動機づけをし，患者と看護師が互いをひとりの人間として尊敬し，より良い関係をつくり，その結果，患者が効果的な学習と成長を遂げることである．一方で，このような関係をつくることは，看護師としての成長や人としての成長にも影響する．ペプロウは，人間としての看護師が，人間としての患者と相互作用する行動は，患者の well being と看護援助の質および結果に大きな影響を及ぼすと考え，患者のみならず看護師の成長がもたらす影響を重要視していた．

(4) 看護場面に影響を及ぼす要因

患者と看護師の関係性の構築プロセスそのものが治療過程であると考えていたペプロウは，看護師と患者の間で起こる怒りや否定的な反応をさせるような体験，あるいは建設的な反応をさせるような体験を理解することは，その行動を人間的，理性的にコントロールする第一歩であると考えた．そこに影響を及ぼす要因として“パーソナリティ”“ニード”“不安”の3つがあると考えた．

●パーソナリティと人間のニード

ペプロウは，パーソナリティ機能は成長発達してゆくもので，看護師が患者個人のもてる能力を最大限に発揮できるように援助することで，パーソナリティの発達を促すと考えた．そして，過去にニードが満たされた体験をしている人は，看護師に対して極端なニード充足を求めたり，そのニードを抱えたまま自分に閉じこもったりすることなく，現状を受け止めることができ，ニードを満たすことで個人のパーソナリティをいっそう高めることができると考えた．また，ニードは心理的なものであると同時に，生理的なものでもある．このようなニードについてペプロウは「ニードは緊張を生み，緊張はエネルギーを生み，それは何らかの形の行動になってあらわれる」[26]と，患者の行動とニードの関係をとらえた．患者は最初からすべて自身のニードを明確に認識しているとは限らない．看護師と患者がともに抱えているニードはいかなるものかを考えることで，ニードから生じるエネルギーを効果的に転換することができると考えた．

一方，ニードが充足される前に，このニードに対する妨害，阻止現象（ブロッキング），障害などが現れると，これらはすべてフラストレーションのもととなる．フラストレーションはしばしばパーソナリティを傷つけ，崩壊させる．ニードの充足は，パーソナリティの活動の目標であり，その行動を動機づけるものであるため，この欲求のエネルギーが実際に消費されるまでは，いかなる妨害も自我にとっては活動への障害として受け取られてしまう．患者の行動をよく観察し，その意味をともに考えることが重要になる．

●不安

ペプロウは「不安とは，不快感として感じられ，体験される未知の危険に対する反応であり，しかもその困難に対抗するためにもろもろの資源を動員して人体を武装する反応である」[27]とし，不安は問題解決の第一段階のひとつの側面であり，"切実なニード"としてとらえている．そして「不安は，人間関係における有力な力であり，不安によって起こるエネルギーは，その場のすべての関係者の知覚と理解のいかんによって，破壊的行為にもなれば，建設的行為にもかわるのである」[28]と述べている．不安や緊張から生じるエネルギーを，病気あるいは負傷についての気持ちや考え方の発見に利用したり，患者とともに目標を探求したり，計画を立てたりすることは，患者が他者との関係を強化することに役立ち，このようにすることで，患者の不安を最小限にくい止めることができると考えた．

このようにペプロウは，看護が専門職として発展していく初期に，患者のニードから患者との関係性に考察を進め，そこから自身の理論を構築していった．

アイダ・J・オーランド　Ida J. Orland(1926-2007年)

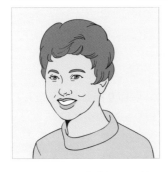

[背景]　オーランドは，ニューヨーク医科大学フラワー五番街病院の看護学校を卒業し，1947年から看護師として働きはじめ，1951年にはセント・ジョーンズ大学で公衆衛生看護の学士号を取得し，1954年にはコロンビア大学ティーチャーズ・カレッジで精神衛生コンサルテーションの修士号を取得した．オーランドが在籍した1950年代当時のコロンビア大学では，看護教育に携わる看護師には大学院教育が必要であると認められるようになっており，彼女はそのような新しい活気ある教育カリキュラムを受けた．

　彼女は，大学で学びながら断続的にスタッフナースとして，産科，内科，外科，救急看護部で働いた経験や，総合病院のスーパーバイザー，副看護部長を務めた経験がある．さらには，附属看護学校で教鞭をとったこともあり，臨床から教育まで多彩な経験をもつ．

　その後，1954～1959年にエール大学に研究者として採用され，基礎看護カリキュラムに精神保健の概念をどのように取り入れるかを研究するプロジェクトの主任研究員になった．このプロジェクトを通して，患者，医師，看護師，教師らとかかわる学生の体験を観察し，また，彼らの体験に参加することによって，研究を深めていった．

　1962年には，マサチューセッツ州の精神科病院であるマクリーン病院と退役軍人病院で臨床看護師コンサルタントになった．第二次世界大戦とベトナム戦争という大きな戦争を経験した米国では，退役軍人の精神的な援助に力を入れる必要があり，彼女もマクリーン病院での研究から，看護師と患者，および看護師と他のスタッフとの相互関係について研究を深め，さらにそれらの関係や活動が，看護師の患者に対する援助過程にどのような影響を与えるのかについて研究した．その方法は，患者との会話を文字，あるいはテープに録音し，その詳細なデータを通して相互関係を検討するもので，1972年に彼女の2冊目の著書の出版となった．この研究方法は後に，ウィーデンバック（p170を参照）らとともに"プロセスレコード"（p205を参照）として確立された．このように，研究のベースとなった精神科でのデータ収集は，患者と看護師をはじめとする人間と人間との相互関係に重点をおいた彼女の理論をより確かなものにした．

　1972年以降，オーランドはコンサルタントとして講演や相談業務に携わり，アメリカ・カナダ全域でその能力を十分に発揮した．

　オーランドの理論の特徴は，患者のニード充足の即時性である．彼女は2,000もの事例からかかわりの内容を記録し，収集したデータを分析することで，看護師が〈その時その場〉（p168を参照）で適切に患者との相互関係を図ることができなかったために，患者のニードの充足に至らなかったことを明らかにした．このように彼女は，実際の看護師と患者状況の観察から理論をつくり出した最初の研究者である．

　この分析を経て，看護は，患者と看護師が互いに影響を与え合う関係のなかで行われるものであり，このような患者と看護師の相互関係のなかで起こったもの，その起こり方，それらが看護過程に及ぼす影響を探求することが，看護原理の基礎づくりをすることにな

ると考えるに至った.

　また, 医療のなかで, 看護が専門職として独自の機能を最大限発揮することに心を砕いた. オーランドの理論の特徴は, ①専門職としての看護の機能, ②患者が示している行為, ③看護師の〈その時その場〉の反応, あるいは内在的反応, ④看護過程規律（後述）にまとめられる.

(1) 専門職としての看護の機能

　オーランドは看護を, 医師の指示や組織上のニードから切り離した独立したものであり, 個々の看護師による行為は, 過去の個人的経験を基にして速やかに行うものではなく, "熟慮した看護活動"として理論的に決定するものととらえた. 患者の行動の意味する本当の真意を探り, 患者と看護師の良好な相互関係を築くことが, 的確なニードの把握と充足につながり, 看護という職業の専門性を明確化することになると考えた.

　それは, 看護師の専門職としての権限や訓練にまで及び, 次のようにまとめられる.

・看護師が専門職としての固有の機能を達成しうるような, 看護実践のシステムを構成すること
・その固有の機能から生じる権限を, 看護師自身のものとすること
・固有の機能の成果に照らして, 看護過程を評価すること
・その看護過程が, どのように看護固有の機能の成果を達成するかを評価することによって, 特定の規律の内容を開発すること
・固有の機能の遂行を確実にするために, 看護過程規律を用いて専門職の実践を訓練すること

(2) 患者が示している行為

　患者が示す行為を理解することは, ニードを把握するための第一歩である. 患者のニードをとらえ実践する看護の過程を, ①患者の言動, ②看護師の反応, ③看護師の活動（患者の利益になるように企画された活動）とし,「これらの要素がお互いにからみ合っている関係が看護の過程である」[29]と述べている. そして, 患者の行為には言語的なものと非言語的なものがあり,「○○のように見える」といったあいまいな行動や要求でも, 患者から発せられる最初のコミュニケーションとしてとらえ,「患者が表している行為は, それらの形がどんなものであれ, 援助要求の表現と解釈してよいであろう」[30]と述べている.

　また, ニードを的確に把握できない要因に, 患者の身体上の制約, 治療に対する否定的な反応, ニード伝達能力の不足などが考えられる. このようなニードについてオーランドは, ニードや苦痛を話せない理由は, 看護師と患者の最初の人間関係のなかにあるととらえ, 看護師は次のように接していく必要があると考えた.

・患者の不安や苦しみを確かめるために, 患者自身の言動の意味しているところを自覚し, 表現できるよう働きかける
・患者の不安や苦しみを軽減するには, どのような援助が必要であるかを確かめるために, 看護師は患者がその原因を探し出すことができるよう援助しなければならない

　さらにオーランドは, ニードを的確に把握する人間関係の構築のために, 患者との〈その時その場〉に注目した.

(3) 看護師の〈その時その場〉の反応, あるいは内在的反応

　オーランドは, まず看護師が患者の〈その時その場〉に接したとき, 患者の様子をどの

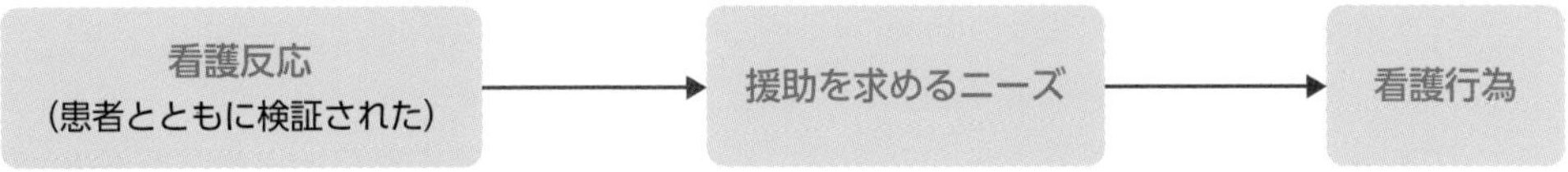

図 8-3 オーランドのとらえる看護過程

ように知覚しているのかを明らかにすることが必要であると考えた.

知覚から行為に至るには，①自分の五感によって知覚（perceive）することで，自動的に思考を刺激する（automatic thought）.②そこで考えられたことは，自動的に感情を刺激する（automatic feeling）.③この結果，その人は行為するという過程をたどる.このなかで考えたこと，感じたことに注目し，患者に質問の形で投げかけ，確認をする.このことで自分の気づいたことが，患者の訴えたいことと一致しているかを知ることができる.

一方で看護師は，患者の言動や行為に対して不快，怒りといったマイナスの感情を抱くこともある.これについてオーランドは，「この感情が好ましくないもの，否定的なものであるかどうかは，大して重要なことではなく，そうした気持ちを呼び起こした思考が正しいものであるかどうか，その思考が患者にどのような影響を与えているかという点こそ大切であり，患者に対する看護師のいずれの反応も，患者とともに話し合い，追求して，その妥当性を確かめるまでは，その反応が正当なもの，役に立つもの，適切なものと考えることはできない」[31]と述べている.

このようにオーランドの理論は，患者と看護師が相互に影響し合う場で何が起こっているのかを分析的に観察することを重要視した.そして，このような場面を"看護状況"と名づけ，不適切なケアが行われるのは，専門職として看護状況の的確な分析・判断が行えない結果であると考えた.

(4) 看護過程規律（nursing process discipline）

オーランドは，看護状況における看護活動の過程を客観的に訂正や立証することができなければ，妥当性を評価することはできないと考え，看護の過程のなかでもとくに，〈その時その場〉の患者と看護師のふれあいからニードを的確に把握し，援助する力をつけていくことが看護を専門職として成り立たせると考えた.そのため，個々の看護師が用いる看護の過程を繰り返し吟味し，訓練することで，看護師の対応の仕方を個人的で機械的なものから，規律ある専門職的なものに変える必要があると考えた.この看護過程規律のねらいは次のとおりであり，オーランドの考える看護過程は，図 8-3 のようになる.

- 看護師と患者との〈ふれあい〉を吟味し，言語表現できることが目的であり，訓練生は〈その時その場〉の反応に含まれているすべての項目を吟味しながら，後から振り返って詳細に言語表現できるようになる.
- 訓練生がすでに身につけている予見（従来の看護慣習による一般的な行為）が何であるかを見出し，誰の利益のためにつくられたものなのかを自覚し，その根拠が何であるかを説明すること.そして，その予見や，"行うべき"という先入観から訓練生を解放する.自分自身が観察し，感じ，考えたことや，実際に言ったこと，行ったことをしっかりと認識できるようになる.

このように一見シンプルにみえる過程であるが，まず看護反応の分析に力点がおかれ，〈その時その場〉で看護師が考えたこと，感じたことは患者と共有され，援助ニーズを明確

にする部分をとくに重視している．

　そして，この看護過程は記録され，検証されていく．その記録内容は，①患者に関して
(Of or About) 知覚したこと，②知覚したことについて考えたこと，感じたこと，③患者
に対して (To, Wish or For) 言ったこと，行ったことを記録する．オーランドは，とくに
②で感じたことを，さらに，❶患者の行動の知覚，❷知覚によって生じる思考，❸知覚や
思考によって生じる感情に分けて記録することで，患者との相互作用の過程を分析し，専
門職としての対応能力を向上させていくことに重点をおいている．このような記録をプロ
セスレコードとしてとらえ，繰り返し検討し，自身の患者との〈その時その場〉の妥当性
を検証していくことが看護過程規律(訓練により身につける過程)であるとした．ここに，
ウィーデンバックとの違いをみることができる．

　一方で，意識のない患者や，意思疎通を図れない患者の場合は，この方法を用いること
ができないという指摘もある．しかし，オーランドの提示した理論は，言語的コミュニ
ケーションが図れる者同士にしかできない看護行為ではなく，非言語的行為のなかから患
者の本当のニードを見つけ出す能力も同時に養うことを示唆している．オーランドが〈そ
の時その場〉に看護の焦点を当てたということは，看護師はどのような状況におかれても，
患者と接する〈その時その場〉で患者のニードを的確に把握し，最高の看護行為を提供し
なければならないということを示している．

アーネスティン・ウィーデンバック　Ernestine Wiedenbach（1900–1998年）

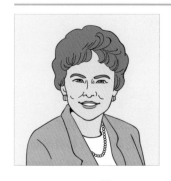

[背景]　ウィーデンバックはドイツで生まれ，幼少期に米
国へ移住した．その頃に祖母の付き添いをしていた看護師
との出会いを通して看護の仕事に魅せられていった．
　1922年にウェルズリー大学の教養学科を卒業後，ジョ
ンズ・ホプキンス病院附属の看護学校で看護師免許を取得
し，ニューヨークのいくつかの病院で臨床経験を重ねた．
1934年にコロンビア大学教育学部で修士号を取得し，公
衆衛生看護師資格も取得した．また，1946年にはニュー
ヨークにある母性センター協会で助産師の認定を得た．その後，助産師としてマタニ
ティーセンター協会の自宅分娩サービスに従事した．1952年からはエール大学で教鞭を
とり，母性看護教育に携わった．ペプロウやこの大学で同時期に教員をしていたオーラン
ドの"対人関係論"に影響を受けた．

　ウィーデンバックにとっての看護の理論的根拠は，"援助を求めるニード"を有する患者
がいることが前提条件だととらえることから出発している．看護師は自身の看護哲学に基
づいて行動し，その看護行為は"熟慮した行為"でなければならず，看護師一人ひとりが
患者と向き合う〈その時その場〉での看護行為が，患者のニードとずれることや，不一致
となることがないよう提供されなければならないと考えた．そのためには，患者と看護師
の〈その時その場〉での出来事と感じたこと，語ったことなどを振り返り，"場面の再構
築"を積み重ねることで"熟慮した行為"へとつながっていくと考えた．そのようにして

患者の"援助を求めるニード"が充足されたことを実感することによって，看護師自身の心も充足されていくととらえていた．さらに，治療やケアを受けている人に限らず，予防的な保健指導を受けている人も看護の対象とし，ケアであれ，指導・助言であれ，援助を受ける人は誰でも患者とみなされると考え，患者への援助は，援助サービスととらえていた．このように保健指導までを含む広義の意味での患者の人間的な欲求（ニード）を把握し，援助することを看護援助ととらえていた．

(1) ウィーデンバックの看護哲学

・生命の賜としての畏敬の念
・人間一人ひとりの尊厳，価値，自主性，独自性の尊重
・その人の信念に基づいてダイナミックに振る舞う決断力

ウィーデンバックのとらえる看護は，このような哲学を根底にもった看護師が行う実践であるということができる．

(2) ウィーデンバックの人間観

上記のような看護哲学をもったウィーデンバックは，人間を次のようにとらえている．

・人間は，それぞれ自己の内側に自己を維持し保持する手段を発展させる独自の"潜在能力"を賦与されている．
・人間は，基本的には自己決定（self-direction）と自律の方向に努力するものであり，自己の"有能性"と"潜在能力"を最大限に有効に活用しようと欲するだけでなく，自分の責任をも果たそうとするものである．
・自己を知ること（self-awareness）と自己を受容すること（self-acceptance）は，一個人としての統合性と自己価値（self-worth）の形成に欠くことのできないものである．
・その個人が何を行うにせよ，その人がそれを行っている瞬間においては，その人の最高の分別が示されているものである[32]．

(3) 援助を求めるニード(need-for-help)

ウィーデンバックは，患者のニードを明確化することをアセスメントととらえていた．

・看護師は，患者の行動が患者および看護師の期待する状況であるか，その一致または不一致を見極める．
・看護師は，患者とともに患者の行動の意味を探求する．
・看護師は，患者の不快感や無力感の原因を突き止める．
・看護師は，患者が問題を自分で解決できるか，それとも援助のニードをもっているかについて判断する．

看護をこのようにとらえ，看護は，患者が援助を必要とする状況において，患者自身が自己の要求に対応できる能力を取り戻し，さらにそれを高めていくための力となりうるものであると考えていた．

患者がもつ援助のニードを把握することは決して簡単ではない．看護師がとらえたニードと患者のそれはしばしば食い違うことがある．真のニードを見極め，"熟慮した行為"としての看護援助を行うために，ウィーデンバックは次のように考えた．

(4) ウィーデンバックのとらえる看護実践

・心身に援助を必要とする患者が存在する．
・看護師は，〈その時その場〉でとらえたことを看護師自身が抱いた感情も含めて分析し，

患者のニードを明確化する.
・援助を必要としているニードを満たすよう，訓練された看護師が自身のなかで思考や感情や技能をひとつに調和させて熟慮した援助を行う.
・その援助が患者に役立ったかどうかを確認する.

　看護実践をこのようにとらえ，これらは，①中心目的（中核目的），②処方（規定），③実態（現実）で構成される.

(5) 看護援助の〈その時その場〉と場面の再構成

　ウィーデンバックの理論は，援助を求めるニードの把握に重きをおく. ニードを把握するためにも，患者との〈その時その場〉を振り返り，"場面の再構成"を行い，その場の状況や抱いた感情を整理し，意味づけるという過程を積み重ねる必要がある. そのための方法として，①自分が知覚したこと，②自分が考えたり感じたりしたこと，③自分が言ったり行ったりしたことに分けて整理していくことを提唱し，これがプロセスレコードとなっていった.

(6) 熟慮した行為を支えるもの

　ウィーデンバックは，さらに患者への看護実践を支えるものとして，看護師を取り巻く環境へも目を向けた. 看護師やその他の医療従事者との報告・相談・協議を行うことでチームとしての看護を提唱し，さらに，看護を支えるものとしての看護管理，看護教育，看護組織の充実と，系統的な学習の仕組み，看護研究，専門書の出版などが看護師と患者の〈その時その場〉の援助を支えていくととらえていた.

ジョイス・トラベルビー　Joyce Travelbee（1926-1973年）

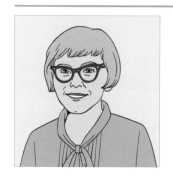

[背景]　トラベルビーは，米国の精神科看護の専門家であり，教育者，著述者であった[33].

　1926年に生まれ，1946年にニューオーリンズ州のチャリティ病院の看護学校で看護基礎教育を修了した. 彼女は，1952年にニューオーリンズのディポール病院附属学校で精神科看護を教え，教育者として働きながら1956年にルイジアナ州立大学で看護学士号を，1959年にエール大学で修士号を取得した. また彼女は，チャリティ病院看護学校，ルイジアナ州立大学，ニューヨーク大学，ミシシッピ大学でも教鞭をとった. 1970年にニューオーリンズにあるホテルデュー看護学校でプロジェクト・ディレクターに任命され，1973年にはフロリダで博士課程に進んだが，その年の暮れに急逝した[34].

　トラベルビーは，ペプロウの対人関係論やオーランドの患者・看護師間の相互作用の理論に多大な影響を受けた. また，ドイツの哲学者であり精神科医であるヤスパース（Jaspers KT）や，ユダヤ人の心理学者であるフランクル（Frankl VE）の実存分析（ロゴセラピー）といわれる心理療法の影響を受け，「病気や苦難のなかに意味を見出す」という看護理論を展開している.

　トラベルビーの看護理論は，看護師と患者の相互作用に焦点を当てたもので，人間対人

間の関係の確立を通して看護の目的を達成しうるとしている．つまり，看護を対人関係の
プロセスととらえ，看護師と病気の人とが看護師対患者というよりもむしろ，互いにかけ
がえのないひとりの人間として存在価値を認め合い，関係を結ぶことにある．そして，病
気や苦難の体験を予防したり，あるいはそれに立ち向かうように，必要なときにはいつで
も，それらの体験のなかに意味を見出すように，個人や家族，あるいは地域社会を援助す
る[35]という看護の目的を達成することにある．

(1) 主要な概念

トラベルビーは，「いかなる人に与えられる看護ケアも，その特質は，病気の人に対する
看護師の知覚と人間についての信念とによって基本的に決定される」[36]とし，人間の独自
性を徹底して尊重し，人間，患者，看護師の概念を規定している．

- **人間** "人間"を「独自的でとりかえのきかない個体，つまり過去に生きてきた人び
  と，あるいはこれから生きるであろう人びとと，似てはいるが同じではありえない，
  この世界における一度だけの存在者」[37]と定義している．つまり，人間は，共通の生活
  体験に遭遇するという類似性あるいは共通性をもっているが，それ以上に完全な独自
  性があり，あらゆる人びとは価値を有するとしている．

- **患者** 「患者という用語は，ひとつのステレオタイプ，ひとつのカテゴリー」[38]である
  と述べている．すなわち"患者"はひとつの象徴であり，個人が"患者"として知覚
  された際には，その人は対象物として，あるいは非人間化として扱われ，独自的でか
  けがえのない人としては認識されないと主張する．

- **看護師** "看護師"は，「一群の専門化した知識と，病気の予防・健康の回復・病気に
  おける意味の発見・最高の健康維持などのために，その知識を活用する能力をもって
  いる」[39]ひとりの独自な人間であるとしている．しかし，"看護師"も"患者"と同様，
  独自な人間として知覚されなければ，非人間化され，利用価値としてしか扱われない．
  そのため，病気や苦難や死などの人間的傷つきやすさの危機に直面し，「病める人，苦
  難の人，臨終にある人の人間らしさを知覚し，それに反応するために自己を超え，自
  己を抜け出す能力」[40]に気づき，看護師の役割を超越しなければならないと主張する．
  そして，看護師が病める人の人間性に反応し，病める人もまた看護師の人間性に反応
  したときに看護師の役割は超越され，人間対人間の関係が結ばれるとしている．

(2) 人間対人間の関係確立のプロセス

人間対人間の関係は，看護師とその看護を受ける人との間のひとつの体験，あるいは一
連の体験であり[41]，相互的なプロセスであるとし，看護の目的を成し遂げるための手段で
あると述べている．そして，人間対人間の関係はただ偶然に起こるのではなく，看護師が
看護を受ける人と相互作用を営みながら，日々築き上げられるとしている．その関係は，
看護師と看護を受ける人とが，先行する4つの相互関連的な段階，つまり①最初の出会い，
②同一性の出現，③共感（empathy），④同感（sympathy）を経て，最高度に発展してラ
ポート（rapport）[42]の段階に達したときに確立されると述べている（図8-4）．

- **第一段階：最初の出会い** 初期の段階は最初の出会いで，観察とそれに基づく推論の
  発展によって初期判断が形成される．それは，"第一印象""即断"あるいは他人につ
  いての"感じ"とよばれ，看護師と患者は類型的（カテゴリー）で互いの独自性の認
  識はない．看護師が病める人の独自性を体験し，その病める人が反応しはじめると，

同一性の出現の段階に達する.

- **第二段階：同一性の出現**　ここでは，看護師と病める人の両者が，互いに相手をカテゴリーではなく独自の存在として認識しはじめ，結びつきを確立しはじめる．看護師は，他者を知覚するために自分自身を道具として用い，自分自身への他者の影響を基礎として，他者と個人的に相互作用し，自己を超越する．

- **第三段階：共感**　共感とは，自分自身と他者の間に起こる体験であり，他者の一時的な心理状態に入り込んだり，離れたりしながら理解する能力である．それはプロセスであり，そのなかで他者の内的体験，つまり，思考や感情，意味や関連を，表面的行動を超えて悟り，正確に感じ取ることによって，他者の独自性や個性がいっそう明確に知覚される．そして，共感は，自分自身と他者の相互の類似性と他人を理解したいという願望によって発展する.

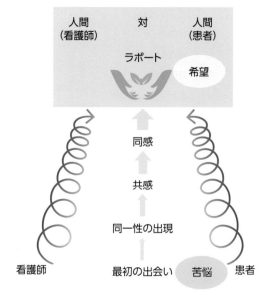

図 8-4　人間対人間の関係確立のプロセス

- **第四段階：同感**　同感は，他者の不幸や苦悩についての真の関心であり，他者の苦悩を和らげたいという衝動や願望があり，共感を超えた段階である．看護師が同感の体験を看護活動に変換し，病める人の苦悩を助けたり，和らげたりすることができれば，病める人は看護師を独自の人間として認識し，信頼しはじめ，安心を体験することができる.

- **第五段階：ラポート**　ラポートとは，看護師とケアを受ける人が同時に経験する一連の体験であり，同感を超え，人間対人間の関係が確立する．ラポートの確立によって，同感で生まれた信頼が信任に置きかえられ，看護師と病める人の両者が，この体験を通して人間として成長できる.

　トラベルビーは，あらゆる人間は，その人の人間性のゆえに尊厳と価値を有しており，病める人が自分の人間性を受け入れるように援助すること，そして，病気の体験を生きる力を与えるような体験として活用し，自己を超越して，自己実現の達成を可能にすることが看護の目的であると述べ，それは，人間対人間の関係の確立によって達成されるとした.

マーサ・E・ロジャース　Martha E. Rogers（1914-1994年）

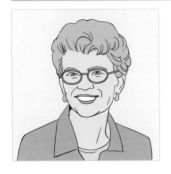

［背景］ ロジャースは米国テキサス州ダラスで生まれた．子どもの頃から宇宙に興味があり，看護学校に入学する前にテネシー大学で2年間，科学を学んでいた．1937年にジョージ・ピーボディ・カレッジ公衆衛生看護学部で学士号を取得した．そして，1945年にコロンビア大学ティーチャーズ・カレッジで公衆衛生看護管理の修士号を取得し，さらに1952年ジョンズ・ホプキンス大学で公衆衛生学の修士号を，1954年には同大学で理学博士号を取得した．この年から1975年までニューヨーク大学の看護学部に就任した．

ロジャースの理論は，彼女が幼少の頃から宇宙に興味を抱き，看護学を学ぶ前に科学を学んでいたというところに大きな特徴がある．彼女の理論に"Unity""総次元の世界""負のエントロピー"などの用語が用いられるのも，その学問的素地があってのことである．

そして，1930年代から第二次世界大戦を挟んだ1950年代にかけて2つの大学院で公衆衛生学を修めていることと，14年間，地域の公衆衛生看護師として勤務したことから，「看護の目的は人びとの健康を増進することである」「わたしたちは病院にだけ目を向けていてはいけない．入院している人だけでなく，多くの人の健康に目を向けなければならない」と考えるに至った．疾病中心の考えが主流であった頃に，このような予防医学という観点から公衆衛生看護学の重要性に気づき，独自の看護学を追求していった．

それは，看護の現場から看護論を構築していったというよりも，物理学などの科学的な素地をもった彼女が，人間とはどのような存在であるのかを，公衆衛生の現場を通して思索していった過程で導き出された看護科学論であるということができる．この科学ということについては，「看護学は人文主義的な科学である．古典的な自然科学の方法を看護研究に導入するには無理がある．…（中略）…人間の研究に役立つ包括的な認識論を生み出すためには，感情という主観的な世界をいわゆる"客観的な科学"のなかに取り込んでいかなければならない」[43]と述べ，自身の考える看護を追求していった．

(1) ロジャースのとらえる人間

ロジャースは人間を統一された全体としての存在（unitary person, unitary human being）としてとらえ，ホリスティック（holistic）とは異なるととらえており，患者という言葉を使わなかった．彼女のとらえる人間は次のようになる．

・人間にはエネルギーの場（energy fields）があり，単なる部分の統合ではなく，独自の統合性を有して特性を示す統合体である．
・人間のエネルギーの場は無限に広がり，解放され（openness），人間と環境は絶えず互いに物質やエネルギーを交換している．
・生命過程は，時空を連続的に後戻りすることなく，一定の方向に進む．
・人間を人間として特徴づけているものは pattern（パターン，型）と organization（機構）である．それによって多様な属性が全体性をもつ．
・人間を特徴づけているのは，抽象と表象，言語と思考，感情と情緒といった能力である．

理論の段階

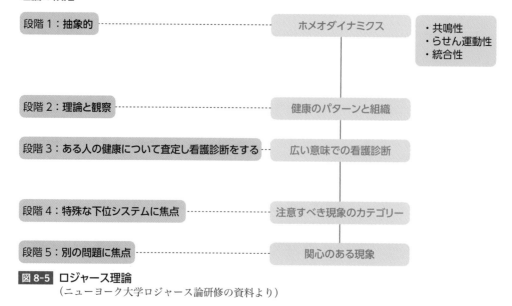

段階1：抽象的 ·············· ホメオダイナミクス ・共鳴性
・らせん運動性
・統合性

段階2：理論と観察 ·············· 健康のパターンと組織

段階3：ある人の健康について査定し看護診断をする ·············· 広い意味での看護診断

段階4：特殊な下位システムに焦点 ·············· 注意すべき現象のカテゴリー

段階5：別の問題に焦点 ·············· 関心のある現象

図8-5 **ロジャース理論**
（ニューヨーク大学ロジャース論研修の資料より）

　さらに人間は，たとえ亡くなった人であっても，その人のことを思うことで励まされたり，勇気づけられたりすることがあるように，時間や空間を超えた存在で，無限である（pandimensional，総次元/汎次元）とも考えていた．

(2) 看護の概念モデル

　ロジャースは，看護は抽象的な知識体系であり，人間（unitary human being）とその環境についての科学（science）であり，アート（art）であるととらえていた．また，看護を科学として考えると，看護は"○○をする"という動詞ではなく，知識体系を意味する名詞となり，多くの理論をもつと考えた．

　彼女の考える看護の原理は，ホメオダイナミクス（homeodynamics）の原理といわれる．このホメオダイナミクスとは，ホメオスタシスと異なり，元に戻ることなく変化することを意味し，類似性はみられても決して同じもの，あるいは同じ繰り返しは存在しない．これは，次の3つの原理を含んでいる（図8-5）.

- **共鳴性（resonancy）の原理**　人間と環境の場にはエネルギーの波の周期的な流れがあり，低周波と高周波にわたる波のpatternの連続的な変化である．
- **らせん運動性（helicy）の原理**　人間と環境の場に起こる変化の性質や方向は，絶えず変化し，革新的（innovative）である．人間と場の間で継続的，相互的，同時的な相互作用（continuous, mutual, simultaneous interaction）が出現し，それによって場におけるpatternとorganizationにさまざまな変化が生じ，この運動は同じことが二度と繰り返されないリズムである．
- **統合性（integrality）の原理**　人間と環境の場における相互（mutual）作用である．人間は環境からさまざまな影響を受け，また影響を与え続けており，それはAが起こったからBが起こるといった因果関係としての作用ではなく，より複雑である．

　ロジャースの理論は，人間の存在を科学という宇宙的な広がりの視点で眺めたことから

導き出されたからこそ，人間に備わっている能力を発揮させるのが看護であり，未来に向かって看護することが必要だと情熱をもって述べられている．これはナイチンゲールのとらえていた"病は回復過程である"ということや"自然が患者に働きやすいように最も良い状態におくこと"といった世界観に通ずるものがあるのではないだろうか．いずれにしてもロジャースの視点は，つねに未来と人間の可能性に向いているように思われる．

ドロセア・E・オレム　Dorothea E. Orem（1914-2007年）

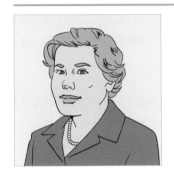

[背景]　オレムは，1934年にワシントンDCのプロヴィデンス病院附属看護学校で看護師の資格を取得し，1939年にはアメリカ・カトリック大学で看護教育学の学士号を，1945年には看護教育修士号を取得した．その後，内科，外科，小児科，戦傷者病棟，手術室などのスタッフナース，救急室の夜間スーパーバイザーなどを務めた．

　1949年からはインディアナ州保健委員会の仕事に従事し，1959〜1970年までアメリカ・カトリック大学で看護教育・研究に従事し，自身の理論を構築していった．1970年に大学を去り，コンサルタント事務所「オレム・アンド・シールズ社」を設立し活躍した．1992年には，米国看護学術学会の名誉会長となり，1998年にはミズーリ大学の名誉博士号を授与された．

　『Nursing：Concepts of practice（オレム看護論　看護実践における基本概念）』は，1971年に初版を刊行した後，2001年までに第6版を刊行している．

　オレムが看護を学んでいた時代は，第二次世界大戦を挟んで，社会が大きく変化した時であり，彼女もまた，ペプロウやヘンダーソン，オーランドらの影響を受けながら研鑽していった．なかでもナイチンゲールから強く影響を受け，自身も"何が看護で何が看護でないのか"を考える土台としている．

　また，看護に限らず，心理学者や哲学者，社会学者の影響も受けており，オレムがとくに人間を"行為者（agent）"とする見方は，社会学の行為理論（action theory）による．

(1) オレムの看護観

　オレムは，患者も看護師も人として別々の人格をもつ個人であるととらえた．そのうえで看護はセルフケアに限界を有する人を対象とし，人が自分自身を十分にケアしきれないために起こったものであると考え，看護がいつ必要なのかに焦点を当てて理論構築し，セルフケアという概念を使うことによって，看護はいつ患者を援助すべきなのかを明確にした．また，看護は2人以上の人の間の相互作用（看護システム）という形をとるヘルスサービスのひとつである．そして，看護はアート（art）であり，手助けであり，技術であるととらえた．

　オレムの理論は，自身が一般理論とよぶセルフケア不足看護理論（self-care deficit nursing theory；SCDNT）であり，次の3つの理論が関連し合って成り立つ．

- **セルフケアに関する理論**（theory of self-care）　セルフケアとは何か，その目的・成果を記述し，説明する．一般理論の基礎をなすもの

- **セルフケア不足に関する理論**（theory of self-care deficit）　看護が必要となるのはどういうときかを記述し，説明するもの
- **看護システムに関する理論**（theory of nursing systems）　看護師と患者がどのような形態で，どのような背景で相互にかかわり合うかを記述し，説明するもので，上記2つの理論を包摂する統合理論

(2) セルフケア（self-care）と依存者ケア（dependent-care）

　セルフケアとは，自身のケアのためにさまざまな要件を満たすことで，具体的には"セルフケア要件"として表される．依存者とは，必要なセルフケアができない人であり，その人に対して提供されるケアを依存者ケアといい，できない人に代わって家族や友人がセルフケア要件を満たす場合などである．看護アセスメントの重要部分からなり，セルフケアの要望と，それらを充足するための行為を指す．

●普遍的セルフケア要件

　その人の健康状態や年齢，発達段階あるいは環境の相違にかかわらず，セルフケアの達成に不可欠の活動．あらゆる人間に対して，一般的に必要となる身体・心理・社会・霊的な面からなる．

・空気・水分・食物を十分に取り入れること
・排泄の過程と排泄物に関するケアが行えること
・活動と休息のバランスを保てること
・孤独と社会との交わりのバランスを保てること
・生命や人間としての機能を遂行し，幸福に対する危険を防止すること
・人間の潜在能力や，集団社会内での役割・機能を増進させること

●発達途上のセルフケア要件

　人間の発達段階の過程でみられる要件で，多岐にわたる．

●健康逸脱によるセルフケア要件

　病気やけがなど，医学的にケアを要するような場合に存在する要件．疾病の状態から生じるものと，その診断，または治療から生じるものがある．

(3) セルフケアの基本的な要因と看護行為力（nursing agency）

　ある状況下で，セルフケア行動に影響を及ぼす基本的な要因には，内的要因として，①年齢，②性，③発達の状態，④健康容態，⑤生活パターンがある．また，外的要因として，⑥ヘルスケアシステム要因，⑦家族システム要因，⑧社会文化的要因，⑨資源の利用可能性，⑩外的環境要因がある．このような状況でセルフケアが困難な患者およびセルフケア依存者に対して，看護師として教育・訓練された人がもつ開発された専門的・技術的能力と社会的・対人的能力を用いてニードを充足させる．

(4) 基本的看護システム

　看護システムとは，看護師が熟考し，実施する組織化された一連の意図的行為の継続的なまとまりであり，オレムは基本的看護システムとよぶ．①完全代償システム，②部分代償システム，③支持的/教育的システムからなり，図8-6のように表される．

(5) オレムの理論からみる看護過程

　またオレムの看護過程は，表8-7のようなステップを踏む．
　このようにオレムの看護システムの考え方は，人びとのセルフケア能力を維持し，育成

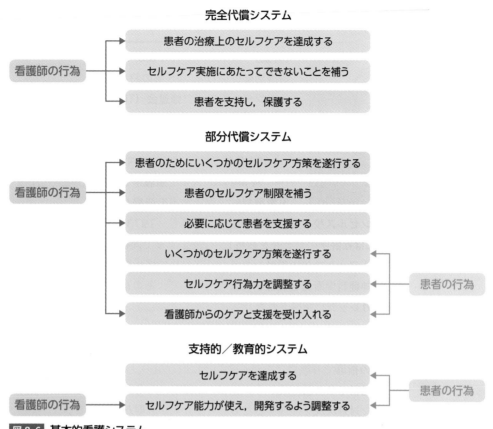

図 8-6 基本的看護システム
(Orem DE (2001), 小野寺杜紀訳 (2005):オレム看護論　看護実践における基本概念. 第4版, 医学書院, p32, 図 13-2.)

表 8-7 オレムの看護過程

知的局面	ステップ1	・情報収集 ・患者の成育史と生活様式を考慮する ・患者が必要としている看護ケアを決定
	ステップ2	・患者-看護システムの明確化 ・看護ケア実施計画を立案
実践局面	ステップ3	・看護ケアに必要な行動を開始し, 施行し, 管理する ・看護ケアの提供と調整

(George JB, et al (1980):Nursing Theories—The Base for Professional Nursing Practice. Prentice-Hall, p98. を参考に作成)

することを目指しており, 医学モデルに基づいた看護から, 患者中心のケアへ, さらに健康増進, 予防も含めて幅広く活用することができる.

シスター・C・ロイ　Sister C. Roy（1939年−）

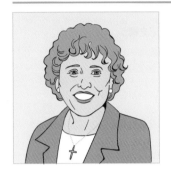

[背景]　ロイは，十代の頃からカトリックの教会活動や，看護活動に携わり，25歳の時（1964年）にシスターズ・カロンデレ聖ヨゼフ修道会（The Sisters of Saint Joseph of Carondelet）に入り，修道女としての役割も担うようになった．

　1963年にロサンゼルスのマウント・セント・メリーズ（Mt. St Mary's）大学で看護学と文学の学士号を取得し，小児看護領域で臨床看護を経験した．1966年にはカリフォルニア大学ロサンゼルス校で看護学の修士号を取得し，1973年には同校で社会学の修士号を，1977年には社会学の博士号を取得し，1982年まで同校の教員を務めた．1983年から2年間，カルフォルニア大学サンフランシスコ校で博士課程修了後研究員（ポス・ドク）として，脳神経科学看護と倫理研究管理を学んだ．その後，1987年に看護教育のためにボストン・カレッジに招聘された．

　1964年，カリフォルニア大学在学中に，研究指導者であったドロシー・ジョンソン（Johnson DE）の指導で看護概念モデルの開発に取り組み，"ロイ適応モデル"を提示した．ロイは，小児科での看護経験から，子どもが闘病中でも柔軟に適応していくことに気づき，このような対処状況を促進するために看護介入が必要だと考えた．このような看護の機能や目標を考えるにあたり"肯定的な対処の概念"として"適応"を用いることを考え，適応モデルを生み出したのである．

　ロイは一貫して"看護とは何か"を問い続け，このモデルを考究し，洗練させてきた．彼女は，まず人を哲学的前提・科学的前提・文化的前提としてとらえ，そのうえで人間を"全体的適応システム"ととらえ，看護は適応を促進し，生命・生活過程を整え，人間の健康，生命・生活の質，尊厳あるいは死に貢献することを目標とすると考えた．そして，適応するシステムとしての人間は，"全体性（holistic）"と"複雑な対処プロセス（coping process）"からなる存在であるととらえた．また，人間は自身の感情や思考に基づいて環境の変化に適応するだけではなく，環境に対して影響を与える存在であるとも考えている．

(1) 人間

　カトリックのシスターでもあるロイは，人間とはどのような存在であるかを問い続け，①哲学的前提，②科学的前提，③文化的前提として集約し，理論の根底に据えた．その一部を次に紹介する．

●哲学的前提としての人間

・人間は，世界および神との相互関係をもつ．

・人間がもっている意味は，宇宙の最終地点の収束に根づいている．

・人間は，気づき，悟り，信仰という人間の想像力を活用する．など

●科学的前提としての人間

・人間と地球は共通のパターンをもち，補完的な関係にある．

・思考と感情は，人間の行動の成立の媒介となる．

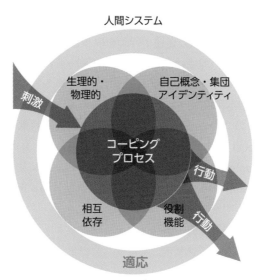

人間システム

刺激

生理的・物理的

自己概念・集団アイデンティティ

コーピングプロセス

行動

相互依存

役割機能

行動

適応

図 8-7　人間の適応システム
(Roy C (2009), 松木光子監訳 (2010)：
ザ・ロイ適応看護モデル. 第 2 版, 医学書
院, p57.)

・人間と環境の意味の統合は適応を生じる. など

●文化的前提としての人間

・特定の文化での経験は，適応モデルの各要素の表現に影響を及ぼす.

・適応モデルの文化的な表現は，看護アセスメントなどの実践活動に変化をもたらすことがある. など

　これらの過程のなかで，ロイは人間存在をヴェリティヴィティ（veritivity）というラテン語のヴェリタス（veritas, 真理）を基にした言葉を新たにつくって表現し，「すべての認識の根本は 1 つで，人間は普遍的目的を持った存在であることを肯定する人間性の原理」[44]と意味づけた. 適応モデルは，このような深い人間存在の考究から看護を考えるなかで生まれた.

(2) 適応システム

　ロイは，上記のように人間存在の真理を哲学的・科学的・文化的に探求し，それらをふまえて人間をさまざまな状況や状態に合わせて変化し，対応していく存在ととらえ，それを "適応システム" と表現した. そして，人間はその人の統合性を維持するように活動する内的なプロセスをもっているとして，このプロセスを調節器サブシステムと認知器サブシステムに分類した.

　　●**調節器サブシステム**　身体が環境の変化に対処できるようにする体内の化学反応や神経学的反応，内分泌反応などの生理的プロセスに関するもの

　　●**認知器サブシステム**　環境の変化に認知的・情緒的に対応する心理プロセス

　この 2 つのプロセスは，4 つの機能，①生理的・物理的機能，②自己概念と集団アイデンティティ，③役割機能，④相互依存からなる. この 4 つを適応様式とよび，ロイのモデルでは個人と集団に対してこの 4 つの枠組みで看護を考える（**図 8-7**）.

(3) 適応レベル

ロイは環境を，個人や集団の発達や行動を取り込み，影響を与えるあらゆる条件，状況，影響因子と考えている．環境は，相互作用，フィードバック，成長，および衰退の複雑なパターンをもつ人間の生物物理的なコミュニティである．人間と環境の相互作用は，適応システムの個人と集団に対するインプットと考える．このインプットには，内的因子と外的因子があり，この2つの因子は，①焦点刺激，②関連刺激，③残存刺激に分けられる．

- **焦点刺激**（focal stimuli）　最も直接的に受ける内的・外的刺激
- **関連刺激**（contextual stimuli）　焦点刺激以外の行動に影響を及ぼすすべての刺激
- **残存刺激**（residual stimuli）　人間の内部または外部にある環境因子で，現在の状況ではその影響が不明確なもの

また，健康は，人間と環境の相互作用を反映するような形の全体的・統合的な存在，あるいは，そのようになるプロセス，または，そのような状態であるととらえている．

(4) 適応方法と看護過程

ロイは，さまざまな医療職種が健康促進を目標にあげるなかで，看護独自の健康促進の機能を明らかにしようとし，看護の目標を，4つの適応様式（前述）における個人と集団の適応を促進し，それによって，健康と生命・生活の質，尊厳ある死に貢献することと考えるに至った．

●生理的・物理的様式

この適応様式は，環境から受ける刺激に対する人間の反応であり，生理的な活動を指し，5つの基本的なニードと4つの複合的過程を含んでいる．

5つの基本的ニードとは，①酸素化，②栄養，③排泄，④活動と休息，⑤防御である．

4つの複合過程とは，⑥感覚，⑦体液・電解質・酸塩基平衡，⑧神経機能，⑨内分泌機能であり，互いに複雑に関連し合いながら身体機能を調節している．

●自己概念・集団アイデンティティ様式

自己概念とは，「個人がある時点で自分自身に対して抱く信念と感情の合成体であり，内的知覚と他者の反応についての知覚によって形成される」[45]と定義されている．自己概念様式の構成要素は，身体感覚やボディーイメージを含む身体的自己と，自己一貫性や自己の理想，道徳的・倫理的・スピリチュアル的な人格的自己で構成される．

集団アイデンティティ様式は，対人関係，集団における自己像，社会環境，文化，集団の責務の共有から構成される．

●役割機能様式

役割機能にも個人と集団とがある．まず個人の役割は，その人が社会で担う役割であり，他者とのかかわりのなかで自分がどのような存在であるかを知り，行動できることである．

集団の機能は，ある組織や集団において期待されている任務を理解し，遂行することで集団共通の目的を達成することである．対象がそのような役割を果たすことができているかをアセスメントする．

●相互依存様式

他者との関係性のなかで，愛情や尊敬，価値観のやり取りができているかという関係性の統合であり，重要他者とサポートシステムとの相互作用に焦点を当てる．一方，集団の場合は，その集団との関係性や発達，資源の妥当性があり，集団の構造基盤やメンバーの

機能が構成要素となる.

　個人と集団の行動は，上記の4つの適応様式で観察することができる．これらは互いに関係し合い，個人の行動として現れるものであり，細分化してみるものではない．ロイは，4つの適応様式に焦点を当てて観察したうえで，その人の行動から適応システムの不具合を把握し，適応できるよう働きかけることが看護であるとした.

パトリシア・ベナー　Patricia Benner(1943年-)

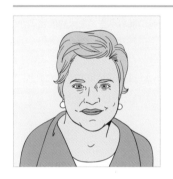

　[背景]　ベナーは1943年に米国バージニア州で生まれ，カリフォルニアで育った.

　1964年に南カリフォルニアのパサデナ・カレッジで人文・社会学系学士号を，1970年にカリフォルニア大学サンフランシスコ校で看護学修士号を取得した．1982年には同大学バークレイ校で博士号を取得した後，同大学サンフランシスコ校看護学部の准教授となり，2002年には教授となった．2008年からは名誉教授となっている.

　また，ベナーは多くの賞を受賞しているが，2011年，米国看護学士院から「生ける伝説（Living Legend）」の称号を受賞した．一方でベナーは，急性内科・外科，クリティカルケア，在宅看護などの臨床経験があり，彼女の研究テーマの背景になっているものと考えられる.

　影響を受けた人物としてヘンダーソンをあげている．研究生活では心理学者のラザラス（Lazarus RS）に師事し，ストレス理論の影響を受けた．また，哲学者のドレイファス（Dreyfus HL）の技術獲得モデルを基に，看護の臨床知の研究へと発展させていった．現象学に関しては，ドレイファスの他に，ハイデガー（Heidegger M）やキルケゴール（Kierkegaard SA）らの影響も受けていたようである.

　ベナーは，多くの看護師が日常的に行っているケアに，意識化されない優れた判断や看護実践があることに気づき，多くの看護師のナラティブ（narrative，語り）と実践の観察を通して，看護の実践内容をありのまま綿密に記述した．このような優れた実践例を内省的に読むことにより，看護師が実践しながら行った論理的思考（reasoning in transition）に沿って，具体的な経験を知識として学習できると考えるに至った.

　これらの膨大なナラティブデータを解釈学的現象学的な手法を用いて分析し，人間にとって健康障害からくるストレスに対処することとはどのようなものか，看護とは何か，看護の知とは何か，より優れた看護師を育成するには何が必要で，どのような教育をすればよいのかということを研究していった.

(1) 現象学的な人間観と看護

　ベナーは，臨床という状況は多様で複雑であり，そこに対応している看護実践という現象をありのままにとらえる必要があると考えた．そして，人間をハイデガーの人間存在論から，①人間は時間の経過とともに，過去を背負い，将来に思いを馳せながら絶えず新たに展開する存在であり，そのような時間制のもとで多義的な身体を経験しながら生きてい

表 8-8	看護師の技術習得段階の 5 段階
第 1 段階	初心者（novice） 学生や，その領域にはじめて就いた状況で，ガイドラインを必要とする．
第 2 段階	新人（advanced beginner） かろうじて仕事ができるようになった段階．ガイドラインや経験を積んだ看護師の助言を必要とする．
第 3 段階	一人前（competent） 一貫性，状況予測，時間管理が可能で，学習したルールを行動に応用しながら，計画に沿って新しいルールや理にかなったやり方を工夫する．
第 4 段階	中堅（proficient） 全体的な状況を感覚的に把握できるようになった段階．患者の進むべき道を大局的視点からみて，行動することができる．
第 5 段階	達人（expert） 原則やガイドラインを用いなくても，状況の全体像ととるべき行動が瞬時に直感的に把握できる．

（Benner P, et al（2009），早野 ZITO 真佐子訳（2015）：ベナー　看護実践における専門性．医学書院，pp13-32．を参考に作成）

る，②自分のおかれた状況に関心あるいは気づかいを感じ，気づかい（関心）を基に状況に巻き込まれ，状況に影響を与えながら生きているととらえた．

そのような人間存在は，病や障害に向き合い，そのストレスを引き受け対処しなければならない．看護は，そのような患者が抱えたストレスに対処できるよう，その人が抱える状況そのものに深い関心を寄せ，傍観者としてではなく患者の体験に寄り添い，理解していく必要があると考えた．そのような看護は「ケアリング関係であり，つながりやかかわりを可能にする条件であり，…（中略）…その科学は，道徳的な技と倫理，責任感によって導かれる」[46]とした．

(2) 臨床知の獲得

●看護師の技術習得過程

ベナーは，看護師の技術習得段階を整理して表 8-8 の 5 段階にまとめた．

●看護師の能力の7領域

ベナーは，看護場面の観察やナラティブを通して得た結果から，看護の機能と役割を 7 領域に分類し 31 の看護能力を特定した．

① 援助役割（the helping role）
② 指導/指導機能（the diagnostic and patient monitoring function）
③ 診断とモニタリング機能（the diagnostic and patient）
④ 容態の急変時における効果的な管理（effective management of rapidly changing situations）
⑤ 治療介入とモニタリング（administering and monitoring therapeutic interventions and regimens）
⑥ ヘルスケア実践の質のモニタリングおよび保証（monitoring and ensuring the quality of health care practices）
⑦ 組織能力と役割遂行能力（organizational work role competencies）

●臨床での振る舞いと卓越した判断と思考の技術

　ベナーは，ナラティブによって得られた結果から，臨床での卓説した判断・行動を9つにまとめている．

① 緊急か重要な事柄だけを認識する感覚を養う
② 状況を想定した学習と知識の獲得・利用の統合
③ 現場にかかわって論理的思考をする
④ 熟練したノウハウ
⑤ 患者の反応に基づく実践
⑥ 発動力
⑦ 鋭敏な知覚と患者の対人的かかわり
⑧ 臨床と倫理に関する論理的思考の統合
⑨ 臨床的想像力を養う

　これらが統合されて実践されることが卓越した看護実践となる．

　ベナーはナラティブにより内省しつつ実践することで，卓越した実践家が育成されると考えた[47]．

(3) 臨床知育成のための教育

　卓越した看護実践のためには，学習者が達人（エキスパート）の実践を模倣するのではなく，その実践から学び，考え，新たな実践を創造するという意味での徒弟式（apprenticeship）教育を提唱している．

　それは，

① 看護の知識と科学を学ぶこと
② 熟練したノウハウと臨床的論理的思考を学ぶこと
③ 倫理的態度とその形成の徒弟式学習

である．

　これらを基盤に据えて，ベナーは看護教育に関して次のような提言をしている．

・ダイナミックな実践現場での知覚・認知・行動を教える教育へ
・教室での教育と臨床現場での教育の統合へ
・批判的思考のみでなく，臨床に根ざした論理的思考と多様な思考方法へ
・看護師としての社会化と役割獲得の思想から，看護師として形成する（formation）思想へ

　このようにベナーは，看護は患者とともに存在し，そのともにある時間に看護として提供される看護実践の質を向上させるには，ナラティブによる実践の内省が不可欠であり，その分析と教育により達人（エキスパート）へと成長していくと考えている．

ジーン・ワトソン　Jean Watson（1940年−）

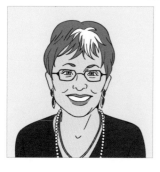

[背景]　ワトソンは米国ウエストバージニア州で生まれ，1961年にバージニア州にあるルイス・ゲール看護学校を卒業した後，1964年にはコロラド大学ボールダー校で看護の学士号を取得し，1966年に同大学デンバー校で心理学・精神保健看護学で修士号を取得した．1973年には同大学ボールダー校で教育心理およびカウンセリング領域の博士号を取得した．その後，コロラド大学ヘルスセンターで教鞭をとりつつ，ケアリング・カリキュラムを開発し，1979年に『Nursing：The Philosophy and Science of Caring（ケアリングの哲学と科学）』を発表した．

　ワトソンが活躍しはじめた1970年代は，医療技術が目覚ましく発展するとともに，看護の専門化と細分化が進んだ時代である．そのようななかで看護の本質を模索し，ヒューマンケアリングの科学として構築していった．ワトソンは，ケアリングの提唱者にとどまらず，自身の体験から身体的な傷が治ってもなお心身は癒しを必要とすることを実感し，このような経験を通して，管理者の効率性偏重や利潤を追求した最新の医療からは真の癒しは得られないと考えるに至り，ケアリングは看護実践の本質であるという確信へと導かれていった．

　2000年以降も数々の賞を受賞し，2013年には，米国看護学士院から「生ける伝説（Living Legend）」の称号を受賞した．

　ワトソンの関心の中心はケアリングにある．彼女は，ナイチンゲールやヘンダーソン，レイニンガー，ロジャース，パースィ，マーガレット・ニューマンなどの看護理論家から影響を受け，また，量子力学，心理学，精神力動論，現象学，実在主義，スピリチュアル思想などをその基盤とし，東洋思想の影響も受けている．彼女は自身の理論をヒューマンケアリングの科学と述べ，"看護とは何か，看護を規定するものは何か"について論及すると同時に，人間存在についても深く思考しており，個々の人間は，ばらばらな存在である前に，すべて宇宙的な愛に包まれた無限野に属しているととらえている．ワトソンは自身の理論について「看護におけるヒューマンケアリングのプロセスを解明し，科学/システム/社会のなかで人間性を保ち，患者が持っている個人/内的な生の世界という概念を維持し，看護教育や臨床的な実践に，愛やヒーリングといった考え方を再び導き入れる道を探った」[48]と述べ，身体的な苦痛の緩和のみならず，スピリチュアル的なケアに至り，さらに看護師と患者という関係性を超え，ひとりの人としてケアし合うことを目指している．

(1) ワトソンのとらえる看護・人・環境

● **看護**　看護は名詞であるとともに，動詞としても用いられるとして，「看護はトランスパーソナルな人間同士でさまざまな努力を行うのであるが，その目的は，患者が不健康・苦悩・痛み・存在の意味を見出せるように手を添えることによって，人間性・人の尊厳・統合性・全体性を守り，高め，保持することである．また，患者が自分自身を知り，コントロールし，ケアリングができるようにし，外的な環境がどのようなも

のであっても，内的調和を回復することで自分を癒すことができるように手助けをすることも含まれる」[49]と述べている．

- **人**（human life） 人は人格を備えた存在で，かけがえのない人間であり，心（mind），肉体（body）・魂（soul）を宿した存在で，各部分の総和とは異なる存在であり，人間は心（mind）を用いて，実存における意味を見出し，調和を図ることによって，より高次の意識レベルへと進むことができるととらえた．life（生），ヒューマンライフとは，スピリチュアルに・内的に・感情的に・物理的にユニタリ（unitary）な存在として世界に存在していることとした．このような人やヒューマンライフに対する考え方を明らかにすることは，看護師と患者との間で進められるヒューマンケアリングのプロセスが繊細で，かけがえがなく，大切に扱うべき賜物であるという考えから導き出されている．このようにとらえ，実践されるからこそケアリングということが成り立つ．

- **環境**（environment） 環境は世界（world）と同義語ととらえ，宇宙におけるあらゆる力で人に影響を与える環境や状況ととらえる．一個人に影響を与える直接的な環境と状況というだけでなく，「内的なもの・外的なもの・人間的なもの・人工的なもの・自然なもの・宇宙的なもの・心理的なもの・無限のもの・そして過去・現在・未来である」[50]とも述べている．

- **健康-不健康**（health-illness） 不健康（illness）は必ずしも疾患があることではなく，自分の内面や魂のレベルで自分自身と折り合いがとれていない状態を指し，健康とは，身体（body）・心（mind）・スピリット（sprit）が統一されて調和がとれている状態である．調和がとれていない場合，知覚された自己と実際の経験との間に乖離が生じたり，自分自身の内部と世界との間にずれを感じたりする．このようなずれは魂の内部に不調和があることを示しており，不健康になり，やがて疾患を引き起こすことにもつながるととらえている．

(2) ヒューマンケアリングの前提

ヒューマンケアリングの前提は11あり，要約すると表8-9のようになる．

(3) ワトソンの価値体系

ヒューマンケアリングは，健康状態がどうであろうと，自分自身についての知識を高め，自分をコントロールできるようにし，自らをケアし，自分の内側から癒していくことに看護師が手を添えることである．看護師はヒューマンケアリング-ヒーリングの過程に深くかかわる"共同参加者"とみなされるため，患者と看護師との関係に大きな価値がおかれるのである．この価値体系として，ワトソンは10のケア因子をさらに発展させ，カリタスプロセスとした．カリタスとは，ラテン語のcaritasであり，慈しむ，感謝する，特別な関心を寄せることを指し，ワトソンはカリタス能力を，そこにある（being）という存在論的な態度の能力としてとらえている．これを表にしたのが表8-10である．表にある第1～3因子はケアリングの哲学的基盤を形成するもので，専門職としての価値観にかかわるものである．第4～9因子はケアの実践を示し，第10因子は現象や実存を理解することを示している．

(4) トランスパーソナルケアリング

トランスパーソナルとは，ケアの瞬間にみられる個人-身体-自我を超越した人と人との

表 8-9 ヒューマンケアリング 11 の前提

① ヒューマンケアリングと愛とは，最も普遍的で，最も神秘的で，最も圧倒的な宇宙の力である．それらはあまねく存在する原初の心的エネルギーからなる（de Chardin, 1967）．

② この叡智やこうしたニーズは見過ごされることが多い．人びとは愛し合ったりケアリングしたりするなかで，互いを必要としていることがわかっているにもかかわらず，互いに対してうまく振る舞わないことが多い．人間らしさを見失わないよう，愛情深く道徳的なコミュニティや文明へと発展させ，互いに人間性を育み，共生していかなければならない．

③ 看護師はケアリングの専門家であるため，その実践において，理念や倫理，哲学を維持する能力をもつことが重要である．ケアリングの倫理的信念を維持することが，文明の人間的発展に影響を与え，看護の社会的貢献を決定する．

④ 出発点として，まず自分自身に対してケアリングに満ちた愛や許し，思いやり，慈悲をどのように与えることができるかを学ばなくてはならない．そうすることで，他の人に真正のケアリング，優しさ，思いやり，愛を提供し，尊重することができるようになる（de Chardin, 1967；Watson, 2008）．

⑤ 看護は，人びとと彼らの健康 ─ 不健康 ─ ヒーリングにかかわることに関して，つねにヒューマンケアリングの姿勢をとってきた．

⑥ 知識に裏づけられ，情報に基づいた倫理的なヒューマンケアリングは，専門職としての看護の価値観，責任，ふさわしい行動の本質をなす．これが中心的統合的源泉となって，看護職の社会に対する約束が守られ，その存続が保証されるのである（Leiniger, 1981）．

⑦ ヒューマンケアリングは，個人のレベルでも集団のレベルでも，医療サービスを提供するシステムのなかで次第に強調されなくなっている．しかし，システムが社会に対して倫理的にかつ科学的に責任あるものとして存続していくのであれば，また，看護がその社会的要請を達成する確かな職業として残っていく必要がある．今こそ，ヒューマンケアリングを復活させなければならない．

⑧ 看護師や看護におけるケアリングの価値観は，これまで表に押し出されていなかったので，看護や社会において，ヒューマンケアリングの理念や信念を実践のなかで掲げることが難しくなっている．現代社会は，医学的・技術的・経済的・官僚的・管理社会の制度的制約が増大し，人間存在に対する負担や，個人や広く公衆にもたらす結果を考えずに，過剰な処置や治療技術が激増している．

⑨ 倫理的・哲学的・認識的・臨床的に努力を行って，ヒューマンケアリングを維持し，向上させることは，現在も将来も看護にとって重要な課題である．

⑩ ヒューマンケアリングは，人と人の間においてのみ，最も効果的に示され，実践される．間主観的に人と人とがかかわるプロセスによって，人間らしさという誰もがもっている感覚が生かされる．つまり，相手に自分を重ね合わせ，相手に自分の人間性を映し出すことによって，人間らしさとはどのようなことであるかを会得できる．しかし，ケアリングの意識は（それだけにとどまらず），時間も空間も物性をも超越し，人間性についての意識の深化に影響を与える（Watson, 2008, 2011）．

⑪ ヒューマンケアリングの価値観，知識や実践，理念を，ケアの理論や実践，教育，研究のなかで保持することによって，看護は人類と社会に対して社会的・道徳的・職業的・科学的に貢献することができる．

表 8-10 10 のケア因子とカリタスプロセス

10 のケア因子（1979 年）	カリタスプロセス（2008 年）
①価値観の人間的 ― 利他的システム	自己と他者に対する愛情 ― 優しさ/共感と冷静さの実践
②信仰 ― 希望をもてるようにする.	心を込めてそこに存在していること；自分と他者が信念体系や主観的世界をもてるようにする.
③自分自身と他者への感受性を磨く.	自分自身のスピリチュアルな実践を磨く；自己を超えて真正のトランスパーソナルな存在へ
④援助 ― 信頼関係, ヒューマンケアの関係	愛情に満ちた信頼とケアリングの関係を維持する.
⑤プラスの感情もマイナスの感情も表出する.	感情の表出を許容する；よく耳を傾け, "その人にとっての物語をよく理解する"
⑥創造的な問題解決のケアリングプロセス	自己というものを使いこなし, ケアリングプロセスのなかで, あらゆる方法を活用するとともに, ヒューマンケアリング ― ヒーリングのアート性を用いて創造的に問題解決方法を生み出す.
⑦トランスパーソナルな教育 ― 学習	ケアリングという文脈での真の教育 ― 学習；ケアを受ける人が基準とする枠組みにとどまる；健康 ― ヒーリング ― ウェルネス・コーチングモデルへと移行する.
⑧支援的・保護的, および/または修正的な, 精神的・身体的・社会的・スピリチュアルな環境に気を配る.	すべてのレベルで治癒環境を創造する；エネルギー・意識・全体性・美しさ・尊厳・平安について, 身体的にも非身体的にも, 行き届いた環境を整える.
⑨ニーズ充足への支援	敬意を込めて, 丁重に, 基本的なニーズを支持する. 聖なる実践として, 他者の具現化された魂に触れることに, 意図的なケアリング意識をもつ. 他者の生命力/生命エネルギー/生命の神秘と手を携えて仕事をする.
⑩実存的 ― 現象学的 ― スピリチュアルな力の受け入れ	人生の苦難・死・苦しみ・痛み・喜び・生活の変化すべてについて, スピリチュアルで, 神秘的で, 未知な次元に心を開き, 注意を払う；"奇跡はありうる". これが知識基盤と臨床能力の前提とされる.

(Watson J（1985）, 稲岡文昭, 他訳（2014）：ワトソン看護論　ヒューマンケアリングの科学. 第 2 版, 医学書院, p64. ならびに, 筒井真優美編（2015）：看護理論家の業績と理論評価. 医学書院, p349. を参考に作成)

つながりを指し, そうした瞬間を共有することで双方が影響し合う関係となる. トランスパーソナルによって, 個人的な身体的-物質的自我を超え, より深い自己, 他者, 環境, 宇宙を共有する真相のつながりをつくり, スピリチュアルな次元に至ると考えられている. この瞬間を表すと**図 8-8** のようになる.

　患者と看護師はトランスパーソナルケアリングが行われる瞬間に, 自分たちの関係のなかに互いの生活史と現象野が重なり, 各自の一部になる. ケアリングが行われている瞬間は時間・空間・物質性を超えるととらえられ, そのような瞬間は次の瞬間を伝え, それぞれの生に影響を及ぼすと述べられていることから[51], このような瞬間の共有は患者と看護師という関係を超え, 互いの奥深く魂のレベルで経験され, 影響され合う関係性によって成り立つケアであるということができる.

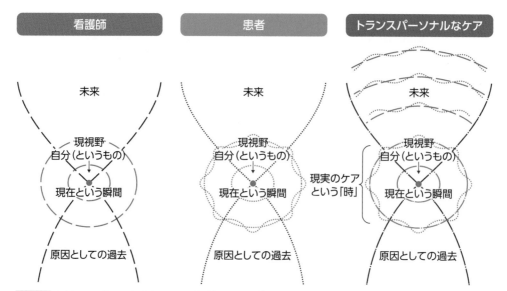

| 看護師 | 患者 | トランスパーソナルなケア |

図 8-8　トランスパーソナルケアリングが行われる瞬間
(Watson J (1985), 稲岡文昭, 他訳 (2014)：ワトソン看護論　ヒューマンケアリングの科学.
第 2 版, 医学書院, p105.)

マデリン・M・レイニンガー　Madelein M. Leininger(1925-2012年)

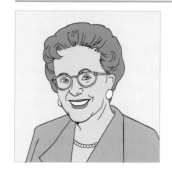

[背景]　レイニンガーは，1925 年にネブラスカ州のサタンで生まれ，1948 年にコロラド州デンバー市のセント・アンソニー看護学校を卒業し，看護師として働きはじめた．1950 年にカンザス州のベネディクト大学で生物学の学士号を取得した．この時に副専攻科目として哲学と文化人類学も学んだ．1954 年にワシントン DC のアメリカ・カトリック大学で精神科看護学の学士号を取得した後，シンシナティ大学に移って，米国で最初の小児科精神看護クリニカル・スペシャリストの修士課程を創始した．

　1950 年頃，小児生活指導ホーム（child guidance home）で調査をしていたとき，スタッフがさまざまな文化的背景や生活様式をもった子どもたちを適切に援助していないことに気づき，文化の特徴に合わせた対応が必要であることを確信した．そして，ワシントン大学の博士課程で文化人類学と心理学的人類学の研究を始め，ニューギニアの現地の人びとと 2 年近く一緒に暮らして，2 つの集落の民族学的・民族看護学的な研究を行った．研究では，その文化の特性だけでなく，ケアリングや健康習慣における西洋文化と非西洋文化の差異について調査した．その成果は多くの論文や書籍にまとめられている[52-54]．

　レイニンガーは，さまざまな人種が暮らすアメリカにおいて，単一文化の価値観では看護の対象を理解できないと気づき，異なる文化的状況におけるヒューマンケア，安寧，健康にかかわる看護の現象に着目した．ヒューマンケアリングは，誕生，成長，病気からの回復，安寧の維持に欠かせないものであると考え，実際の調査からどのような文化にもケ

アリングは存在すると確信するに至った.

(1) 文化(culture)と文化的ケア(cultural care)

　文化とは,ある集団で学習され,共有され,伝承されてきた価値観,信念,規範および生活習慣のことであり,これらがその集団の考え方や決定・行動にある一定のパターン化された方法となって表現される.文化的ケアとは,文化に基づいて健康(安寧状態)を維持したり,人間の条件もしくは生活様式を高めたり,死や障害に向き合おうとする他者または集団を援助し,支持し,能力を与えるような行為である.

(2) 文化的ケアの多様性(cultural care diversity)と普遍性(cultural care universality)

　文化的ケアは,その行為のなかで文化的側面から導き出されるケアの意味,パターン,価値観,シンボルなどにみられる多様性と,共通的で類似的な普遍性の両者をあわせもつ.

　レイニンガーはこのような視点に立ち,さまざまな文化をもつ人びとを人類学の分析方法のひとつを用いて,イーミック(emic)とよばれる内面的な分析(現象をどのように意識し識別しているか)と,エティック(etic)とよばれる表面化された現象を観察者の視点から客観的に観察していった.

(3) サンライズイネーブラー (sunrise enabler)

　人間が存在するかぎり,世界のあらゆる文化は,それぞれ伝統医学や民間的・土着的・包括的・自然発生的な医療システムをもっている.一方で,現代医学から派生し,教育機関で修得された公式的かつ知的に学習された専門的ケアリングは,人間の歴史においては日の浅いものである.レイニンガーは民間的ケアと専門的ケアを連結することで文化的に違和感のないケアを受けることができると考え,サンライズイネーブラーを考案した(図8-9).

　サンライズイネーブラーの上部の半円は太陽が昇る様子を示し,文化的・社会的なさまざまな要因が,それぞれ個人や家族,集団に影響していることを表している(図において,円弧から中心への動き).また一方で,下から上へとケアと看護に焦点を当てて観察し,その後に,文化,社会構造,宗教などの影響について理解すること(中心から円弧への向き)により,文化を考慮した看護ケアを提供することができる.このように偏った見方をすることなく,文化に基づく全人的視点をもった看護ケアが必要であることが理解できる.

- **文化ケアの保持もしくは維持**　人びとが自分の文化を保持して,健康の維持や病気の回復への援助,障害や死に向き合えるような援助を実践すること
- **文化ケアの調整もしくは取り引き**　できるだけ人びとの文化的背景に配慮しつつ,健康の維持や病気の回復への援助,文化に基づいた死への援助を実践できるように調整すること
- **文化ケアの再パターン化もしくは再構成**　対象の文化を熟知し,安寧と健康のために新しいケアの方式をともに創造的に設計する.また,対象に最も役立つものに再パターン化すること

　このようにレイニンガーの看護理論は,一人ひとりの生活の根底にある文化を大切にしながら,現在の生活環境のなかで実践することを意図している.現在,日本でもさまざまな文化をもった人が生活している.それを考えるとき,レイニンガーが示した文化的ケアはこれからますます必要とされるであろう.

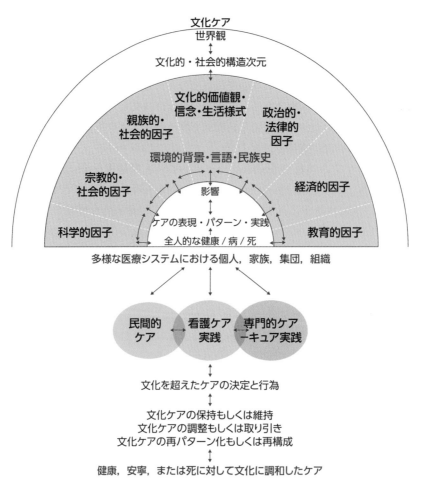

文化ケア
世界観

文化的・社会的構造次元

文化的価値観・
信念・生活様式

親族的・
社会的因子

政治的・
法律的
因子

環境的背景・言語・民族史

宗教的・
社会的因子

影響

経済的因子

ケアの表現・パターン・実践

科学的因子

全人的な健康 / 病 / 死

教育的因子

多様な医療システムにおける個人，家族，集団，組織

民間的
ケア

看護ケア
実践

専門的ケア
ーキュア実践

文化を超えたケアの決定と行為

文化ケアの保持もしくは維持
文化ケアの調整もしくは取り引き
文化ケアの再パターン化もしくは再構成

健康，安寧，または死に対して文化に調和したケア

図8-9 レイニンガーのサンライズイネーブラー
(Leininger M, McFarland M eds（2006）：Culture Care Diversity and Universality：A Worldwide Nursing Theory. 2nd ed, Jones & Bartlett, p s 25.)

アイモジン・M・キング Imogene M. King（1923-2007年）

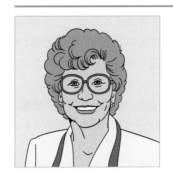

[背景] アイモジン・キングは，1945年，ミズーリ州セントルイスのセントジョン病院附属看護学校を卒業し，看護師免許を取得した．その後，看護師として従事しながら，1948年，セントルイス大学を卒業し，学士号を取得した．1947年から11年間，セントジョン病院附属看護学校に在職し，看護教員として教鞭をとる．この間，セントルイス大学大学院に在学し，1957年，看護学修士号を取得，その後，ニューヨーク州のコロンビア大学ティーチャーズ・カレッジ大学院に進学し，1961年，教育学博士号を取得した．1961年，イリノイ州シカゴのロヨラ大学看護学部准教授として5年間在職している期間に，看護師のための概念枠組みに基づく看護学修士課程教育プログラムを開発した．1966年，米国保健教育福祉省看護局研究助成金部門副主任に就任し，この間に「看護のための概念的視座（A Conceptual

Frame of Reference for Nursing）」を発表した．1968 年，オハイオ州コロンバスのオハイオ州立大学看護学部長に就任し，『看護の理論化（Toward a Theory for Nursing）』を出版した．この著書は，1973 年アメリカン・ジャーナル・オブ・ナーシングのブック・オブ・イヤーを受賞した．1975〜1979 年は，イリノイ州ウッドデールの市会議員としても活動をしている．1980 年には，南フロリダ大学看護学部教授となり，『キング看護理論（A Theory for Nursing：Systems, Concepts, Process)』を発刊した．さらに 1980 年には，南イリノイ大学より名誉博士号を授与，1996 年には，米国看護師協会総会において Jessie M. Scott 賞を受賞した[55]．

キングの看護理論は，「目標達成理論」であり，健康維持あるいはその回復のためのヘルスケア・システムであり，看護師と対象者との 2 者間の相互行為を行うプロセスの要素を明らかにしたものである[56]．またキングは，力動的相互行為システムの枠組みと目標達成理論の開発にシステムアプローチを用いた[57]．相互行為とは，個人が他者とのコミュニケーションを通して知覚し，そこから目標設定し，その目標を達成する方策を見つけるプロセスのことである．

(1) 力動的相互行為システム

看護のさまざまな現象は，個人システム・個人間システム・社会システムの 3 つの相互作用からなる開放システムである．人を理解するための個人システムは，個人の身体像，成長と発達，知覚，自己，空間と時間という概念から構成されている．個人間システムは，個人システムが他者の個人システムとの関係をもつことから成立するシステムであり，コミュニケーション，相互行為，役割，ストレス，相互浸透行為という概念から構成されている．社会システムは，個人・個人間システムを包含し，それに影響を与える集団からなり，宗教団体，教育組織，労働組織などの組織的なもので構成されている．その社会のなかで，個人の成長と発達に影響を与える広範な家族の行動，権威，意思決定，組織，地位は社会システムを理解するうえでの重要な概念である[58]．

(2) 目標達成理論

3 つの力動的相互行為システムの個人間システムを概念枠組みとしているのが目標達成理論である．目標達成理論の主要概念は，相互行為，知覚，コミュニケーション，相互浸透行為，自己，役割，ストレス，成長と発達，時間，空間である（表 8-11）．

(3) キング看護理論のメタパラダイム

キングの目標設定理論では，患者のもつ目標を達成するためには，患者自身が目標設定に参加することが重要となる．看護師と患者は目的のあるコミュニケーションを通してそれぞれが相手を理解し，情報を分かち合うことで，目標・課題が何であるかを明確化し，同じ目標に向かう．さらにその目標を達成するための手段を探究し，両者は相互行為によって目標達成を目指して行動するようになる．

キングは主要な 4 概念について，表 8-12 のように定義している．

表8-11 目標達成理論の主要概念

相互行為	人間と環境，人間と人間の間の知覚とコミュニケーションのプロセスであり，目標を目指す言語的・非言語的行動という形で示される．人間対人間の相互行為においては，それぞれの異なる知識，欲求，目標，過去の経験，知覚をもち，それらが相互行為に影響を与えている．
知覚	個人が実在をその心のなかに組み立てることである．それは人間，対象，出来事を認識することである．
コミュニケーション	情報が人から人へと伝えられてゆくプロセスである．コミュニケーションは相互行為の情報要素であり，情報はケア提供者とケアを受ける者との間の手段である．
相互浸透行為	人間と環境の間で相互に展開される観察可能な行動である．それは人間的な相互行為に関する価値判断の要素である．相互行為を展開する両者が，共通性を確認することによってお互いの共同の目標を設定することが可能となる．
自己	自分の個人的な存在についての自覚，すなわち自分とは誰なのか，自分とは何なのかという概念を構成する思考と感情の複合体である．
役割	社会システムにおいて，ある立場を占める人間に期待される一連の行動である．つまり，ある立場の権利と義務を定める規範のことである．
ストレス	成長，発達および役割遂行の調和を保つために，人間が外界と相互に作用しあう力動的な状態である．この概念には，人間が外界との間に行われるエネルギーの交換と情報交換が含まれる．
成長と発達	細胞レベル，分子レベル，行動レベルにおける人間活動の継続的な変化である．
時間	将来に向かって進んでゆく出来事の連鎖である．時間は変化や過去・未来を含んで絶えず起こる出来事の流れであり，各人が一回限り経験する．
空間	空間はあらゆる方向にむけての存在であり，所属した文化や状況にも影響を受ける．

・城ヶ端初子．実践に生かす看護理論19．サイオ出版，pp214-230．
・King IM（1981），杉森みど里訳（1985）：キング看護理論．医学書院，pp180-185．
・筒井真優美編（2015）：第19章アイモジン M．キング．「看護理論家の業績と理論評価」．医学書院，pp282-298．
・竹尾恵子監（2007）：第6章目標達成理論．「事例でまなぶ看護理論」．新訂版，Gakken，pp172-215．
以上を基に作成

表8-12 理論の4つの概念

人間	環境	健康	看護
人間は，環境と交流する解放システムであり，理性的で知覚力のある社会的存在である．	環境については明確に定義していない．	健康は，人間の成長と発達の過程である．一人の人間のダイナミックな人生体験である．病気とは正常からの逸脱した状態であり，生物的構造における不均衡状態，心理的構造における不安定状態，社会関係における葛藤状態を意味する．	看護師が，看護状況のなかで出会う人々の行動について，それらを知覚し考察を加え，関係性を深め，判断を下し，そして行為することである．両者が知覚した情報を共有し分かち合う，行為・対応・相互行為といった一連のプロセスである．

（King IM（1981），杉森みど里訳（1985）：キング看護理論．医学書院，pp180-185．）

キャサリン・コルカバ　Katharine Kolcaba（1944-）

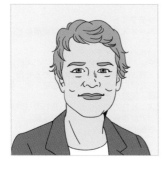

［背景］　コルカバは，オハイオ州クリーブランドに生まれ，そこで人生の大半を過ごした．1965年にクリーブランドの聖ルカ病院附属看護学校を卒業し，内科-外科看護，長期療養ケア，在宅ケアなどの分野で，常勤または非常勤で長年勤務した[59]．1987年に，ケース・ウェスタン・リザーブ大学のフランシス・ペイン・ボルトン看護学部を，最初の登録看護師として卒業し，老年看護学専攻の看護学修士課程に進学した．大学院に通いながら，認知症病棟の主任看護師を務め，コンフォートのアウトカムの理論化に着手した[60]．

　看護学修士課程を修了後，アクロン大学看護学部の専任教員として勤めながら，看護学の博士号取得のため，ケース・ウェスタン・リザーブ大学で10年にわたり研究に勤しみ，コンフォート理論を構築し，展開した[61]．

　コンフォート（comfort）は，一般に「安楽」「心地よさ」「安らぎ」「元気づける」「強化する」などと訳されている．看護において，対象である患者がコンフォートな状態となるようケアすることは，大変重要である．しかし，この言葉はさまざまな使われ方をし，意味をもっていたために，コルカバは，これまで使用されていたコンフォートを幅広い学問分野の文献検討から多角的にとらえ直し，概念分析によってコンフォートの特性と構造を明らかにした．そして，コンフォートの語源にある「強化する」という要素をふまえたうえで，ケアによってもたらされるホリスティックなアウトカムとしてコンフォートを位置づけた．さらにコルカバは，コンフォートの状態を測定するための尺度を開発し，看護ケアの影響や効果についての評価を可能にした．

　コルカバは，概念分析によって帰納的にコンフォートの概念を明らかにし，演繹法，遡及法による理論的推論を行ってコンフォートの中範囲理論を開発した．

（1）コンフォートの定義

　コルカバは，コンフォートを「緩和，安心，超越に対するニードが，経験の4つのコンテクスト（身体的，サイコスピリット的，環境的，社会文化的）において満たされることにより，自分が強められているという即自的な経験である[62]」と定義し，4つの側面からコンフォートニードを満たすことが重要であるとしている．

（2）コンフォートの分類的構造

　コンフォートは，3つのタイプとコンフォートが生じる4つのコンテクストを基にした分類的構造を有している[63]（図8-10）．この分類的構造を指標として質問紙を用いることで，4つのコンテクストの側面からコンフォートできているのか，あるいは患者の全人的なコンフォートニードが満たされているのかをアセスメントすることができ，先見的に癒しや回復を目指したコンフォートケアを実践することができる．そして，コンフォートの増進が可能となり，患者や家族の回復力の向上が期待できる．

（3）コンフォート理論の構築

　コルカバは，帰納的に3つのタイプのコンフォート（緩和，安心，超越）を導き出し，

	緩和	安心	超越
身体的			
サイコ スピリット的			
環境的			
社会文化的			

コンフォートのタイプ
　緩和―具体的なコンフォートニードが満たされた状態
　安心―平静もしくは満足した状態
　超越―問題や苦痛を克服した状態

コンフォートが生じるコンテクスト
　身体的―身体的感覚，ホメオスタシス機構，免疫機構などにかかわ
　　　　るもの
　サイコスピリット的―自尊心，アイデンティティ，
　　　　セクシュアリティ，人生の意味などの自己の内的認識に
　　　　かかわるもの；高次の秩序や存在にかかわるもの
　環境的―人の経験の外的背景にかかわるもの（温度，光，音，
　　　　　　　　　　　匂い，色，家具，風景など）
　社会文化的―個人，家族；社会的関係にかかわるもの（財政，
　　　　教育，ヘルスケア従事者など）；家族の伝統，
　　　　儀式的行事，宗教的慣例）

図 8-10　コンフォートの分類的構造
(Kolcaba K (2002), 太田喜久子監訳 (2008)：コルカバ コンフォート理論 理論の開発過程と実践への
適用. 医学書院, p17.)

　コンフォートの分類的構造を明らかにした（**図 8-10**）．しかし，コンフォートの 3 つのタイプについての一般的な概念枠組みがなく，理論的推論によるコンフォートの理論構築の必要性に迫られた．そこで，コルカバは心理学者のヘンリー・マリーのヒューマン・プレス理論に着目し，看護やヘルスケアに特有の概念を用いてコンフォート理論として位置づけた[64]．患者にうまくコンフォートが提供できれば，患者のコンフォートはさらに増進し，そうすることで患者の健康探索行動が強化される[65]ことを明確にした．さらに，健康探索行動と施設の統合性との関係を考慮する理論に拡張し，実践的レベルでの具体的なヘルスケアの状況や研究の問題に応用できる理論を構築した[66]．

アフアフ・I・メレイス　Afaf I. Meleis（1942〜）

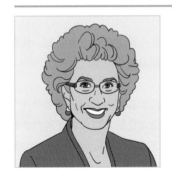

[背景]　メレイスは，看護学修士であり助産師である母と海軍の軍人であった父の間に生まれ，エジプトのアレクサンドリアで育った[67]．アレクサンドリアは地中海貿易，ヘレニズム文化の中心として繁栄した都市で，メレイスは多様な人種や学問，異文化に触れる国際的かつ学術的都市で育った．家庭でも性差に関係なく互いのキャリアを尊重し合う両親の姿があった．成長したメレイスは開学して間もないアレクサンドリア大学看護学部で当時の最先端の教育を受け，きわめて優秀な成績を修め，1961 年に看護学学士を取得した．その後，母国とはまったく異なる文化背景の UCLA（カリフォルニア大学ロサンゼルス校）へ進学し，看護学修士，社会学修士，医療社会学博士を取得した．メレイスは，自身の経験から多様性を尊重する視点や，社会文化背景の違いによって同じ出来事であっても個人によって異なる意味があり，それを尊重する視点から移行理論を提唱した．

　メレイスの移行理論は社会学の象徴的相互作用論，役割理論などを基盤とし，移行体験と人びとの健康や看護治療との関係を説明する概念を明確化し，中範囲理論として発展させた．つまり，移行理論は現象を理解するうえで，全体像としても，枠組みとしても用い

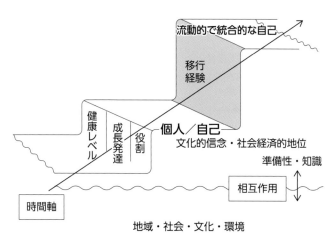

流動的で統合的な自己

移行
経験

健康
レベル　成長発達　役割　**個人／自己**
文化的信念・社会経済的地位

準備性・知識

相互作用

時間軸

地域・社会・文化・環境

＊各線は明確な境界はなく，連続性がある.

図8-11 個人/自己と移行経験の概念図

られ，個人は尊重される存在としてとらえることを基盤としている.

　中範囲理論としての移行理論の基盤は，人間が効果的に相互作用する一連の経験と，相互作用の結果として動的な自己が形成されるという象徴的相互作用論である. 自己とは自我同一性や自己概念として象徴されるように，一定の恒常性をもった個人のかまえ[68]であり，人間が成長発達するうえで，あらゆる環境や社会との相互作用によって構成される.

　移行は健康レベルの変化，成長発達，役割の変化，環境の変化，時には社会や地域からの期待によって，いままでどおりの自分ではいられない，立ちはだかる壁に向き合うような経験である（**図8-11**）. 移行は必ずこれまでの生活や自己について，環境も時間経過的にも「つながり」を喪失する感覚が生じることから始まり，拒否や逃避，不安定や混乱などを引き起こす. この状況からつながりを再構築する，あるいは新しい意味に置き換えることによって意味の連続性を保つことが移行の本質的な部分である. 移行の完了は新しい安定を開始し，個人の可能性を拡張させる. すなわち，移行は向上的かつ肯定的な概念である.

　また，同理論において，メレイスは，人や社会環境との相互作用に強く影響を受ける役割理論を強調している. 人間は社会的存在であり，社会の一員として，役割に合うような態度と行動をつねに期待されている. そして，寄せられる期待に応じる相互作用のプロセスを通じて役割は自己概念に組み込まれ，社会に居場所を得る. この相互作用のプロセスでは，他者とのコミュニケーションを通じて，双方が役割の意味を共有し，定義する. 人間は，健康レベル，意識-無意識，自発-受動にかかわらず，必ず成長発達に伴って役割が変化し，自己概念に組み込まれる. つまり，必ず移行を体験する存在といえる.

　移行理論は，「移行のプロセスと状況」「移行を体験する人（人びと）」「移行をケアする看護」を包括する，多様性，複雑性，多次元の理論である. 自己の恒常性が脅かされるような場面において，自己の根源的な意味や価値を維持しながら，場面に応じて効果的に，自己に意味を付与したり，自己を再構成したりするプロセスを示している（**図8-12**）[69].

　移行理論の構成における，〔移行のタイプ〕とは移行に至るきっかけとなる出来事である. また，〔移行のパターン〕とは〔移行のタイプ〕がどのような組み合わせで起こってい

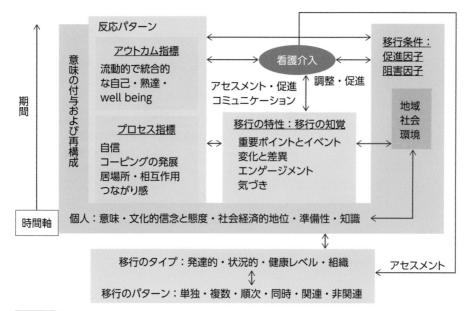

図 8-12 移行：中範囲理論

（Meleis AI 監修・編集（2010），片田範子監訳（2019）：移行理論と看護—実践，研究，教育—．学研メディカル秀潤社，p66．を参考にして作成）

るかを示している．そして，〔移行の特性〕とは移行の性質であると同時に個人が移行をどのように知覚しているかを示している．なかでも気づきが重要であり，以後の知覚や〔プロセス指標〕の順序に規則性はないが，まず気づきがないと移行は開始しない．よって，気づきが障害されている場合は看護介入が必要となる．そして，〔移行条件〕として，〔移行の特性〕や〔反応パターン〕を個人の経験と特徴づけ，移行の促進や阻害に影響を与える．

　〔看護介入〕はこの移行の〔タイプ〕〔パターン〕，〔移行条件〕をコミュニケーションによって十分に理解することである．移行の体験者と看護師とのコミュニケーションは，課題を明確にすると同時に，〔看護ケア〕として移行を促進する．すなわち，移行体験者にとって，気づきや変化・差異などの知覚は，社会や時間経過的な意味でもつながりや居場所を失った感覚であり，自己が脅かされる．これに対して，看護者は肯定的なコミュニケーションによって，〔プロセス指標〕を手だてに移行体験の理解とともに移行体験者の自己を守り，移行体験者が自己に意味を付与したり，意味を再構築し，健全な移行の完了としての〔アウトカム指標〕へ至るプロセスをケアする．

　移行理論において，看護に特有の貢献は，発達段階や健康-疾病において移行を体験する人の健全な移行と well-being の知覚の促進，および不健全な移行の予防と位置づけている．また，移行を阻害する条件を特定し，この条件を調整または促進し，ケア提供者となる（図 8-12）．

薄井坦子 (1932年–)

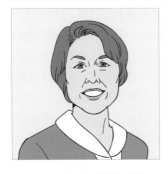

[背景] 薄井坦子（以下，薄井とする）は 1932 年，広島に生まれる．太平洋戦争末期，家族とともに宮崎県に疎開し，大学受験まで宮崎で過ごしている．その後，お茶の水女子大学教育学部教育学科に進学し，卒業後は東京大学医学部衛生看護学科 2 年次に編入学する．薄井には，「24 時間託児所」を開設するという夢があった．子どもを健康に育てるためには人間の身体に関する知識が必要と考え，解剖学や看護を学ぶことを選択したのである．しかし，託児所開設の夢は経営的困難から断念，考えた末に看護の道を志す．

東京大学卒業後は，日本医師会で看護問題や「看護とは何か」について整理することをおもな任務として 4 年間を過ごした．そして，東京女子医科大学附属病院での臨床経験と並行して，附属高等看護学校の教務主任として看護教育に携わり，「看護とは何か」を探求し，この間 10 年をかけてナイチンゲール看護論を受け継ぎ発展させた『科学的看護論』を 1974 年に出版する．1975 年に千葉大学看護学部に席を移し，基礎看護学教授として『科学的看護論』の実践的検証を重ねた．千葉大学定年退官後，1997 年から宮崎県立看護大学学長に就任し，2002 年に退職するまで『科学的看護論』を機軸とした看護学教育カリキュラムを実践した[70]．

『科学的看護論』はわが国で唯一の看護論である．薄井は，日本医師会での仕事を通じて，"看護を説明する" ことに悩み苦しみ，「看護とは何か」を問うなかでナイチンゲールがすでに明確にそれを示していることに気づく．そして薄井は，「看護とは，生命力の消耗を最小にするように生活過程を整えることである」[71]と看護を定義した．しかし，定義したことを科学的に説明できなければ学問としての発展は望めないとして，説明可能な理論に基づいた看護一般論の必要性を強く提案している[72]．その真意は，一般論のもと皆が同じ行動をするのではなく，どのような対象であっても，どのような条件であっても，看護一般論，つまり看護師はいったい何をする専門職なのかという核となる基本線を看護一般論で確認し合い，それに照らすことで対象の特殊性や個別性がみえるのであって，そこに看護実践として工夫することができるということにある[73,74]．

看護は，外から眺めているだけでは，それが看護であるか否かを判断しづらい仕事であり，看護であるか否かは看護師の頭のなかにあることを認め，であるからこそ，共通理解できる学問体系の創生は必然であると考えた．

(1) 看護一般論の骨組み(3つの柱)

看護実践は目的意識（目的論）をもった実践であるため，すべてにおいて「対象⇒認識⇒表現」で成立する．つまり，"何のために"（目的論）を意識し，看護のために人間観（対象論）や看護の表現を導く理論（方法論）が存在していることへの理解である．

● 目的論

薄井は，3 段階の目的論を展開している[75]．1 つ目は，「すべての健康を守る職業人に共通の目標」．2 つ目は，看護の専門的な知職を使って責任を果たすという意味で「看護師が

果たす独自の目標：病気や傷のために特殊な生活過程を生命力の消耗を最小限にして整えること」．3つ目は，「今の健康状態を良くしていくためにはどのような生活の仕方をすればいいのか，その人の個人的な見方によって選択される具体的な目標」[76]である．

この目的論によって，とくに2つ目以降の段階によって，医師の目標と看護師の目標が大きく異なり，目的論からの看護師の独自性を明確に主張している．そして，看護師が守らなければならない生活過程とは24時間の生活行動すべてであり，看護の対象の多くが24時間の生活過程に変化を余儀なくされるのであり，看護はその変化によって生活体としての側面から新たな生活過程を創出する責任があるということである．その責任は，診療の補助的な援助にあっても存在しているが，単に医師の介助を完璧にしている程度では，看護としての責任を果たしたとはいえないのである．つまり，手術や治療処置によって起こるであろう生活上の困難を見極めることができ，それを回避したり，軽減したり，あるいは新たな生活をつくり出したりすること，このような看護の目的意識こそが看護師の存在価値といえるのである．

●対象論

看護の対象が人であり，看護するのが人である以上，対象となる「人を知ること」から始めないと，看護にはなりえない．つまり，看護師は看護のための人間観をもつことが前提である．薄井はその前提に立ち，生活過程はすべての人で異なることから，人間には「個別な側面」があり，また「共通な側面」もあるという認識で対象を見つめる．共通な側面を「生物体」，個別な側面を「生活体」とし，人間はその統一体と考えている[77]．これが「人間一般」についての考え方である．「生物体として共通する側面」として，病気や処置によって示す身体の変化は必ず存在するが，その身体的な変化や苦痛の感じ方，その表現の仕方は，生活体としての側面が関係する．そのため，生活の本質は24時間の過ごし方（食事・排泄・清潔・衣服・活動・休息・学習・労働など）であるとして，「生命を維持する過程」「生活習慣を獲得し発展させる過程」「社会関係を維持発展させる過程」という人間の生活の見つめ方にまとめている[78]．

また，生活体としての反応に影響する因子として，①発達段階，②生活過程の特徴，③健康障害の種類，④健康の段階の4つの因子を提示している[79]．看護師は「人を知ること」について，まずは，起こっているさまざまな事実を統合し，全体としての見つめ方ができると，いま，自分が何をしなければならないかがわかってくる．そして，看護へのニーズの高い対象に対して看護師はこれまでの生活を変化させるように働きかけることになるため，その変化させる視点が見抜けるように対象を見つめることも看護師には求められる．

●方法論

「対象論」と「目的論」がわかり，そして看護の必要性が認識できると，それを実践する「方法論」が要求される．つまり，認識としての看護観を表現技術（行動）[80]という見える形で患者に提供するのである．しかし，看護の認識の部分が行動や表現に現れることは少なく，結果的に看護が何をしているのかわからないと評価されることはしばしばである．そこで薄井は「方法論」を，①「知的な関心」，②「心のこもった人間的な関心」，③「実践的技術的な関心」，という対象への"三重の関心"から定義する[81]．

① 知的な関心は，生物体としての健康障害の程度をみていくことになる．「この臓器は何をしているのか」から始まり，生命を維持し，生活を円滑に進めていくための機能の

表8-13 人間の生活一般論と看護の視点

人間の生活一般論	看護の視点
生命を維持する過程	1. 循環への看護の視点
	2. 呼吸への看護の視点
	3. 体温への看護の視点
生活習慣を獲得し発展させる過程	4. 運動への看護の視点
	5. 休息への看護の視点
	6. 食への看護の視点
	7. 排泄への看護の視点
	8. 清潔への看護の視点
	9. 衣服への看護の視点
社会関係を維持発展させる過程	10. 労働への看護の視点
	11. 性への看護の視点
	12. 環境への看護の視点

(薄井坦子 (1997)：科学的看護論. 第3版, 日本看護協会出版会, pp84-99. を参考に看護の視点を示した. 必要な知識については本文を確認してほしい)

うち,「どんな機能が障害されているのか」を考えていく. つまり, 知識を総動員して, 健康障害の種類の特徴とその程度から健康状態の段階を見極めていくのである. それと, 病気にはその人の生活の仕方と関連があるため, その人の生活過程の特徴や発達段階が健康障害にどのように影響しているのかを解釈していくのも, 知的な関心である.

② 心のこもった人間的な関心は, 日々変化する患者の表現する言動や表情, 声など, 生活体としての反応を読みとって, その人の感じ方や考え方を知ることである.

③ 実践的技術的な関心は, ①と②を統合した結果として, いま患者に起こっている苦痛や困りごと, 不都合さをとらえる. そしてその一方で, 望ましい患者の姿を描き（上位目標）, その姿に近づくために, まず解決できること（中位目標）, その解決にその人のもてる力を最大限に引き出し, 補っていく手段として具体的に行動レベル（下位目標）を示していく.

この"三重の関心"は, 看護師が生活過程を整える専門家であるという看護の視点から方法論を導くプロセスでもある. 看護の視点をもつことは, その対象に起こっている見える事実として生物体の現象や生活現象（食事の摂取と排泄, 運動と休息, 清潔行動, 衣生活, 社会と個, 環境など）に起こっている不都合さを明確にし, さらに, 生活体としての反応を読みとることで患者の認識を推論していくことである. 薄井は, 生活一般論[82]から, 看護の視点とそれに必要な知識の具体的内容を12項目に整理している（表8-13）.

薄井は, ある会議の席で医師が「医師も患者の24時間の生活の調整を考えながら治療している」と発言したことを受けて,「それでは, 糖尿病の患者に医師が食事制限をするとき, どれだけの事実を基にするのか?」と尋ね,「おそらく患者の血糖値の変化とせいぜい体格や体重, 身長, 職業というところでしょうが, われわれ看護師にとって大切なのはそ

れ以外に，いったい誰が食事をつくるのか，その人が食事をどうみるのか，食事時間は，仕事の仕方は，といった事実が気になります．生活というのは，生活をしているその人の頭（認識）がそのように暮らさせるのです」と説明した[83]．このことは医師と看護師の役割や視点の違いの説明でもあり，看護実践の方法論の独自性を"三重の関心"で説明しているのである．

(2) 看護実践の基礎となる理論

薄井は，ナイチンゲール看護論が弁証法と認識論を基盤としていると理解しており[84]，ナイチンゲール看護論を継承している『科学的看護論』の基礎となる理論は，弁証法と認識論であるといえる．第2部実践編に「基礎となる理論」"看護を実践するにあたってふまえておかなければならないこと"を5つあげている[85]．

① "看護とは"がなければ問題は解けない．
② 看護は，精神⇄物質⇄物質⇄精神，という進み方をする．
③ 看護師は，自然科学的発想と社会科学的発想を駆使できなければならない．
④ 科学的な"認識論"で頭脳を訓練しよう．
⑤ 異常を理解できるためには，正常のあり方の理解がなければならない．

最後に，医学教育に携わる瀬江は，「現在，学問的理論とその実践において看護の世界ほど目覚ましい発展を遂げている分野はないと思う」[86]と評し，『科学的看護論』による看護学の学問的高みとその科学的看護学体系が存在していることがどれほど実践にとって重要であるかを述べ，さらに，看護学が人の生活そのものを整えることに価値をおき，"かたちあるもの"だけでなく，関係や精神＝認識といった"かたちのないもの"を含んでいるためにそれを究明するために確固とした理論が必要であり，それが『科学的看護論』で，看護学はこれによって学問として体系化されたと称賛する[87]．

一般に，薄井の『科学的看護論』はその解釈が難しいとされていた一方で，薄井の講演では，多くの体験事例が紹介され，理論が非常にわかりやすく説明されると評価されている．したがって，講演集や他の研究者によって解説されることで，より理解に近づけると思われる．

⑥ 理論をどのように活用するか

1）看護理論を理解するための一般理論（モデル）の活用

看護の対象を理解するために，看護理論以外の理論も広く活用されている．また，看護理論家たちが影響を受けたさまざまな学問領域にも関心を向けて対象理解に努めてみよう．

(1) マズローのニード階層説

アメリカの心理学者，アブラハム・マズロー（Maslow AH，1908〜1970年）は人間性心理学の生みの親とされており，彼のニード階層説はヘンダーソンの理論に大きな影響を与えている．この理論はヘンダーソンの理論とともに，対象のニーズの優先度を考えるときに活用できる．たとえば，呼吸困難を訴える患者にとっては，患者の家族間の問題（愛と所属の欲求）よりも，呼吸困難（生理的欲求）を改善することのほうが先決で，優先されるニードとなる．すなわち，呼吸を整える援助を行い，飲食や排泄などの生理的ニード

を満たす援助を行い，改善されたところで少しずつ高次のニードを満たす援助を実践する．

(2) エリクソン・ハヴィガーストの発達理論

ハヴィガースト（Havighurst RJ, 1900～1991年）は米国の教育学者で，最初に発達課題の概念を提唱し，人生には各時期に発達課題があるとした．また，エリクソン（Erikson EH, 1902～1994年）は自我の発達段階と発達課題を心理・社会的な視点でとらえようとした．

対象のケアを考えるためには，まず対象がどのような発達段階にあり，どのような発達課題をもっているのかに着目することで，看護上の問題を把握しやすくなる．とくに小児や思春期が対象の場合，年齢層による発達課題の違いが大きいため，エリクソンの8つの発達段階を活用することができる（p18参照）．一方，成人期・老年期の対象は，ともすると身体的な状態に視点が向きがちであるが，ハヴィガーストのライフサイクルの各時期における発達課題（p17参照）を知ることによって，対象の心理・社会的問題の抽出に役立てることができる．

(3) 危機理論

危機理論[88]には，フィンク（Fink S）の危機モデル，コーンの危機・障害受容モデル，アグイレラの危機問題解決モデル，ムースの疾患関連危機モデルなどがある．危機モデルは，突然の事故や災害などによる急激な外傷や疾患のみならず，がんの告知後や死の受容など，困難な状況に直面した患者と家族の心理状態の理解や，援助の方向性を見出す際に多くの示唆を与えてくれる．

わが国で比較的よく活用されているものは，フィンクの危機モデルである．フィンクは，突然の予期せぬ出来事に遭遇して危機に陥った場合，経時的に心の状態が変化することに着目し，"衝撃・防衛的退行・承認・適応"の連続する4つの段階で表した．このモデルの活用によって，現時点での対象の状態を把握するとともに，予測的にアセスメントすることが可能である．しかし現在の心理状態がどの時期にあたるのか，その見極めは慎重に行う必要があるとともに，危機のプロセスは必ずしも順番通りに経過するわけではないことを十分認識して，安易な当てはめにならないよう慎重に活用する必要がある．

(4) ストレス・コーピング理論

ストレス・コーピング理論[89]としては，セリエ（Selye H），フロイト（Freud S），ラザルス（Lazarus RS）らのモデルがある（p19参照）．ラザルスのストレス・コーピング理論は，ストレッサーとなるさまざまな出来事や状況を認識することが可能であれば，急性期や慢性期，あるいは成人や小児などの領域を問わずに活用できる理論である．

2) 看護理論の実践への活用

ここでは，黒田のとらえた"働きかけ論的な看護理論，人間関係論的な看護理論，対象論的な看護理論"の3つのカテゴリーに沿って，実際の活用を考えてみよう．

(1) 働きかけ論的な看護理論

"働きかけ論的な看護理論"のカテゴリーに含まれるのは，ナイチンゲール，ヘンダーソン，ウィーデンバック，オレム，ベナー，ワトソンなど，看護師の働きかけに焦点を当てている看護理論である．

●ナイチンゲールの看護理論の活用　自然治癒力への働きかけ（p208の 演習 も参照）

　ナイチンゲールが『看護覚え書』で著した看護の定義は，150年以上の時代を経ても変わらない看護の本質を示している．看護と環境との関連を中心に構築されているが，看護者の行為が看護であるか否かは，どれだけ患者の生命力を最小限にすることを可能にしたかどうかにある．

　実践での活用は，対象を取り巻くすべての環境や，健康に影響を及ぼす要因，対象の反応などからアセスメントし，環境を調整する看護を展開していくことが可能となる．環境調整の視点は，大きく物理的環境，心理・精神的環境，社会的環境に分けられ，環境が患者に及ぼす影響に焦点が当たる．

　以下に，学生が実践した環境へ働きかけた看護について，事例を基に考えてみよう．

事例　「窓の外を眺められるように」

　2年生の基礎看護学実習の時のことである．ある学生が血液疾患で長期療養を余儀なくされている70歳代の女性のAさんを受け持った．倦怠感が強く，なかなか食欲が湧かず，日常生活行動もままならない状態であった．臥床していることが多いため，下肢の筋力もすっかり弱くなってしまい，気分も落ち込みがちであった．学生は，「生きる気力を失ってしまったみたい．わたしに何ができるだろう」と思い悩んでいた．血液疾患の患者さんであることから，毎日の環境整備を念入りに行っていた．あるとき，Aさんが「今日は暑いの？」と学生に声をかけた．「はい，残暑が厳しくて，朝から汗だくです」と笑顔で答えた．「そうなのね．私にはここから見える空だけだわ」と寂しく微笑まれた．学生ははっとした．患者さんの頭の位置から窓を見たとき，見える範囲がとても狭いことに気づいた．その後，担当看護師に相談して，転倒・転落予防の意味も含めて，ベッドを窓際に接近させ，窓の外を眺めやすくするようにした．患者さんは「嬉しい．外がよく見えるわ」と喜び，それをきっかけに学生に思いを語るようになった．その後も，学生は，環境整備を入念に行い，病室で行えるリハビリテーションの看護計画を立案して実践し，Aさんは転院することができるまでに回復した．転院する朝，患者さんは学生に「毎朝ベッドをきれいにしてくださって，ありがとう．何より，あなたはカーテンをしっかり寄せて，視界を広くしてくださっていたわね．それがとっても嬉しかったの」と笑顔で語っていた．この出来事を学生は，「環境がAさんに与える影響を実感する出来事だったし，環境整備の重要性を認識した」とカンファレンスで語っていた．そして「患者さんに関心を寄せ，視線を同じにしてみることで，ニードに気づくことができた．ささやかなことだったけど，この援助を行ったときに患者さんが喜んでくださったことを通して，環境がとても大切なのだとわかったし，何より，このことで心が通じ合った気がした」とレポートに記載していた．

　また，ヘンダーソンの看護理論は，14の基本的ニードの充足状況をアセスメントし，看護を導き出す理論である．常在している条件と，病的状態が基本的ニードにどのように影響するかをアセスメントし，患者に合わせた計画を立案し，実践することができる．

　ベナー，ワトソン，レイニンガーの理論は，ケアリングという概念を中心に位置づけており，それぞれが“働きかけの内容”や“看護援助”を展開しているため，対象に合わせて活用していくとよい．

(2) 人間関係論的な看護理論

　“人間関係論的な看護理論”を著しているのは，ペプロウ，オーランド，トラベルビーなどである．これらの理論は，患者と看護師との人間関係に焦点を当てているが，すでに学んだように少しずつ特色が異なる．治療的人間関係という点が強い場合は，ペプロウの理論を，患者のその時，その場で生じているニードを把握するためにはオーランドの理論を，患者との関係を見直し，看護師と患者という関係を超えて人間対人間としてのかかわりがより必要な場合にはトラベルビーの理論を活用することができるだろう．

　ところで，ペプロウ，オーランド，ウィーデンバックは，それぞれプロセスレコードの手法を用いて対人関係を考察する．3人はそれぞれ影響し合い，研究を積み重ねることにより，プロセスレコードという手法が開発されたが，3人の関心の焦点は少しずつ異なり，それぞれ特徴がある．表 8-14 を参考に理解を深め，自分の実践にふさわしい方法で行うとよい．自分自身のリフレクションとしても，活用することができる．

(3) 対象論的な看護理論

　“対象論的な看護理論”は，看護の対象である人間のとらえ方が中心になっている看護理論であり，ロジャース，ロイ，オレムなどの理論が相当する．

●ロジャースの看護理論の活用（p215の 演習 も参照）

　ロジャースの看護理論は，人間を力動的なエネルギーの場ととらえ，同じように力動的なエネルギーの場である環境と分けることができないと考え，全体，すなわちユニタリー・ヒューマン・ビーイングととらえている．ロジャースの理論をすぐに実践に結びつけることは難しいかもしれないが，人間そのものが環境から大きく影響を受けているという点では理解できるのではないだろうか．

　ロジャースの理論を実践に展開したのが，クリーガー（Krieger D）によるエネルギーの場を感じながら行うセラピューティック・タッチ（therapeutic touch）である[90]．この療法は，訓練を受けた治療者が患者に手をかざすことで，患者のヒューマン・エネルギー・フィールド（生命エネルギー）の流れを整えるエネルギー療法のひとつである．さらに最

表8-14 三者のプロセスレコードについて（ペプロウ・オーランド・ウィーデンバック）

	ペプロウ	オーランド	ウィーデンバック
看護についての考え方	・看護とは，病人あるいは保健サービスを必要としている人間と彼らの援助へのニードを認識し，かつ，それに応じられるような特別の教育を受けた看護婦との間の人間関係である． ・看護は有意義な治療的な対人間関係のプロセスである．	看護の機能とは，患者の〈その時その場〉の援助を求めるニードを見出すこと，および，それを満たすことである．	オーランドの看護過程の概念をそのまま受け継いでいる．
記録のよび方	プロセスレコード（看護関係の記録）	看護過程記録	再構成
プロセス・レコードをとる目的	患者との相互作用のなかで，患者の反応と自分の反応を観察する基本的訓練のため	患者との相互作用のなかで，専門職としての基本的な応答能力を身につける教育的訓練のため	患者と自分の相互作用のプロセスを振り返り，援助者としての自己活用の技能を磨き，その人らしい看護の展開能力を身につけるため
プロセスレコードの内容	看護婦は，〈患者の反応〉と〈看護婦の反応〉をはっきり区別して観察し，記録し，次に，このプロセスレコードを自己分析して相互にどのように影響し合っているかを考察し，その後に指導者の評価を受け，自分自身に対する洞察を深めていくよう提案されている．ペプロウは，精神科看護領域でプロセスレコードを活用し，録音を再生して，看護婦の言葉，話の内容，話し方と同時に，その時の表情，振る舞い，動作，行動などを思い起こして総合的に分析し，〈教育的，治療的〉アプローチであったか否かを考察し，望ましいアプローチの能力の訓練に役立てようとした．	人間の行為過程には，知覚，思考，感情，行為という4つの項目が含まれていると考えられる．看護過程は〈患者の行動〉〈看護婦の反応〉〈看護婦の活動〉の三要素が互いにからみ合っている関係である．看護婦は，言語的，非言語的に表現される〈患者の行動〉を五感を通じて知覚し，それを解釈したり，感じたりする．〈看護婦の反応（知覚，思考，感情）〉の仕方には，過去の個人的体験や，その患者とのかかわり合いのなかでの特殊性が反映される．そこで，看護婦と患者の相互関係における相互の確認の過程を重視することから，〈看護婦の反応〉に焦点を絞り，それを観察，記録し，分析，考察する．	再構成は，「看護婦と患者のかかわり合いのなかで体験したこと，あるいは，また患者ケアに関連した人びととの間でもった体験を思い起こし再現するものである」 ウィーデンバックは，看護婦と患者の相互関係の過程のなかにでも，とくに両者の間にズレが生じたり，しっくりいかない場面をとり出し，その場面の看護の反応，行動を一定の記録様式に再現することによって，自分の〈看護の哲学・目的〉が，自分の反応，行動が患者にどのように影響しているかをまず自己評価し，援助者としての自己能力を高めることをねらっている．
記録様式	<table><tr><td>患者の反応／看護婦の反応</td><td>看護者による分析と考察</td><td>教師の評価</td></tr><tr><td></td><td></td><td></td></tr></table>	<table><tr><td>患者に関して知覚したこと</td><td>知覚したことについて考えたこと，感じたこと</td><td>患者に対して言ったこと</td></tr><tr><td></td><td></td><td></td></tr></table>	<table><tr><td>私が知覚したこと</td><td>私が考えたり感じたりしたこと</td><td>私が言ったり行ったりしたこと</td></tr><tr><td></td><td></td><td></td></tr></table>

（武藤美知，武野富子編著（1993）：看護場面に活かすプロセス・レコード．p134．本書は，都留伸子氏を指導者として1975（昭和50）年から15年間，30回にわたる多摩地区国立病院附属看護学校教官研修会まとめの書であり，都留氏，武藤氏，武野氏に転載の承諾を得て収載した）

近では，ヒーリングタッチへとつながり，米国でも多くの実践者をもち，看護教育のカリキュラムにも取り入れられている[91,92]．ヒーリングタッチは，1980年代に米国の看護師ジャネット・メンゲン（Mentgen J）によって開発された侵襲性の少ない代替療法である．場所や対象を選ばない方法であるため，日本でも近年，急速に普及している．ヒーリングタッチは，手を使って"気"の層を整え，癒しと，その人自身の自然治癒力を促進する手助けができ，ケアリングとして実践できる方法として災害時にも活用が可能であり，可能性をもった方法として知られるようになってきた[93]．

看護理論を活用するには，さまざまな段階があってよい．すなわち，

① "看護とは何か？"という看護の本質的理解のための活用
② 看護過程と結びつけてアセスメントや，ケアを導く枠組みとしての活用
③ 実践を振り返り評価するときの基準としての活用
④ 迷ったとき，困ったときなど，看護実践における問題解決のための活用
⑤ 看護について深く学びたいときの活用
⑥ 新たな看護理論を導き出すための活用

つまり，看護学生時代に"看護とは何か？"と，看護理論家の考え方について学んだことを出発点として，新人看護師は自分のケアを振り返る際に活用し，臨床看護師は看護の意味づけや，看護過程を展開するときに活用する．管理者はリーダーシップ発揮のために活用する．研究者はこれらの理論に基づいた実践を研究することで，既存の理論の研究や新しい理論構築を可能とし，看護学の発展につながっていく．このように，それぞれの実践に応じてつねに"看護とは何か"という根源的な問いに向き合いつつ，さまざまな看護理論を活用することが大切である．

～～～～～～　ナイチンゲール理論活用の例　～～～～～～

> 　田中さんは 50 歳の男性である．いままで入院経験はない．建設会社の中間管理職として現場監督をしている．家族は，妻と高校生の娘がいる．車で現場へ行く途中に運転操作を誤りブロック塀に激突した．
>
> 　救急車で来院し，レントゲン撮影や断層撮影などの検査を受けた．一時意識がなく，腹部の出血の可能性があり，骨盤骨折が認められたため，集中治療室へ入院した．酸素吸入が実施され，心電図モニターを装着し，右上肢は持続点滴，骨盤は牽引中である．看護師は 2 時間おきに状態観察を行った．室温は 24℃，湿度は 60%．翌日から全身状態も安定し，2 日目には酸素吸入は中止になった．食事も流動食が開始され全量摂取している．身体は毎日清拭してもらっている．臥床生活だが発赤などはない．
>
> 　田中さんは順調に経過していたが，急に大きな声を出し，ベッドから転落しかけた．「仕事を急がせないと……」と言い，まるで現場にいるようなことを話す．安静を促す看護師の説明は聞かず混乱状態になった．

　ナイチンゲール理論を看護に活用する場合は，おもに患者を取り巻く「環境」が患者に及ぼす影響をみていきます．『看護覚え書』の 13 項目について，田中さんの情報を整理しましょう．

▼

項目	情報の整理と解釈
①換気と保温	室温 24℃，湿度 60% で適している．
②住居の衛生	集中治療室で療養生活．重症患者の治療や看護を 24 時間継続して行うため，ベッドの周りは清潔である．
③小管理	看護師は 2 時間ごとに状態を観察し，看護している．
④音	モニターのアラームや持続点滴の輸液ポンプの音など，医療機器の音が絶え間なく鳴り響いている．つねに騒音にさらされていて，心が休まらない環境である．
⑤変化	集中治療室での生活．閉鎖された空間で変化がない．
⑥食事	消化管損傷の疑いで絶食だったが，状態が安定し 2 日目以降摂取している．
⑦どんな食物を与えるか	セッティングしてもらい，流動食を全量摂取している．
⑧ベッドと寝具類	体圧分散マット使用中．汚染した場合にはシーツを交換している．
⑨日光	集中治療室は窓がなく，閉ざされた環境．24 時間点灯された環境であり，昼夜の区別が感じられない．
⑩部屋と壁の清潔	看護師が環境整備して，清潔が保持されている．
⑪身体の清潔	看護師が毎日清拭し，皮膚の観察をしている．発赤はない．
⑫余計な励ましと忠告	2 日目，急に大きな声を出してベッドから転落しかけた理由として，ICU 症候群が疑われる．
⑬病人の観察	緊急入院した．急性期である．会社への連絡の調整や家族の面会，看護師とのコミュニケーションによって，心理面の安寧の提供が必要である．

田中さんは緊急入院し，ベッド上での生活を送らなければならなくなり，建設現場で活動的に仕事をしていた環境と大きく変わりました．何よりも心づもりがないまま集中治療室で治療を受けていました．50歳で，職場では現場監督として責任ある仕事を担当し，家族の大黒柱である田中さんにはなかなか受け入れられない状況だったと考えられます．これらのことから，睡眠が十分にとれない状況が推測できます．睡眠がとれず，十分に休息できないままに不安が増大し，その結果，混乱状態に陥ったと考えられます．

ナイチンゲールは，「看護とは，患者にとっての生命力の消耗が最小になるようにして，これらをすべて適切に行うことである」と述べています．

田中さんには，まず十分に休息がとれる環境の調整が必要です．照明の調整によって昼夜を区別し，生活のリズムをつくり，アラーム音を軽減することで，落ち着いた環境を提供できます．集中治療室から一般病棟へ転棟することも環境調整のひとつです．

そして，会社への連絡の調整や家族の面会，看護師とのコミュニケーションによって，心理面の安寧が提供できます．このように環境を調整することは，田中さん本人の自然治癒力を引き出す援助につながっていきます．

～～～～～ ヘンダーソン理論活用の例 ～～～～～

宮田さんは81歳の女性である．意識が混乱し，自分の欲求を訴えることができない．そのため，尿を漏らすことがあり，食事も水分も自分から欲しいとは言わず，脱水で口腔の粘膜が乾燥している．体位もほとんど仰臥位で，自分で横向きになろうとしないため，仙骨の部位が赤くなっている．今日は微熱があって，寝衣が湿っている．宮田さんは毛布や上布団を被って寝ている．体温は37.5℃，室温は27℃，呼吸数は20回/分，規則的である．

宮田さんの基本的欲求を充足させるために，ヘンダーソン理論にある14の基本的ニードについて情報を整理しましょう．

▼

基本的ニード	情報	解釈/分析	充足/未充足
①正常な呼吸	呼吸数は20回/分，規則的である．	呼吸数，リズムともに正常である．	充足
②適切な飲食	食事も水分も自分から欲しいとは言わない．脱水で口腔の粘膜が乾燥している．	意識の混乱から食事行動がとれていない．また，高齢であり脱水が生じやすい．口腔粘膜の乾燥から唾液の分泌が悪く，さらに悪化する可能性がある．	未充足
③排泄経路から排泄	尿を漏らす．汗で寝衣が湿っている．	尿意がわからず，排泄行動ができない．	未充足
④移動，姿勢	体位もほとんど仰臥位，自分で横向きになろうとしない．仙骨の部位が赤くなっている．	意識の混乱や高齢のため，仙骨部の発赤がさらに悪化する可能性がある．定期的に体位変換を行う必要がある．	未充足

⑤睡眠と休息	体位もほとんど仰臥位である.	同一体位による筋の緊張により,休息できていないと考える.	未充足
⑥衣類の選択と着脱	少し微熱があって,寝衣が湿っている.	発汗のために寝衣が汚染している.清拭を行い,新しい寝衣に交換する.	未充足
⑦体温の維持	体温 37.5℃,室温 27℃ 上布団を被って寝ている.	寝具の管理や室温の管理ができていない.発熱している.環境の調整を行う.	未充足
⑧皮膚の保護	体位もほとんど仰臥位 体温 37.5℃で,寝衣が湿っている.	清潔の保持ができない.負担をかけないようにしながら身体の清潔を保持する.	未充足
⑨危険因子を避け,他人を侵害しない			
⑩他者とのコミュニケーション	自分のニードを訴えることができない.	自分の訴えができないため,患者の表情やしぐさにより注意して観察する.	未充足
⑪自分の信仰に従った礼拝			
⑫達成感をもたらすような仕事			
⑬レクリエーション			
⑭学習と好奇心の満足			

　基本的ニードごとに情報を分析・解釈した結果,未充足のニードが多く認められました.宮田さんは,高齢で意識の混乱によって自分のニードを訴えることができませんでした.基本的ニードとともに,基本的ニードに影響を及ぼす常在条件や基本的ニードを変容させる病理的状態もアセスメントする必要があります.

　基本的ニードを充足するためには,体力,意志力,知識のなかで何が欠けているのかを考えます.これらの未充足のニードが満たせるように看護を計画し実践していきます.

～～～～～～～～ ペプロウ理論活用の例 ～～～～～～～～

　山下さんは,高校 1 年生の女子,身長 160 cm,体重 40 kg である.自分のことを太り過ぎだと信じ,食事摂取後にはトイレに行き,指を喉に突っ込んで食べたものを吐き出している.また,食後に激しい運動をするため,ますます体重減少がみられ,ついに生理も止まってしまった.母親が心配して心療内科に受診させた.総合外来の看護師である長野さんは親子と面接し,以下の情報を得た.

〈情報収集〉

　山下さんは成績優秀であるが,無口であまり友人がいないようである.つい最近,社会科のグループワークで同級生の男の子と一緒に活動するなかで,次第に彼を意識しはじめた.生理のないことが悩みである.彼女は大学に進学するより,結婚して温かい家庭をつくることが夢である.料理好きで,母親と一緒に夕食をつくっている.家族は父親と弟の 4 人家族であり,性格は従順で家族から愛され,とくに父親からかわいがられている.

ペプロウの理論に基づき，長野さんが山下さんとどのようにかかわったのかを考え
てみましょう．

▼

①方向づけ	長野さんは，笑顔で山下さん親子に初対面の挨拶をした．話しやすいよう面談室に案内し，話を聞きはじめた．すると，山下さんのことを聞いているにもかかわらず，母親が，家族構成や，体型を気にして食事を制限していること，摂取しても嘔吐してしまうこと，生理が止まってしまったことを告げた．長野さんは，本人のほうをまっすぐ見つめ，いまの状況をどう思っているのかを尋ねた．山下さんは言葉を探しているようであったが，その様子をみた母親が口を挟んだ． 長野さんは，まず本人と話す必要があり，彼女がどう感じているのかを聞くことが大切であることを伝えた．臨床心理士と面談することも勧めたが，本人は長野さんと話をすることを希望し，次回から2人で話をする時間をもつことになった．母親は同意し，山下さんはすがるような目をして頷いた．
②同一化	翌週は山下さんが1人でやってきた．緊張気味であったため，リクライニング式の椅子を勧め，ゆったりとした気持ちで話ができるよう配慮した．すると，〈情報収集〉にある内容を語った． 気になる男子学生の話を聞くと，恥ずかしそうにドキドキした気持ちを語り，彼の好きなアイドルのようになりたいのだと話した．また，将来の夢について，両親には話したことがないとのことであった．父親とは仲が良く何でも話すとのことであったが，父親が大学進学を望んでいることと，母親はいつも「私の言うことを聞いていたら大丈夫」というのが口癖であるため，自分の気持ちを語れないでいた．長野さんが，毎日の食事内容，嘔吐の有無とその時の自分の気持ちをノートに書いてみるよう勧めると，山下さんはそれに同意した． 2週目からノートを見ながら話をするようになった．ノートには，嘔吐した前後の気持ちが語られ，時には涙を流したり，怒りを表出したりするようになり，長野さんに甘えているようであった．長野さんは傾聴しながら彼女がどうしたいのかに気づけるような質問を投げかけ，翌週の面談の約束をすることを繰り返した．その間，医師や臨床心理士と連携し，母親とも個別に面談を重ね，本人の自主性を尊重するかかわり方をしていくよう促した． 面談を始めて3カ月ほど過ぎた頃，「毎日の記録を振り返ることで，自分の揺れる気持ちや体調と体重を客観的に考えられるようになってきた」「母親と料理をしながらよく話すようになった．私の意見を尊重しつつ，助言してくれるようになった」と語っている．また，友人のことや気になる男子学生のこと，将来のことを語り合うようになり，自分の容姿について悩んでいることを伝える機会があった．友人と並んで撮った写真を見ながら「やせ過ぎだよ」と言われたことで，太り過ぎだと思い込んでいたことに気づいたと話した．
③開拓利用	半年が過ぎ，山下さんはノートに記録をつけることで自分の体調や気分の変化がわかること，母親が以前に比べ自分の意見に耳を傾けてくれるようになり，自分の気持ちを話しやすくなったことを語った． 食事量は少ないものの，ほとんど嘔吐しなくなり，体重は45kg前後を保っている．また，友人と以前より深い話をする関係になるとともに，その友人や気になる男子学生が大学進学を考えていることを知り，大学で学ぶことに興味をもつようになったと語った．
④問題解決	8カ月目，山下さんは生理が来たことを伝えた．進路についても自分で調べはじめ，高校の教師にも相談し，自分が本当に学びたいことは何なのかを考えはじめたと話した．毎日の体調や気持ちをノートに記録することは続けており，これによって自分と向き合うことができていると語った．長野さんは，治療的関係が終わったことを感じ，主治医に報告した．

　この事例では，長野さんが最初の段階で山下さん本人と1対1の関係構築ができるよう
状況を整えており，これを「方向づけ」ととらえることができます．次に「同一化」の段
階では，両親に自分の気持ちを話すことができない山下さんは，長野さんに受け止めても
らえると感じ，涙や怒りをみせるなど，子どものように甘える姿をみせています．長野さ
んはそれを傾聴しつつ，医師や臨床心理士とも連携し，「開拓利用」の段階へとケアを進め

ています．山下さんはノートに記録をつけることで気分が変化していることに気づき，それが自分にとって効果的な方法であることを認識しました．また，相談できる友人と良好な関係を保っていること，教師からも適切な助言を受けられるようになったことで長野さんの援助は終了し，「問題解決」となりました．

～～～～～～～～～ オーランド理論活用の例 ～～～～～～～～

川本さんは30歳の主婦である．2週間前から微熱が持続しているため，検査の目的で入院している．家族は，夫34歳，子ども3歳，実母65歳の4人であり，患者の入院中は実母が子どもの世話をしている．実母は身体が弱いため，走り回る子どもの世話で大変だと心配している．

看護学生は基礎看護学実習中であり，学生が川本さんに洗髪を勧めているが，あまり乗り気ではない様子である．彼女は1週間前に髪を洗ったということである．

現在，午後3時，面会者もみえる頃だが，学生は午後4時からカンファレンスがあるため，それまでに洗髪を終えられるよう計画している．

看護学生と川本さんのやり取りをまとめたプロセスレコードを基に，その展開を振り返ってみましょう．

▼

患者の話したこと，表情，態度，動作などに関して知覚したこと	知覚したことについて，わたしが感じたり考えたりしたこと	患者に対してわたしが言ったこと，行ったこと
		①「発熱が続き，お風呂に入れないので，髪を洗ってはどうかと考えたのですが，いかがでしょうか?」
②「髪を洗ったのは1週間前になるかしら．今日は，どうしようかな」あまり乗り気ではない様子で，しばらく考えた後，「今日はやめておくわ」と言った．	③えっ? どうしてだろう．不快じゃないのだろうか．何か言いたそうだけど．もしかすると学生だから嫌なのかもしれない．なんだか拒否されたみたい．あんなにいろいろと話してくださっていたのに．	④「わかりました」と言って，ベッドサイドを離れた．
	⑤あの時，すぐに引き下がってしまったけれど，何が言いたかったのだろうか．清潔にする必要があるし，学生だから不安かもしれないけど，十分練習してきたことを伝えて実施させてもらえるよう話してみよう．	⑥カンファレンス終了後，再びベッドサイドを訪れ，患者に尋ねた．
		⑦「川本さん，熱もあってつらかったと思いますので，髪を洗わせていただきたいのですが，私が学生なので不安ですか? 先ほどお断りになった理由を聞かせていただけると嬉しいのですが」

⑧首を振って,「ちがうの. 子どもと母が面会に来るので, 間に合わないと思ったの. 子どもはやんちゃで, 母は大変だと愚痴をこぼすのよ. 子どもも寂しいのだと思うの. 面会時間の間だけでも, しっかりと一緒にいてやりたかったの」と言った.

⑨お子さんやご家族のことまで考えられていなかった. 時間設定が良くなかったのだ. カンファレンスの前に実施したいという私の都合を優先した計画になっていたのだ.

⑩「そうだったのですか. 時間が良くなかったですね. それでは明日, 面会にいらっしゃる前に済ませてしまうのはいかがですか?」

⑪「まあ嬉しい. そうね, 髪を洗うと疲れるから, 少し横になる時間もあるといいわね. 明日, 1時半頃はどうかしら. 楽しみだわ, 久しぶりにさっぱりできる」表情が明るくなった.

⑫やはり洗髪したかったのだ. 疲労を考えて都合の良い時間も提案してくださったし, 明日はできるだけ疲れないけれど, さっぱりするような洗髪をして差し上げたい.

⑬「そうですね. では明日, 体調などを確認させていただき, 1時半から洗髪ができるよう担当看護師さんと相談しますね」

この事例では, 以下のような展開をたどっています.

①洗髪を断られた → 拒否されたと思い込む → 断念する
②あらためて患者に尋ねてみる → 真相がわかる → 再度, ケアを提案する
③患者から提案, 希望が出される

　最初に断られたことで, 学生だからなのだと思い込み, 断念してしまいました. このままだと, 患者さんは洗髪のケアを受けられず, 不快なまま入院生活を送ることになっていたでしょう. しかし, 思い切って尋ねてみることで, 誤解であることがわかりました. さらに患者さんからも時間を提案してもらうことができ, 相互作用により患者に適した方法を考えることにつながりました.

<hr>

トラベルビー理論活用の例

　佐渡さんは33歳の独身女性である. 大学卒業後, 有名企業に勤め, 実績を伸ばして責任ある仕事を任されていた. ある日, 入浴している時に右の乳房にしこりが触れ, 違和感を覚えた. 心配になって近医を受診したところステージⅢの乳がんと診断され, 腋窩リンパ節への転移も認められた.
　手術療法の後に化学療法を受け, 食欲は比較的あるものの, 食べると嘔気が出現して食べられない状態が続いていた. 看護師が病室を訪ねてもふさぎ込んで固く口を閉ざしてしまう状態であった. 内海さんは, 気力を失っている佐渡さんのプライマリーナースとなったが, どう援助してよいのか悩んでいた.

　トラベルビーが提唱する人間対人間の関係は, 4つの先行する相互関連的な位相を経てラポートに達したときに確立される. そのプロセスを考察してみましょう.

▼

①最初の出会いの位相

看護師の内海さんは，佐渡さんのことを，乳がんを患った1人の若い女性患者と認識する．また，佐渡さんは，内海さんを自分の担当看護師と認識する．

②同一性の出現の位相

内海さんは，固く口を閉ざしている佐渡さんに，比較的気分の良さそうな日に足浴を勧めたところ，その誘いにのってきた．ぬるめのお湯から始め，足が湯に慣れてきた頃に少しずつ熱くし，指の隅々まで洗い，最後に爪を切った．内海さんは，佐渡さんの張りつめた思いに足浴を通して寄り添った．佐渡さんは突然泣き出し，自分が死ぬかもしれないこと，生きがいにしてきた仕事を含め何もかも失うこと，自分の存在価値がなくなったと感じることなどを堰を切ったように話しはじめた．

③共感の位相

自分も看護師として働いている内海さんは，仕事を生きがいにしている佐渡さんの気持ちが痛いほどわかった．ただ，いまは佐渡さんの気持ちに寄り添いたいという気持ちで精一杯かかわる．佐渡さんは，内海さんが自分のことを本気で一緒に考えてくれる存在と感じはじめる．

④同感の位相

内海さんは，ありのままの自分に存在価値があること，いまこの瞬間を生きていることに価値があることを，日々の看護活動のなかで佐渡さんと一緒に考えるよう努めた．佐渡さんは苦悩しながらも，命あるかぎりいつかは死ぬこと，しかし，このままではいけないことを感じはじめ，少しずつノートに手記をつづりはじめる．

⑤ラポートの位相

内海さんとのかかわりを通して，佐渡さんは生きている自分を感じ，自分の生あるかぎり生きるという姿勢へと変わっていった．内海さんも佐渡さんの生きる姿勢に学ばされ，力になれなかった自分から生きる意欲を引き出せるまでになった自分を自身で認め，両者の関係性を通して互いに成長することができた．

最初の出会いでは，互いの独自性を認識していない患者と看護師という関係でしたが，援助を通して，互いに相手をカテゴリーではなく独自の存在として認識しはじめました．そして，患者の張りつめている想いを無理に聞き出す方法ではなく，心を落ち着かせる方法で患者の理解に努め，結びつきを確立しはじめています．さらに看護師は，他者の一時的な心理状態に入り込んだり，離れたりしながら患者の理解に努め，患者の苦悩を和らげたいという思いでかかわりました．

そのかかわりによって，患者は看護師を独自の人間として認識し，信頼しはじめ，安心を体験することができました．そして，生命のあるかぎり精一杯生きようとする姿勢に変わり，看護師もまた，何もできないでいた自分から力になれた自分を認め，人間対人間の関係の確立によって互いに成長することができています．

山本さんは，22歳の女子大生である．夏休みを利用して米国に語学研修に来ている．

渡米4日目頃から何かしらの倦怠感があり，勉強する気力がなく，すぐに涙ぐんだりする．心配した日本人の友人が山本さんを保健室に連れてきた．偶然，日本の看護大学を卒業して渡米し，看護実践家（nurse practitioner）として働いていた村田さんがいて，山本さんの受け持ちになった．村田さんは，さっそく山本さんにいろいろな質問をして，以下の情報を得た．

〈情報収集〉

山本さんは日本を出発して14時間後，ニューヨーク市の中心地，マンハッタンにあるホストファミリーのブラウンさん宅に落ち着いた．ブラウン夫妻は50歳前後で子どもがなく，山本さんが来るのを楽しみにしていた．

山本さんは英会話に自信があったが，思ったほど英語が理解できず，ユダヤ人のアクセントのあるブラウンさんの英語はさらに理解できなかった．1日中神経を集中して英語を聞くことに耐えられなくなった山本さんは，次第にブラウンさんの家から離れ，学校で知り合った日本人の友人と過ごすことが多くなり，外泊もするようになった．ブラウンさんは女性のひとり歩きは危険だと警告し，早く帰ることや，夕食は家族とすることを勧めたが，日本でアパートにひとり暮らしをしていた山本さんは，非常に拘束されているように感じた．

〈アセスメント〉

村田さんは，ロジャースの理論が当てはまるのではないかと考えた．

山本さんは，日本を出発してからわずか14時間で，環境の場と人間の場が変化し，言葉というコミュニケーションツールが使えず，彼女自身の生活パターンやリズムも変化した．このため，不眠や便秘にも悩まされていた．相談する人もいなかった．ブラウンさん一家の価値観や日本人に対する考え方にも違和感を覚え，隔たりを感じた．村田さんはかつて自分がそうであったように，山本さん自身は気づいていないが，マンハッタンの街やホストファミリーの家庭の場における空気感の違いを日々肌で感じ，ずっと緊張している状態にあると考えた．村田さんは山本さんに介入するとともに，ホストファミリーにもカウンセリングを行う必要性を感じた．

ロジャース理論に基づき，事例を考察し，看護介入の方法を考えてみましょう．

[段階1] 抽象的	ホメオダイナミクス	● 共鳴性 ● らせん運動性 ● 統合性

[段階2] 理論と観察	健康のパターンと組織	●環境の場，人間の場の変化 ●文化的，社会的変化 ●生活パターン，リズム変化 ●環境の変化に起因するストレス，depression ●文化と人間関係の変化による混乱 ●排泄の変化，睡眠リズムの変化
[段階3] ある人の健康につい て査定し看護診断を する	広い意味での看護診断	
[段階4] 特殊な下位システム に焦点	注意すべき現象のカテゴリー	●睡眠の欠如 ●精神的落ち込み ●人間関係の欠如（ホストファミリーとの）
[段階5] 別の段階に焦点	関心のある現象	●便秘，不眠，落ち込み，孤独，倦怠感（環境から の刺激なし）

①環境の変化について，ニューヨークの現実を説明するとともに，変化によってダイナミックに，身体に影響が及んでいることをわかりやすく説明する．

②ホームステイ先の家族に，山本さんの現状と日本の習慣について説明する．
　→ （さまざまな経験をする）統合性の原理の活用，（もとに戻ることができない）共鳴性の原理の活用

③大学の活動に参加するよう促す．
④便秘に対する指導を行う（生活リズムや食事を整える）． ⎫ らせん運動性の原理の活用
⑤日常生活を活発にして，良質な睡眠をとれるようにする． ⎭
⑥リラクセーションとして呼吸法やイメージ法などを実施し，緊張の緩和を図るとともにセルフコントロールができるようにする．

　山本さんは，環境の場，人間の場の変化が自分の心身にもたらす影響の大きさに気づいていなかったようです．言語が違うだけではなく，空の色，街のにおい，風の感触，家の雰囲気，ホストファミリーの日常的な習慣の違いや人間的な距離感などの違いが，山本さんも気づかないうちに緊張を生み，心身に大きな影響を与え，さらに言語がうまく伝わらなかったことによる気分の落ち込みが症状に拍車をかけました．
　マンハッタンという街の環境に慣れ，ホストファミリーとの人間関係の調整を行い，互いに理解し合えるよう援助するとともに，自分自身に起こっている変化に適応するために，リラクセーションなどを活用して心身を整えていけるよう援助することにしました．

〈文献〉
1) 丸山眞男（1961）：日本の思想．岩波書店，p133.
2) 小寺聡編（2011）：もういちど読む山川倫理．山川出版社，p107.
3) Benner P, Wrubel, J（1989），難波卓志訳（1999）：現象学的人間論と看護．医学書院．
4) Tomey AM, Alligood MR（2002），都留伸子監訳（2004）：看護理論家とその業績．第3版，p6.
5) 杉田暉道，他（2005）：系統看護学講座-別巻　看護史．第7版，医学書院．

6) Grace LD（1977），千野静香，他訳（1979）：専門職看護の歩み．日本看護協会出版会．

7) 黒田裕子監修（2021）：看護診断のためのよくわかる中範囲理論．第3版，学研メディカル秀潤社，p6.

8) Merton RK（1949），森東吾，他訳（1961）：社会理論と社会構造．みすず書房，p3.

9) 前掲7）．

10) 黒田裕子（2016）：看護理論をやさしく学ぶために．「ケースを通してやさしく学ぶ看護理論」．改訂4版，黒田裕子編著，日総研出版，pp29-47.

11) 陣田泰子（2006）：看護現場学への招待　エキスパートナースは現場で育つ．医学書院，p47.

12) 城ヶ端初子編著（2018）：新訂版　実践に生かす看護理論19．第2版，サイオ出版，p20.

13) 金井一薫編著（2014）：ナイチンゲールの『看護覚え書』イラスト・図解でよくわかる！　西東社，p6.

14) 川嶋みどり（2020）：第7章　ナイチンゲール．「看護理論家の業績と理論評価」．第2版，筒井真優美編，医学書院，p100.

15) Nightingale F（1860），小林章夫，竹内喜訳（1998）：対訳看護覚え書．うぶすな書院，p3.

16) 前掲12），p22.

17) 城ヶ端初子（2015）：誰でもわかる看護理論．サイオ出版，p45.

18) 前掲17），p49.

19) Henderson V（1960），湯槇ます，小玉香津子訳（2016）：看護の基本となるもの．再新装版，日本看護協会出版会．

20) 前掲19），p14.　　21) 前掲17），p47.

22) 前掲4），p126.

23) Peplau HE（1952），稲田八重子，他訳（1973）：ペプロウ　人間関係の看護論　精神力学的看護の概念枠．医学書院．

24) 前掲23），p5.　　25) 前掲23），pp15-16.

26) 前掲23），p87.　　27) 前掲23），p134.

28) 前掲23），p166.

29) Orland IJ（1961），稲田八重子訳（1964）：看護の探究　ダイナミックな人間関係をもとにした方法．メヂカルフレンド社，p62.

30) 前掲29），p68.　　31) 前掲29），p84.

32) Wiedenbach E（1964），外口玉子，池田明子訳（1984）：臨床看護の本質　患者援助の技術．改訳第2版，現代社，p32.

33) 前掲4）．p425.

34) 岡谷恵子（2015）：第14章　ジョイス・トラベルビー　人間対人間の看護．「看護理論家の業績と理論評価」．筒井真優美編，医学書院，p210.

35) Travelbee J（1971），長谷川浩，藤枝知子訳（1974）：人間対人間の看護．医学書院，p34.

36) 前掲35），p31.　　37) 前掲35）．

38) 前掲35），p45.　　39) 前掲35），p56.

40) 前掲35），p60.　　41) 前掲35），p180.

42) 前掲35），p174.

43) Rogers ME（1970），樋口康子，中西睦子訳（1979）：ロジャーズ看護論．医学書院，p106.

44) Roy SC（2009），松木光子監訳（2010）：ザ・ロイ適応看護モデル．第2版，医学書院，p37.

45) 前掲43），p403.　　46) 前掲3），pp1-14.

47) Benner P（2011），井上智子監訳（2012）：ベナー　看護ケアの臨床知　行動しつつ考えること．第2版，医学書院，pp13-42.

48) Watson J（1985），稲岡文昭，他訳（2014）：ワトソン看護論　ヒューマンケアリングの科学．第2版，医学書院，p xi.

49) 前掲48），p96.　　50) 前掲48），p100.

51) 前掲48），pp105-107.

52) Leininger MM（1970）：Nursing and Authropology：Two Worlds Blend. John Wiley & Sons.

53) Leininger MM（1978）：Transcultural Nursing：Concepts, Theories and Practices. John Wiley & Sons.

54) Leininger MM（1988），稲岡文昭訳（1995）：レイニンガー看護論　文化ケアの多様性と普遍性．医学書院．

55) 前掲4），pp342-343.　　56) 前掲12），pp214-230.

57) 前掲 4)，p344

58) 前掲 4)，p345

59) Kolcaba K（2002），太田喜久子監訳（2008）：コルカバ コンフォート理論 理論の開発過程と実践への適用．医学書院，p2.

60) 前掲 59)，p2.

61) 太田喜久子訳（2004）：第24章 キャサリン・コルカバ コンフォート理論．「看護理論家とその業績」．第3版，Tomey AM, Alligood MR 著，都留伸子監訳，医学書院，p437.

62) 前掲 59)，p15.

63) 前掲 59)，pp7-18.

64) 前掲 59)，pp85-97.

65) 前掲 59)，pp85-97.

66) 前掲 61)，pp443-444.

67) 田村康子，山本あい子（2020）：第36章 アフアフ I. メレイス．「看護理論家の業績と理論評価」．第2版，筒井真優美編，医学書院，pp541-556，p542.

68) 梶田叡一（1988）：自己意識の心理学．第2版，東京大学出版会，p79.

69) Meleis AI 監修・編集，片田範子監訳（2019）：移行理論と看護—実践，研究，教育—．学研メディカル秀潤社，p66.

70) 山崎智代（2010）：薄井坦子の科学的看護論成立過程に関する研究．東洋大学大学院紀要，第46集．

71) 薄井坦子（1997）：科学的看護論．第3版，日本看護協会出版会，p28.

72) 前掲 71)，p7.

73) 前掲 71)，p11.

74) 薄井坦子（1988）：講演集 科学的な看護実践とは何か（上）看護の実践方法論．現代社，p77.

75) 前掲 71)，p33.

76) 前掲 74)，p35.

77) 前掲 71)，p35.

78) 前掲 71)，pp46-52.

79) 前掲 71)，p52.

80) 前掲 71)，p56.

81) 前掲 71)，pp107-108.

82) 前掲 71)，pp84-99.

83) 薄井坦子（1987）：看護の原点を求めて．日本看護協会出版会，pp109-110.

84) 薄井坦子，三瓶眞貴子（1996）：看護の心を科学する 解説・科学的看護論．日本看護協会出版会，p75.

85) 前掲 71)，pp128-152.

86) 瀬江千史（1997）：看護学と医学（上巻）学問としての看護学の成立．現代社，p9.

87) 前掲 86)，p41.

88) 小島操子，佐藤禮子編（2011）：危機状況にある患者・家族の危機の分析と看護介入 事例集．金芳堂，pp4-14.

89) 山勢博彰（2008）：心理的ストレス・コーピングモデル．「事例でわかる看護理論を看護過程に生かす本」．小田正枝編著，照林社，pp30-32.

90) 前掲 86)，p70.

91) 橋本ルミ（2004）：代替補完療法の効果と看護での実践，EB NURSING，4（3）：25-31，

92) 橋本ルミ（2011）："癒し"のセラピー「ヒーリングタッチ」を日本に広める，看護，63（15）：95-97.

93) 山本晴美・森田久美子（2015）：ヒーリングタッチ実施前後における身体的・精神的変化—二重盲検法による準ランダム化比較試験—，日本看護技術学会誌，14（2），174-184.

第9章
看護過程と看護診断

学習のねらい

❶ 看護過程とは何かを理解し，看護過程の構成要素について学ぶ．
❷ 看護診断とは何かを理解し，その意義と構成要素について学ぶ．

Key Words

問題解決法，アセスメント，健康問題，目標達成，NANDA-I，診断ラベル，
診断指標，危険因子，関連因子

1 看護過程

マーガレット・ニューマン（Newman MA）によると，看護学の専門分野は，看護の対象となる人びとの健康体験に応じたケアリングの探究である[1]という．看護師は，看護を必要とする人を目の前にしたとき，その対象はどのような人か，そして，その人はどのような健康状態にあるのか，その健康状態にあってどのような身体的，精神的，社会的な体験をしているのか，さらに，そのような健康体験をしている人がどのようなケアを必要としているかを見極め，ケアを実施する．

このように，看護とは何をすることかをふまえて，看護を実施する方法的枠組みを与えてくれるのが看護過程である．本章では，看護過程とは何か，対象者に必要な看護を明確にして，実施・評価するプロセスについて述べる．

1) 看護過程(nursing process)とは

(1) 看護過程の意義

看護過程とは，「看護の知識体系と経験に基づいて，人々の健康上の問題を見極め，最適かつ個別的な看護を提供するための組織的・系統的な看護実践方法の1つであり，看護理論や看護モデルを看護実践へつなぐ方法である． …（中略）… また，看護過程は，看護の対象となる人々と看護実践者との対人的関係の中で成立し，展開するものである．すなわち，看護過程は，対人的援助関係の過程を基盤として，看護の目標を達成するための

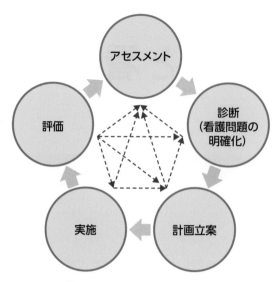

図 9-1 看護過程の 5 つのステップ

科学的な問題解決法を応用した思考過程の筋道である． …（後略）… 」（日本看護科学学会看護学術用語検討委員会，2011 年[2]）と定義されている．

　看護を行うとき，看護者の主観で行ったり，患者や家族がこのようにしてほしいということをただ行ったりするのではなく，対象者との援助関係を成立させることを前提に，看護理論や看護モデルを活用して，科学的に筋道を立てた問題解決の思考をたどって実践することであると述べている．看護過程は，看護を対象のニーズに基づいて科学的，論理的に実施するための方法論であり，そのために効果的かつ効率良く看護を実施することに有用なアプローチの方法である．

(2) 看護過程の構成要素

　看護過程は，その時，その場のことだけではない時間的連続性をもったなかで，看護の目標に到達するよう実施するためのアプローチである．一般的には，次の 5 段階の構成要素によって成り立っている．

① アセスメント
② 診断（看護問題の明確化）
③ 計画立案
④ 実　施
⑤ 評　価

　これら 5 つのステップは，図 9-1 のように互いに連関したプロセスのなかで実施される．アセスメントから各段階のステップを経て最後の評価に至る一連のプロセスが看護過程となる．評価に至って，看護目標が達成されていないと判断された場合，情報が不足していればアセスメントに戻る，看護の具体策に問題があったと判断されれば計画立案に戻るというように，段階を戻してまた進めることとなる．

　また，つねにこの 5 段階を経て進まない場合もある．たとえば，目の前で患者が嘔吐をし，呼びかけても反応がないような場合は，なぜ嘔吐しているか，嘔吐に関連した要因は

表9-1 関節リウマチのＡ氏の例

医師	看護師
Ａさんの指の関節はすべて腫脹し疼痛がある．診察・検査の結果はリウマチであることを示している．そこで，リウマチと診断し，治療のために抗炎症薬の投与を開始する．	Ａさんの指の関節はすべて腫脹し疼痛がある．そのため，食事摂取や衣服の着脱が困難である．痛みが続くことに対し，イライラが募り，些細なことで感情をぶつけてしまう．先行が不安で，食事も自分でできないなんて，自分は価値のない人間になってしまったのかと落ち込んでいる．そこで，痛みに対する援助，食事摂取と衣服着脱の援助，今後の経過に対するアドバイスとＡ氏のもつ生への意欲に働きかけ，自己価値の低下した状態から抜け出す方策を計画する．

(Alfaro R（2006），江本愛子監訳（2008）：基本から学ぶ看護過程と看護診断．第6版，医学書院，pp10-11．を参考に作成)

何かなどと考えているヒマはない．すぐさま緊急事態に対応した看護の実施が必要である．すなわち，図に破線で示すように，プロセスは一方向だけに進むのではなく，フィードバックをしたりスキップをしたりすることもある．それぞれの段階において，対象者の状況変化に応じて，適宜，修正・変更を加える柔軟性をもつことが重要である．

(3) 看護職者の看護の見方・考え方

チームで医療を行う際に，医師と看護師の患者に対する健康問題はオーバーラップし，共同問題として進めることがある．しかし，そのようななかでも，医学と看護学では見方，考え方が異なり，手を差し伸べるところも違う．

医学は，病気の原因は何かを考えその原因を取り除くというように，因果関係を追求するものの見方をするが，看護学は，生活要因がどのように影響してその健康問題が生じ，その結果，どのような生活の変化が起こり，それが何に影響しているのかというように，より相互影響的なものの見方をする．また，医学は，人間の健康を器官（呼吸器，循環器，運動器等々）と組織の構造，機能の観点から対象の異常な部分を特定し，病的状態を正常化し予防することを考えるが，看護学は，部分に焦点を当てるのではなく，人間全体の反応としてとらえること（p6の「看護の概念定義とその普遍性」を参照），および異常なところを問題として特定するだけでなく，正常な部分や長所・強みを見つけ活用しながら解決や成長させることも考える．これらの違いによって，医師と看護師の対象者への対応は，表9-1の関節リウマチのＡ氏の例のように異なる．

2) 看護過程の各ステップ

(1) アセスメント

●情報の収集

アセスメントは，対象者の看護上の問題を見極めるのに必要な主観的・客観的情報を系統的に収集し，解釈することである．はじめて対象者を目の前にしたときは，健康状態や生活などについての基礎データを収集するデータベースアセスメントを行う．

データベースアセスメントとして，病院などでは，患者が入院してきたときに病歴の聴取とあわせて，入院前の生活状況（1日の過ごし方，睡眠，排泄，食事等の生活習慣，嗜

表9-2	情報とその意味の違い

情報	情報のもつ意味
身長155 cm，体重70 kg	→ BMIが高く肥満
80歳，右側から話しかけると時折反応がない	→ 右耳が難聴
10カ月の乳児，お座りができない	→ 成長発達が遅れている

好など），生活の制限にかかわる身体の状況（視力，聴力，運動機能の障害の有無など），病気に対する患者・家族の認識などを聴取し，フィジカルアセスメントを行い，身体の健康状態を把握する．また，どこに看護の介入が必要かを見極めるために，NANDAインターナショナル（NANDA-I）の13の領域からなる看護診断（詳細は後述する）の枠組み，ゴードン（Gordon M）の機能的11の健康パターンによる看護診断枠組み，オレム（Orem D）やロイ（Roy SC）などの看護理論の枠組みを用いた情報収集を行う．

　看護介入が始まった後に，特定の状態について掘り下げた情報収集を行うことを重点アセスメントという．また，看護学生が臨地実習に出向いて看護過程を展開するときなどは，その実習の目的に沿った枠組みを用いて情報収集を行うことがある．

　情報収集は，対象者を観察する，コミュニケーションをとって聴取する，フィジカルアセスメント（身体審査）や検査・測定などを行う，カルテや看護記録などの記録物から把握するなどの手段を通じて行う．

●情報の解釈

　収集した情報はデータ（事実）であり，そのままでは役に立たない．データを専門的に判断し，情報のもつ意味を考える（情報を解釈する）必要がある．情報と，情報のもつ意味は表9-2のように異なる．

　このように収集した情報から情報のもつ意味を考え，看護上の問題になるのではないかと疑わせる「重要なサイン」「気になる情報」を見つけて吟味していく．

　情報を的確に解釈するには，
・主観的情報と客観的情報が一致しているかを確かめる．
・データが正常か異常かを判別する．
・情報が確かな根拠に基づいているか（正確に測定されたものかなど）を確かめる．
などを行う．正常か異常かの判別は，
・正常値（標準値）と比べてみる．
・その年齢や集団に共通な普通の状態か逸脱した状態かをとらえる．
・正常の範囲は個人により，状況により異なる場合がある．
などを考慮（例：快，不快などの個人の感覚，測定値は標準的な体重であっても急激な増減が短期間にあった場合など）して行う．

　また，情報の解釈に際して役立つのが，主観的情報と客観的情報を縒り合わせることである．

- **主観的情報**（subjective data；SD）　表情や，言ったり，身振り・動作したりするなど，言語的，非言語的に患者が表現したことであり，患者の知覚や認識を表している．

- **客観的情報**（objective data；OD）　看護者が観察や測定した結果など，専門家の目から客観的にとらえた情報である．SDとODは相互に補足し合う関係であり，また，

SDをODによって裏づけるという関係もある.

わたしたちは，観察やコミュニケーションなどによって情報収集しているとき，患者・家族が表現したことに「おや，変だな」や「気になる」などと感じたり，様子と違い観察結果が異常なデータであったりするときには，対象者に聞いて確かめてみたり，データが間違っていないかを確かめたりする．このようにして情報を確実なものとしつつ，縒り合わせて解釈（推定）を行う.

主観的情報と客観的情報の関係の例を示すと，次のようになる.

OD 顔色が悪い，いつもより口数が少ない.
SD 「これからのことを考えたら眠れないんです」
　　→　将来を悲観して落ち込んでいる.

SD 「お腹が張って苦しいんです」「ガスはまだ出ていません」
OD 腹部が膨満している，腸蠕動音が弱い，手術後2日目である.
　　→　イレウスかもしれない.

---

(2) 診断（問題の明確化）

看護過程の第2段階は，アセスメントした情報の分析と統合を行い，いくつかの問題となるクラスターに分けて，看護上の問題を明確にし，簡潔に表現することである．ここで用いている「診断」の意味は，医学のそれとは違う．医学診断は，医師が病名を付け，治療を管理する問題の記述であるのに対し，看護診断は，看護実践の範囲内での看護職者の臨床判断であり，責任の範囲で援助する健康問題の記述である.

●情報の分析と統合（どこに介入が必要か考える）

情報を収集し，収集した情報の解釈を加えていくと，個々の情報が関連し合っていることに気づかされる．また，どこに看護の介入が必要かを考えていくと情報が個々ばらばらに存在するのでなく，いくつかのまとまった意味をもったものに分けることができる．このように，収集した情報から，看護の介入が必要なところは何かを見つけていく作業が情報の分析と統合である．この過程は，次の3つが参考となる.

・介入の必要な手がかりとなる「重要なサイン」を吟味する.
・情報どうしのつながりを考える（関連図を書いてみる）.
・意味のある情報をひとまとめ（クラスター）にして仮説を設定してみる.

●診断の記述

情報の分析と統合から導かれた結果は，看護診断として簡潔に表現する．NANDAの看護診断には，①問題焦点型看護診断，②ヘルスプロモーション型看護診断，③リスク型看護診断がある（詳細は後述する）．このうち，問題焦点型看護診断とリスク型看護診断の記述の例について，次に示す.

- **問題焦点型看護診断**　現在現れている健康上の問題を表す．一般的に，「健康上の問題を誘発している要因」と「どのような問題か」をつなげて書き，「○○○○○○に関連した○○○○○○」と簡潔に表現する.
　　例：分泌物増加に関連した非効果的気道クリアランス
- **リスク型看護診断**　類似した状況のなかで，他の人より易傷性（発病性）の高いこと

表9-3	看護目標の例
問題	「嚥下機能に関連した誤嚥の危険性」
長期目標	誤嚥せず食事を摂取できるようになる.
短期目標	むせやすい姿勢, 食事摂取の仕方, 食品について理解する.

を表す問題である.
　例：免疫機能に関連した感染の危険性

(3) 計画

　問題が明確になったら，次に看護計画の立案のステップに進む．計画立案には，あげられた問題の優先度を決定すること，目標を設定すること，解決策（具体的援助方法）を立案することが含まれる．

●問題の優先度の決定

　優先的に解決する必要があるものから順に順位を付けることである．優先度を決定する指標には，たとえば，①生命の危険度，②患者の苦痛，③健康に及ぼす影響度，④ひとつの問題解決が連鎖的に多くの解決につながるものなどがあり，①から順に優先度の高い事項となる．

●目標の設定

　目標とは，問題が解決したときの「期待される成果」を表す．看護介入の成果として，対象者がどのような反応や行動を示したらよいか，どのような状態になったらよいかを評価できる形に具体的に表す．目標は，対象者の納得できるものであること，実現可能なものであることが前提として必要である．短期目標（1週間以内程度の短期の目標）と長期目標（数週間かかって達成される目標）を表9-3のように記述する．予測する達成期日（評価日）も記入するとよい．

●解決策の立案

　問題が解決し目標が達成されるために，どのように看護介入するかを具体的に計画し，記述する．これは，看護がチームで展開されることから，個々の看護者により異なった援助方法となり対象者の混乱を招かないよう，誰にでも行動レベルでわかるように具体的に計画される必要がある．一般的に4W1Hに従って，who（誰が），when（いつ），where（どこで），what（何を），how（どうする）の要素の入った立案とするとよい．

　解決策の立案にあたっては，次の4点に留意する．
・具体的であること
・チーム員が共有できるよう簡潔明瞭であること
・安全・安楽・自立をふまえた計画
・対象者の強み（正常なところ，長所，有用な能力など）を活用すること

(4) 実施

　看護過程の第4段階は実施のステップであり，立案した計画に基づいて看護介入を行うことである．実施にあたっては，計画どおりに実施することは評価のうえでも重要であるが，一歩も譲らないような硬直化した姿勢は良くない．したがって，次の点に留意して実践し，実施したことを記録に残す．

・状況は絶えず変化し，経過している

・つねに対象者の状況や反応に応じた判断を伴う

・行為を評価しながら実施するプロセスでもある

・臨機応変さ，柔軟性を要する

(5) 評価

　最後のステップは評価である．評価は，目標達成度の評価，および計画の変更が必要であれば再アセスメントや計画修正を行うプロセスである．

　あらかじめ設定した評価日に，目標は完全に達成されたか，部分的な達成にとどまっているか，まったく達成されていないかを検討して，ケアプランの継続，修正，終了の判断を行う．

　目標が達成されず，目標達成の促進要因，阻害要因が明確でないときは計画を継続する．目標は達成されないが，その要因がわかっている場合は，計画を修正する．目標が達成された場合は計画実施の終了となる．評価したことは記録に残す．また，看護過程の根底には，看護ケアの成果は，その効率と対象者の満足度，回復度で測られるという考え方があり，看護者の自己満足に終わらないよう留意する．

② 看護診断

1) 看護診断とその意義

　1980 年，米国看護師協会（American Nurses Association；ANA）が，「看護：社会政策声明」において「看護とは，現存または潜在の健康問題に対する人間の反応を診断しかつそれを治療すること」と定義したのを機に，1987 年，国際看護師協会（International Council of Nurses；ICN）もこの看護の定義を採択し，情報科学の発展とともに看護診断はこれまで以上の支持を得るようになった．

　前節の「① 看護過程」で述べたように，看護診断は看護過程の第 2 ステップに位置づけられており，看護現象をアセスメントし，いかなる看護問題であるかを同定し，それを診断ラベル（詳細は後述する）として表現することでもある．すなわち，個々の看護師が看護問題を標準言語で表現することにより，看護師らが看護現象を共通理解できる．このことは，看護師がどのような看護をしているかについて看護師間で明確にでき，社会において看護に対する理解が深まることにもつながる．

　また，ANA が 2004 年に指摘したように，看護師が日々の看護実践で看護過程をふむことによって，看護師の看護ケア能力を高め，意思決定の基礎が形成され，看護師のレベルアップへつながる[3]としている．したがって，看護診断には，看護現象をより客観的・科学的にみる必要があり，この検証過程では訓練された看護師の専門知識と技術が求められる．

　代表的な北米看護診断協会（現・NANDA インターナショナル；NANDA-I）の定義では，「看護診断とは，実在または潜在する健康問題／生活過程に対する個人・家族・地域社会の反応についての臨床判断である．看護診断は，看護師に責務のある目標を達成するための決定的な治療の根拠を提供する」（1990 年）とされている．

NANDA-I 会員によって 2019 年に改訂された定義は，「看護診断とは，個人・介護者・家族・集団・コミュニティの健康状態/生命過程に対する人間の反応，およびそのような反応への脆弱性についての臨床判断である．看護診断は，看護師に説明責任のあるアウトカム達成に向けた看護介入の選択根拠になる」[4]としている．

2）看護診断の誕生と発達

看護診断はいつごろ誕生したのであろうか．看護における診断という用語がはじめて看護文献に使用されたのは，1953 年，フライ（Fry V）によってであり，その後，1972 年にゴードン（Gordon M）が診断推論を発表した．1973 年には，ゲビー（Gebbie K）とラビン（Lavin MA）らの呼びかけで，第 1 回全米看護診断分類会議が開催され，1982 年の第 5 回会議よりカナダも加わって，北米看護診断協会（NANDA）に改組された[5]．また，2002 年からは NANDA インターショナル（NANDA-I）となり，今日に至っている[6]．

初期の 1970 年代には，看護診断分類法のための理論的枠組みの開発や診断ラベルの序列化などについての検討がなされ，1980 年初頭に看護理論家たちによるユニタリーパーソンモデルができあがった．ユニタリーパーソンとは「単一の存在としての人間」を指し，看護モデルの枠組みとして人間を全体論的にみていくことを基本にした表現である．いずれの看護理論においても，人間，健康，看護，環境（社会）の概念がそれぞれ規定される必要があるように，看護診断においても人間の全体的反応パターンとしてこれらが網羅される必要がある．しかし，看護診断の歴史は浅く開発途上にあり，当初は，相互作用としての交換・伝達・関係，生活過程の行動としての価値・選択・運動，心の動きとしての知覚・感情・理解の 9 分類にすぎなかった[7]．

その後も各種委員会による積極的活動を経て，診断ラベルなどの受諾・修正・削除などが重ねられ，看護診断体系がより充実されてきた．1990 年前半に看護診断分類法 I，1990 年後半から 2000 年代にかけ看護診断分類法 II が開発され，NANDA-I 看護診断，看護介入分類（Nursing Interventions Classification；NIC），看護成果分類（Nursing Outcomes Classification；NOC）がリンケージされ発展を遂げている．NIC は，成果を高めるための看護実践でその看護介入方法の選択であり，NOC は，看護介入に対する成果指標である．また近年，医療従事者間の電子カルテシステムの導入が図られたことによって，看護診断はより多くの施設に導入されている．

3）看護診断の構成要素

(1) 看護診断の種類

看護診断には，次のようなものがある[8]．

● **問題焦点型看護診断**(problem–focused nursing diagnosis)

個人・家族・集団・地域社会（コミュニティ）の，健康状態/生命過程に対する好ましくない人間の反応についての臨床判断である．

● **ヘルスプロモーション型看護診断**(health–promotion nursing diagnosis)

安寧の増大や人間の健康の可能性の実現に関する意欲と願望についての臨床判断である．反応は特定の健康行動強化へのレディネスとなって現れ，どのような健康状態でも使うことができる．ヘルスプロモーション反応は，個人・家族・集団・地域社会（コミュニ

ティ）に存在する．

●**リスク型看護診断**（risk nursing diagnosis）

個人・家族・集団・地域社会（コミュニティ）の，健康状態/生命過程に対する好ましくない人間の反応の発症につながる，脆弱性についての臨床判断である．

(2) 看護診断用語

看護診断は，次の用語で構成される[9]．

●**診断名**（diagnosis label）

診断の焦点（第1軸から）と判断（第3軸から）を少なくとも反映させ，診断に名称を与えている．関連する手がかりのパターンを表す簡潔な用語あるいは語句．修飾語句を含むこともある．

●**定義**（definition）

明瞭で正確な説明であり，その意味を的確に描出し，類似の診断との区別に役立つ．

●**診断指標**（diagnosis characteristics）

問題焦点型看護診断，ヘルスプロモーション型看護診断，シンドロームの所見としてまとまった観察可能な手がかり／推論．看護師が目で見ることのできるものだけを意味するのではなく，見る，聞く（例：患者／家族からの話），触る，嗅ぐことができるものも含まれる．

●**危険因子**（risk factor）

個人・介護者・家族・集団・コミュニティの，好ましくない人間の反応に対する脆弱性を高める先行要因．このような要因は，独自の看護介入によって修正可能であり，可能な限り介入は，これらの要因に向けられる．

●**関連因子**（related factor）

人間の反応とパターン的な関係の認められる先行要因．このような要因は，反応「…に伴う」「…に関連した」「…に寄与する」と記述されている．またこのような要因は，独自の看護介入によって修正可能であり，可能な限り介入は，これらの病因的要素に向けられる．問題焦点型看護診断とシンドロームにのみ関連因子がある．ヘルスプロモーション型看護診断では，診断をより明確にする場合にのみ用いられる．

●**ハイリスク群**（at risk populations）

社会人口統計学的特性，健康／家族歴，成長／発達段階，特定の人間の反応に影響を及ぼしやすいイベント／経験，を共有する人々のグループ．このような特性は，独自の看護介入では修正・変更できない．

●**関連する状態**（associated conditions）

医学診断，診断法／外科的処置，医療機器／外科装置，あるいは医薬品など．このような状態は，独自の看護介入では修正・変更できない．

4）看護診断分類法Ⅱの構造

NANDA-Iの看護診断分類法Ⅱは，7つの軸（axis）からなる多軸構造と，13の領域（domain），47の類（class），267の看護診断（nursing diagnosis）から構成される分類体系である．

軸はこれまで開発された看護診断に含まれた用語を分類した結果によるもので，今後の

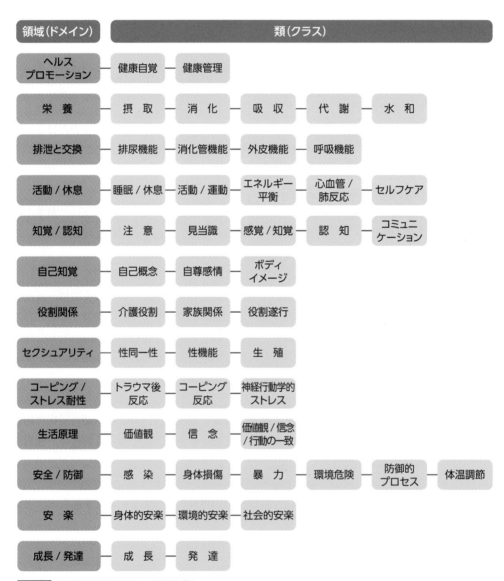

図9-2 多軸システムの展開イメージ

図9-3 看護診断分類法Ⅱの領域と類
(Herdman TH, 他編 (2021), 上鶴重美訳 (2021)：NANDA-I 看護診断　定義と分類　2021-2023. 医学書院, p114. より一部改変)

用語開発を進める際の指針になる（**図 9-2**）[10,11]．7つの軸をそれぞれ組み合わせることで看護診断はより明瞭に，より正確な表現となる．**図 9-3** に領域と類を表した．類の下位に235の診断ラベルが配置されている．これらの分類体系は，看護過程を展開（診断過程）する際の基本となるため理解しておくとよい．

〈文献〉

1) Newman MA, et al（1991）：The focus of the discipline of nursing. ANS, 14（1）：1-6.
2) 日本看護科学学会看護学学術用語検討委員会編（2011）：看護学を構成する重要な用語集．
http://jans.umin.ac.jp/iinkai/yougo/pdf/terms.pdf　（2017年10月31日アクセス）
3) Alfaro R（2006），江本愛子監訳（2008）：基本から学ぶ看護過程と看護診断．第6版，医学書院，まえがき．
4) Herdman TH, 他編（2021），上鶴重美訳（2021）：NANDA-I 看護診断　定義と分類　2021-2023．医学書院，p144.
5) 松木光子（1996）：我が国における看護診断の発達と課題．看護診断，1（1）：43-49.
6) 岡崎寿美子（2004）：看護診断に基づく痛みのケア．第2版，医歯薬出版，p37.
7) 近田敬子（1993）：いわゆる看護理論と看護診断．第3回日本看護診断研究会学術集録，pp29-31.
8) 前掲4）．
9) 前掲4），pp148-149.
10) 中木高夫（2004）：看護診断を読み解く．学習研究社，pp10-11.
11) 前掲4），pp132-133.

第10章
看護研究

学習のねらい

1. 看護研究を行う意義について学ぶ.
2. 看護研究のプロセスとその内容について学ぶ.
3. 研究に必要な文献検索の方法について学ぶ.
4. 看護研究における倫理的配慮について学ぶ.

Key Words

研究の概念, 研究の意義, 問題意識, 論理的推論, データの収集と分析,
研究者の倫理

「看護は実践の科学である」といわれて新鮮さを覚えたのはかなり昔のように思う. いまでは, この看護の科学性という命題を誰も否定できないのではないだろうか.

1980（昭和55）年に日本看護研究学会, 1981（昭和56）年に日本看護科学学会が設立され, 看護系学会も 2021 年現在では 48 学会（日本看護系学会協議会会員数）となった. 看護学教育も, 1990 年代に入り看護系大学が急増し, 2019 年には 288 校に達し, 大学院についても修士課程 194 課程, 博士課程 113 課程, 専門職学位課程 1 課程と, 看護学の学術的発展は目覚ましいものがある（詳細は第 7 章「専門職としての看護と教育」を参照）. そこには, 看護を探求していくことや看護実践を科学していくことが, 実践家である看護師, 教育機関の研究者に意識化され, 知識基盤として実績が積み上げられてきた事実が存在すると思われる.

看護への探求心は, 専門職としての当然の条件であり, 確かな知識と技術に支えられた看護実践こそが, 対象の生活の豊かさ, つまり QOL（quality of life）の向上につながるといえる.

しかし, 看護の現象はまだまだ解明できておらず, 多くの課題が引き続き残っており, 研究を基盤にした知識や技術の多くが実践に生かされないままであることも事実であろう.

1 看護学における研究の意義

　バーンズ（Burns N）とグローブ（Grove SK）は，「研究とは，既存の知識を検証および洗練するため，そして，新しい知を創生するための入念で系統立った探求または究明である」[1]としている．では，看護研究とは何を探求/究明するのか？　この問いへの答えが看護研究の意義となる．つまり，看護研究は，「看護の知の創世」であり，それは，看護とは何か？　という「看護の本質」をつねに基盤とした研究の目的意識的活動である．そのためには，当然，看護の受け手であるクライエント（患者）がどのような存在なのか？　われわれに何を期待しているのか？　といった対象への関心から対象を全体論的にみることが求められるのである．そして，看護研究は，その結果が患者や家族の健康生活に，直接的であれ，間接的であれ還元されなければならないのである．

　では，なぜ研究をしなければならないのか？　この問いは，誰もが一度は抱く素朴な疑問であろう．その疑問に答えるとすれば，1つは「われわれが専門職だから」である．2つ目は「物事への探求なくして，看護実践の発展はないから」である．波頭は，「そもそも論理的でなければプロフェッショナルはやれない」[2]という．論理的ということは，原因と結果を解明し，エビデンスを得て，事象を体系的に整理することであり，この思考はいわゆる問題解決思考である．単に経験則や思いつきで看護実践が行われているのではなく，「なぜそうなのか」という問いに答えるためにも研究によって得られるさまざまなエビデンスが必要なのである．つまり，「物事への探求」によって，看護実践における経験的な事実を論理的に証明できたり，予測できたりし，また，新たな事実や現象の発見が確実な形となっていくのである．

2 量的研究と質的研究

1) 看護研究のパラダイム実証主義と自然主義

　ポリット（Polit DF）とベック（Beck CT）は，看護分野での学問的探求は2つの大きなパラダイムに導かれるとし，それに関連する方法論として量的研究と質的研究を概観している．そのパラダイムが「実証主義パラダイム」と「自然主義パラダイム」である[3]．

- **実証主義パラダイム**　いわゆる伝統的な自然科学的な研究の流れである．自然科学的な研究は，世のなかの現象には一定の秩序や法則性が存在することを前提に，人間や病気を定量化することで，結果の一般化・普遍化・客観化・再現可能性を目指す．
- **自然主義パラダイム**　心理社会科学的な研究・実践科学的な研究の流れである．人間の現象や人間生活が起こす現象は複雑な要素からなり，個別的・主観性・偶然性を排除できないことを前提に，研究における唯一無二の結果を描くことを目指す．

2) 看護実践における知識の源泉としての理論的推論

　人は何か問題が生じたとき，多くの知識を動員して問題解決の思考過程を進めていく．その知識の源の1つとして論理的推論があげられ，その推論には2つの過程があるとされ

ている[4,5].

1つは，起こっている現象の観察に基づいて現象が説明できる，新たな理論や概念の発見をしようとする帰納的推論である．この推論に基づいた研究を質的研究ととらえる．もう1つは，既存の理論や一般化されている知識を用いて一定の仮説を立て，ある特定の現象を説明したり，予測を立てたり，仮説を検証したりする演繹的推論である．この推論に基づいた研究を量的研究ととらえることが多い.

③ 看護研究の実際

1）研究のプロセス

まず，「研究」がどのように進められるのか，研究疑問の提示から研究結果の公表までの大まかなプロセスを図10-1に示した．この基本的なプロセスを意識化できなければ研究活動は進まないことになる．ここで，「文献検討・文献検索」を各ステップに組み込まなかったのは，「文献検索・文献検討」はどこか特定の段階で行うたぐいのものではないと考えるからである．研究プロセスの全過程で行われることだと理解してほしい.

2）研究疑問の提示と絞り込みから研究課題の明確化

(1) 研究疑問の始まり

「○○○○のことを研究したい！」という思いには，おそらく，その思いに至る何らかの出来事が存在している．つまり，日常の看護実践には「ちょっとこれはおかしくないか？」「なぜこうなってしまうのか？」という問いかけがフッと頭をかすめ，日常の看護実践を振り返る機会がある．これが，研究疑問の始まりといってもよい．看護研究の課題は，そのような日常の看護実践の現場で感じた問題意識や小さな疑問の提示から生まれてくるのである.

しかし，その問題意識や疑問がそのまま研究課題になるということではない．小さな疑問は，自分の知識が不足しているだけなのかもしれない．問題意識は，単に情報が不十分で共通理解ができていないためだけなのかもしれない．それならば，その問題意識は，研修の受講や会議を重ね，業務改善や何らかの取り決めをすることで解決できるものであろう．つまり，研究疑問から研究課題に行きつくまでのプロセスとして，研究課題になりうるかどうかの「絞り込み」が必要となってくるのである．黒田は，「研究テーマを絞り込むことは，研究の全プロセスのなかでいちばん重要である点，また，いちばん難しい点である」[6]と指摘する．筆者の経験的にも，研究疑問の絞り込みには多くの時間をかけ，「何を

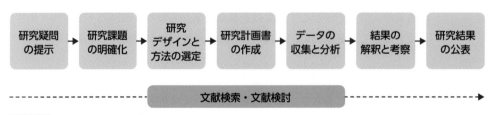

図10-1 研究の基本的なプロセス

知りたいのか？」と何度も自分に問いかけ，多くの議論を重ねた結果，ようやく1点の光が差すというプロセスであった．

(2) 研究疑問の絞り込み

研究課題を絞り込む方法として，さまざまな方法が提案されている．

竹原は，問題意識を深めるための方法として，①対象者や専門家への聞き取りをする，②文献（先行研究）を読む，③ブレインストーミングをする，④マインドマッピングをする，⑤ディスカッションをすることの5つを提案している[7]．

また，谷津は，研究上の関心に気づき ⇒ 研究課題を洗い出し ⇒ 研究問題を明確にし ⇒ 研究目的を設定するまでを研究全体のプロセスの"はじめの1歩"と位置づける．次に，研究問題を明らかにするための方法として，①研究課題の概念を看護の現場に置き換えて確認する，②研究課題の概念について知識や経験の豊富な人から助言や支援を得る，③文献検討を行う，④自分の頭のなかで研究問題を練り上げることの4つを提案している[8]．

どちらにも共通することは，研究疑問を研究課題や研究問題へと洗練するためには，人の意見や先行する研究結果，看護の現場から客観的な事実や知識を集め尽くし，それを自分の頭で考え，論理的説明ができる段階にまで整理することだと理解できる．おそらく，研究課題の絞り込みのステップが，研究的価値を決めるといっても言い過ぎではない．

3) 研究における文献検索と文献検討

(1) 文献検索の範囲と入手の方法

文献検討は，研究活動の全プロセスに関係しているという認識が基本的な理解として必要である．研究のはじめと終わりに文献検討すればよいわけではないのである．研究課題の明確化の方法として，文献検討が大きな意味をもつことはこれまでの説明で十分納得できるであろう．しかしその後も，研究方法に関する検討にも先行研究の研究方法はおおいに参考になるのである．そして，研究のプロセスのなかで大きな知的作業となる結果の考察は，研究結果を研究目的や意義に照らして，客観的に解釈することであるから，先行研究の結果との比較は必然である．多面的に比較検討するために多くの文献が必要となる．

自分の研究に関連している研究論文の存在は膨大だと認識すべきである．国内文献にとどまらず，海外文献，看護学分野だけでなく周辺の学問分野（社会学，心理学，教育学…）と広がることはまれではない．しかし，限りなく文献を検索することもまた現実的ではない．近年では，インターネットでの情報検索が主流である（表10-1）．おそらく，確実に入手したい文献を探すということでは最も確実で効率的であろう．

(2) 研究論文の種類

文献とよばれるものには，書籍（ブック，book）と雑誌（ジャーナル，journal）がある．

雑誌には，学会誌（学会発行），商業誌（出版社の発行），紀要（大学などの教育機関発行）などがある．雑誌には，発行元からの依頼や投稿による総説/解説等の記事と，投稿による研究論文が掲載される．研究論文の掲載には審査（査読）があるのが通常であるが，ない場合もあり，論文の質の保証には注意が必要である．さらに，研究論文は，論文審査（査読）を経て，原著論文，研究報告，実践報告，総説，解説，資料，短報に区分される．

表 10-1 看護研究の検索サイト

医中誌 Web	「医学中央雑誌」のウェブ版 http://www.jamas.or.jp
最新看護索引	日本看護協会ウェブサイト（ホーム>生涯学習支援>図書館>文献を探す） http://www.nurse.or.jp/nursing/education/library/sakuin.html
CINAHL	看護系の基本となるデータベース．大学などの機関でしか利用できない． 名称は，Cumulative Index to Nursing and Allied Health Literature の頭文字
PubMed	米国国立図書館（NLM）が MEDLINE を無料で公開しているもの http://www.ncbi.nlm.nih.gov/pubmed

表 10-2 研究論文の種類と審査基準

判断基準	原著論文	研究報告	実践報告	総説/解説	資料・短報
独創性	○	○	○		
萌芽性		○	○		
発展性		○	○	○	
技術的有用性			○	○	
学術的価値・有用性	○	○		○	
信頼性	○			○	
完成度	○				

注：○：評価の対象とする．空欄：評価するが過度に重視しない．
（日本看護研究学会雑誌の査読基準を参考に作成）

区分の判断基準を表 10-2 に示した．

(3) 文献検索の具体的方法

　看護研究の検索方法を「医中誌 Web」で示していく．「医学中央雑誌」のサイトにたどり着くと，個人契約や法人契約の選択ができるが，まずは［デモ版］を使ってみるとよい．ただし，［デモ版］はもちろん無料であるが，それだけに検索範囲（年代や収録ジャーナル）が制限されている．

　検索手順は，次のように進めるのが一般的である．膨大な文献のすべてに目を通すのは不可能であるから，効率的に得たい文献にたどり着く必要がある．

- **step 1　キーワードの入力**
- **step 2　文献の絞り込み**

　下記の方法をどちらも使いながら，何万件ものヒット文献を 200 件程度に絞り込んでいく．

- **個別のキーワードを重ねる**　いくつかのキーワードで個別に検索されたら，それらのキーワードを重ねる，つまり "and" でつなげていく．こうすると，重ねたキーワードをすべて含む論文に出会えるというわけである．
- **シソーラスを使う**　キーワードを入力して検索結果を得られたら，組み込まれているシソーラスを使って絞り込むことができる．シソーラスは，発行年・分野（医学/看護

学など），言語（日本語/英語など），研究対象（人/動物など），発達段階である．「看護学」や「発達段階」などは，シソーラスを使わずにキーワード検索でも可能である．

●step 3　文献の入手

絞り込んだ文献のなかから本当に必要な文献を入手しなければならない．研究を進めるためには，関連する先行文献が手元にあることが必須である．だからといって，200件近くの文献をすべて手元に置く必要はない．本当に関連しているかどうかを見極めることが先決である．

まず論文のタイトルを見る．「自分の研究疑問と似ている」とか「何となく面白そう」と関心がもてると思えたら，その論文の要旨（アブストラクト）を開いて一読する．期待したとおりの論文であったら本文を確認する．最近では，電子ジャーナルの普及により「本文あり」と表示されている論文があり，一気に本文を閲覧して，そのまま印刷できる場合もある．

電子ジャーナルで公開していない論文の入手はどうするか．この場合は，看護系大学の図書館を通じて入手することになる．近隣の大学図書館の受付で依頼できるので問い合わせるとよい．このステップで必要な論文を入手する．

●step 4　文献リストの活用

入手できた論文を整理しておくと研究活動がスムーズに進む．先行研究は，研究課題の明確化の段階や研究方法の検討の段階，研究結果を考察する段階で非常に重要な資料となる．しっかりと整理しておくと，そのたびに論文を引っ張り出して中身を確認する必要がなくなり，効率的な研究活動につながる．

文献リストに収めておきたい項目は，①タイトル，②著者，③発行年，④発行元（ジャーナル名），⑤研究目的，⑥方法（データ収集方法・分析方法），⑦結果の概要，⑧考察の概要である．簡潔に要点を押さえた記述が好ましい．入手した論文を一覧で確認できるように表にしておくとよい．参考までに文献リストの見本を示しておく（表 10-3）．

(4) 研究論文のクリティーク（批評・論評）

●クリティークの意義

「クリティーク（批評・論評）する」とは，その研究論文の良いところ/悪いところを指摘して，その研究の価値や意義を考えながら読むことである．つまり，先行研究を批判することは，すなわち，自分の研究課題に意義を見出していくことにつながる．

●クリティークの方法

クリティークは批判的思考に関連した知的作業である．この知的作業には，批判的思考に必要な能力の獲得と主観的なバイアスを排除することが求められる．そのためには，クリティークの方法も論理的である必要がある．

バーンズとグローブは，量的および質的研究のクリティークの観点として基礎的なガイドラインを説明し，加えて質的研究と量的研究のクリティークプロセスを区別し，より詳細なガイドラインを説明している[9]．量的研究と質的研究それぞれのクリティークに用いることができるツールを，表 10-4，表 10-5 に示す．

4) 研究のためのデザイン

研究デザインは，研究の問いのレベルによって大まかに4つのタイプに分類できる．

表 10-3 文献カード

No _____

タイトル	
著者名	
掲載誌 （発行年）	
キーワード	
研究目的	

文献の種類	原著　　　研究報告　　　実践報告　　　総説・解説　　　資料・短報　　　会議録	

研究方法	デザイン	
	理論的基盤 概念枠組み	
	用語の定義	
	対象者/ サンプル	
	収集方法	
	分析方法	

結果	
考察	
備考	

表 10-4 量的研究の論文クリティーク

No_____

タイトル 対象や内容を端的に表現できているか？	
はじめに（諸言） 1．研究の背景は明確か？ 　・研究疑問は明確か？ 　・看護実践に関連した研究疑問か？ 　・研究の必要性や意義が先行研究の成果や関連 　　理論や経験に基づいて述べられているか？ 2．研究目的は明確か？	
研究の前提/枠組み 1．関連概念や基盤となる理論が明確に表現され 　ているか？ 2．概念枠組みの説明が文章や図で明確に示され 　ているか？ 3．用語の定義や概念は説明されているか？	
研究方法 1．研究デザインや実験の組み方は適切か？ 2．対象やサンプルは研究課題を解くのにふさわ 　しいか？（大きさ・特徴・条件） 3．研究の場は目的にふさわしいか？ 4．測定用具（指標）は適切に選択され，信頼性・ 　妥当性が記載されているか？ 5．データ収集方法は明確に述べられているか？ 6．データ分析方法が明確に述べられているか？ 7．倫理的配慮が述べられているか？	
研究結果 1．結果の内容は研究課題・目的・方法と一致して 　いるか？ 2．分析は適切か？ 3．結果の示し方は適切か？ 4．結果の解釈が混在していないか？	
考察 1．得られた結果に対する考察か？ 2．結果の解釈は妥当か？ 3．先行研究との比較検討は十分か？ 4．看護実践や次の研究課題への示唆があるか？ 5．研究の限界はどうか？	
文献活用とその表記 1．各章で文献は十分に活用されているか？ 2．文章中への文献の引用は適切か？ 3．文献は適切に表記されているか？	
論文全体を通して 1．構成は十分に検討されているか？ 2．用語の不統一や不適切はないか？ 3．表記のルールは守られているか？	

表 10-5 質的研究の論文クリティーク

No _____

タイトル 対象や内容を端的に表現できているか?	
はじめに（諸言） 1．関心のある現象は明確にされているか? 2．研究の背景は明確か? 　・研究疑問は明確か? 　・質的な研究様式の必要性や看護にとっての 　　意義が先行研究の成果や関連理論や経験に 　　基づいて述べられているか? 3．研究目的は明確か? 4．研究の哲学的な前提が記述されているか? 5．研究で使われる用語の定義や概念は説明され 　ているか?	
研究方法 1．対象は研究課題を解くのにふさわしいか? 　・参加者の選択について明らかにしているか? 　・情報を得るのにふさわしい情報提供者か? 　・（グランデッドの場合）理論的サンプリングを 　　導いているカテゴリーが判明しているか? 2．研究の場（フィールド）はふさわしいか? 3．データ収集方法は目的にかなった方法か? 4．データ分析方法が明確に述べられているか? 5．研究者はデータに対して，①信頼性，②監査可 　能性，③適合性を扱っているか? 　・信頼性：研究参加者は彼ら自身のものとし 　　て，その体験を認めているか? 　・監査可能性：読者は研究者の考えていること 　　に従えるか?　研究者は研究プロセスを報告 　　しているか? 　・適合性：発見した結果は，研究状況以外のと 　　ころでも適用されうるか?　その結果は，研 　　究以外の人びとに意義があるか? 6．参加者の人権擁護など，倫理的配慮が述べら 　れているか?	
研究結果・考察 1．研究の経験的なデータに根差した発見である 　か? 2．前提の哲学に添った解釈になっているか? 3．結果の示し方は適切か? 4．研究されている現象と関係する多様な文脈に 　おいて適用可能性はあるか? 5．先行研究との比較検討は十分か?	
結論・課題 1．結論は研究結果を反映しているか? 2．看護実践や次の研究課題への示唆があるか? 3．看護にとっての意義を明らかにしているか? 4．研究の限界はどうか?	
文献活用とその表記 1．各章で文献は十分に活用されているか? 2．文章中への文献の引用は適切か? 3．文献は適切に表記されているか?	
論文全体を通して 1．構成が十分に検討されているか? 2．用語の不統一や不適切はないか? 3．表記のルールは守られているか?	

- **因子探索的研究デザイン**　まず，その現象がまだわかっておらず，十分な先行研究が存在しない状況で，「これは何であるのか？」という研究の問いに対しては「因子探索的研究デザイン」が必要である．
- **関係探索的研究デザイン**　次に，「これは何であるか？」は判明しているが，「それがどのような状況で起こっているか？」，すなわち「そこに何が起こっているか？」という研究の問いには，さまざまな現象の実態やその構造などを知ろうとすることから，「関係探索的研究デザイン」で答えることが妥当である．
- **関連検証的研究デザイン**　さらに，その起こっている現象にはさまざまな変数（事実）が何らかの関連をもって存在しているのであって，その関連性を探求するためには「関連検証的研究デザイン」となる．
- **因果・仮説検証的研究デザイン**　最後に，その現象に「もし，○○○○をすれば何が起こるだろうか？」という問いを発し，仮説を因子のばらつきや差異を操作して確かめる研究や，「AはBの原因になっているだろうか？」という問いに対応する研究デザインとしては「因果・仮説検証的研究デザイン」が妥当である．

5）研究の方法論

(1) 質的(帰納的)研究方法(表10-6)

　質的研究方法のタイプには，「グランデッド・セオリー」「エスノグラフィー（民族誌学的）」「現象学」「アクションリサーチ」「ナラティブリサーチ」「歴史的研究」「ケーススタディー」などがある．質的データの収集方法は，「参加観察法（フィールドワーク）」や「面接法」が一般的である．公的な文書や個人の日記や手記，映像（ビデオ・写真）などもデータ源となる．

　質的データの分析について，ホロウェイ（Holloway I）とウィーラー（Wheeler S）は，「分析手順の方法は柔軟で創造的である．参加者によって生み出されるデータに直接的な起源をもつストーリーである限り，分析に固定した規則はない」[10]とし，ほとんどの方法に共通している段階と，研究のタイプに特徴的な種々の方法があると述べている．共通している段階としては，①データを文章に書き起こす（逐語録作成），②データを系統的に分類し整理する，③整理された素材を繰り返し読むことがあげられる．この他の段階は，研究者がとった研究のタイプによって，コード化・カテゴリー化，テーマの創出，文化的なグループの説明，現象の説明などの分析の特徴がある．その他に，おもに類型化と数量化を期待した分析として内容分析がある．

　質的研究方法は，研究者の哲学的基盤がはっきりしている場合も少なくない．したがって，研究をする際には，タイプ別に研究方法を解説している書物にあたることを勧める．

(2) 量的(演繹的)研究方法(表10-6)

　量的研究方法のタイプは，大きく実験（介入）研究と調査（観察）研究に分けることができる．前者はさらに実験研究と準実験研究，後者は実態調査研究や疫学的な横断研究，コホート研究，縦断研究などがある．

　データ収集には，あらかじめ熟考された仮説や概念枠組みに基づいて，質問紙（アンケート）や，一定の概念を測るスケール（尺度）が使われ，測定された計測値（実測値）として収集される．

表 10-6 質的研究と量的研究の違い

	質的研究	量的研究	
研究のタイプ	グランデッド・セオリー エスノグラフィー（民族誌学的） 現象学 アクションリサーチ ナラティブリサーチ 歴史的研究 ケーススタディー（事例研究）	実験（介入）研究	実験研究 準実験研究
		調査（観察）研究	実態調査研究 疫学的な横断研究 コホート研究（縦断研究）
データの収集	参加観察法（フィールドワーク） ・完全な参加者 ・観察者としての参加者 ・参加者としての観察者 ・完全な観察者 面接法 ・構造化面接 ・半構造化面接 ・非構造化面接 公的な文書や個人の日記や手記，映像 （ビデオ・写真）	質問紙法（アンケート調査） スケール（尺度） 測定された計測値（実測値）	
データの分析	共通する段階 逐語録（文章に書き起こす） 系統的に分類し，整理する． ・コード化・カテゴリー化 ・テーマの創出 ・文化的なグループの説明 ・現象の説明 内容分析・KJ 法	統計学的分析によるデータ処理 データベースの作成 ・統計ソフトの起動 ・記述統計：度数分布，相関，平均 ・推測統計：χ^2 検定，t 検定，分散分析 ・多変量解析：因子分析，共分散構造分析，重回帰分析など	

　量的データの分析には，データを簡潔に数量で記述表現する記述統計，2つ以上のサンプル集団の結果を基に母集団の傾向を比較・推測する推測統計，多くの変数を一度に解析する多変量解析がある．

(3) ミックス研究方法

　1990 年代にトライアンギュレーション（triangulation，三角法）という研究手法が紹介された．これは，ひとつの研究のなかに質的な内容と量的な内容を組み込んで，より妥当性のある結果を導くことを求めた研究方法である．たとえば，質問紙の開発などの研究に用いられてきた．

　さらに近年，質的データと量的データを融合させたマルチメソッド・リサーチ（multi-method research），あるいはミックス・メソッド・リサーチ（mixed-method research）とよばれる研究方法が注目されている．トライアンギュレーションもミックス研究法のひとつに位置づけられる[11]．ポリットとベックは，「質的デザインと量的デザインの統合」について，研究の相補性，理論的洞察の向上，漸進性，妥当性の向上，ニューフロンティアの創造を根拠にミックス研究法の可能性を示唆しつつも，世界観の違う質的研究と量的研究の融合は慎重にすべきである[12]としている．

6）研究計画書の作成

（1）研究計画書作成の意義

　研究計画書は，細部まで具体的で厳密に記述する必要があり，研究計画書の作成は，研究ステップのなかで大きなエネルギーを使う非常に重要な位置を占める．「研究計画書を作成できれば，研究のほとんどが完成したことになる」と研究者の多くが認識しているほどで，研究計画書のない研究はありえないと考える．

　完成度の高い研究計画書を作成することには，以下のような意義があると考える．

・研究活動を総合的な観点から吟味することができ，研究活動の実行可能性を保証できるくらいに十分洗練されていることが確認できる．実現可能性を保証するには，①飛躍した非現実的要素はないか，②研究にかかる期間はどれくらいか，③人的エネルギーの大きさはどれくらいか，④研究にかかる費用はどうするかなどの条件が必要である．
・研究の批判的な評価により，概念上の改善や方法論上の改善について審査の対象となる．
・研究者とその研究の実施に関心をもつ人びととコミュニケーションできる資源となる．
・他の機関と交渉するための資料（土台）となる．
・共同研究において，研究者の「協働認識」を確かめるための助けとなる．
・機会・場所・人間を問わず，同じやり方ができるという反復可能性を保障できる．

（2）研究計画書の内容

　いざ研究計画書を書こうとすると，何をどう書けばよいのか困惑してしまうといったことをよく経験する．この戸惑いを整理するために，表 10-7 に沿って自分への問いを投げかけることが大きな助けになると思われる．

●研究課題（テーマ）

　研究内容の全貌が読みとれるタイトルを設定することが望ましい．何をどのようにして，どのような結果が期待されるのか，本文を読まない段階でも予測できそうなタイトルの表現であることが求められる．しかし，タイトルの表現は簡単なものではない．計画書段階でしっくりとする表現でのテーマを設定できなければ，仮テーマとしての表現でひとまず設定をしておき，最後に検討することも許されるであろう．仮テーマは「○○○○に関する研究」といった表現でもよいかもしれない．

●研究動機と研究目的

　研究動機には，研究疑問を生じた臨床での体験やエピソード，つまり不思議に思ってい

表 10-7　研究計画書の作成における要素

要素	研究計画書作成で問うこと
何を，なぜ (what? Why?)	どんな研究を行うのか？　なぜこの研究をするのか？　この研究結果は何に役立つのか？ （研究課題・研究の目的・動機・背景・デザイン・意義）
どのように (how)	どのように研究を行うのか？　必要な手続きは何か？ （研究方法・手続き・倫理）
いつ（when）	いつ，どのくらいの期間研究を行うのか？（スケジュール）
どこで（where）	どこで研究を行うのか？（調査場所・活動フィールド）
誰に，誰が (who)	誰を対象に研究を行うのか？（研究対象者・参加者） 協力者は必要なのか？（研究者間あるいは協力者の役割・責任）

る事実（出来事），どうにかならないかと思っている事実（出来事）を基に，なぜこの研究をしようとしたのかを筋道を立てて記述する．

研究目的には，何を明らかにしようとするのかを明確に記述する．実態を知ることなのか，要因間の関係を知ることなのか，仮説を検証することなのかなどの疑問のタイプ，あるいは研究デザインに反映されてくる．

● 研究の背景

研究テーマに関するさまざまな周辺の事象を整理しておく必要がある．たとえば，過去に行われた同じような研究では何がどこまでわかっているのかを整理する．文献検討の範囲を看護学領域に限定せず，広く関係学問領域（たとえば，教育学・社会学・心理学，公衆衛生学など）に広げる必要もある．このことは，自分の研究の位置づけや価値を決めることにもつながる．

● 研究の意義

期待される研究結果が看護領域でどのように生きてくるのか，つまり，どのようなことに貢献できるのかを具体的に記述する．看護領域での貢献とは，看護実践（臨床の看護ケア）の質的向上や看護管理，看護教育，あるいは看護研究の発展につながることである．

● 研究方法

研究方法には，研究活動において行動レベルの具体的性をもった詳細な記述が求められる．内容としては，「研究デザイン」「研究対象者（誰に，どのような条件で，何人に）」「研究場所」「研究期間」「データの収集方法（手続き）」「データの分析方法」「倫理的配慮」などである．

● 研究スケジュール(タイムテーブル)

研究活動の全プロセスには1年以上かけて取り組むことが望ましい．期間ありきではなく，目的達成への実現可能性を吟味して，おおよそのスケジュールを描くことが重要である．

● その他，研究計画書に付随する資料

おもにデータ収集の際に必要となる研究協力への依頼用紙（依頼文書や同意書）や，研究に用いる質問紙(アンケート用紙や測定尺度)などが資料となる．依頼用紙の内容には，研究への動機と目的，対象者に何をしてほしいのか，研究協力への倫理的配慮などを対象者が理解できる文章で記述し，研究機関や研究者の立場，研究者への問い合わせ先などを明確に示す．既存の測定尺度を使用する場合は，尺度の信頼性(reliability)と妥当性(validity)が確認されている必要がある．

 ## 4 研究における倫理

人間を対象とする看護研究における倫理的配慮として，研究対象者（参加者）の基本的人権を最大限に尊重し，対象者の安全と尊厳やプライバシーを保護し，さらには，データの取り扱いにおいて個人情報の管理を徹底しなければならない．また，研究参加については，対象者の自己決定権を脅かしてはならない．研究参加の意思確認は十分なインフォームド・コンセントを経て，研究協力の同意書への署名を求めることが必要である（表10-

表 10-8 看護研究における倫理の視点と具体的内容

倫理の視点	具体的内容
研究への説明と同意	研究内容に関して相手が理解できるように研究内容の情報を提供する（研究の概要説明・協力内容の詳細）. 協力の意思表示を明確にする（同意書への署名）.
プライバシーの保護	守秘義務・データの保管・個人が特定されない（無記名データ）. 研究内容以外の情報を求めない.
研究への自由参加	利害関係を排除する（自由な自己決定権保障）.
不利益の排除	参加の有無による療養上の不利益（実験研究では要注意），身体的・心理的負担感を排除する.

8).

　さらに近年では，その研究に直接関係しない学識経験者を含む倫理委員会などの第三者による倫理的判断に関する審査を受け，承認を得ることが求められている.

5 研究成果の公表

　研究成果の公表は研究者の義務である. なぜならば，研究に協力した対象者（参加者）がデータ提供に割いた時間やエネルギーに対して，最も誠実に応える方法だからである.

　公表には，おおむね 2 つの方法がある. 1 つは，学会や研究会で成果を発表する方法である. 発表には口演と示説（ポスター）がある. もう 1 つは，雑誌への論文投稿である. 一般には，学会や研究会での発表は，それに参加した者への公表にとどまるが，雑誌への論文投稿によって多くの看護実践家や研究者の目にとまることで，研究成果を広く知らせることにつながる. そのような意味では，学会発表を経て論文投稿を行うことが望ましいであろう.

〈文献〉
1) Grove SK, Burns N（2005），黒田裕子，他監訳（2007）：バーンズ＆グローブ看護研究入門　実施・評価・活用. エルゼビア・ジャパン，p2.
2) 波頭　亮（2006）：プロフェッショナル原論. ちくま新書，p139.
3) Polit DF, Beck CT（2004），近藤潤子監訳（2010）：看護研究　原理と方法. 第 2 版，医学書院，pp13-14.
4) 前掲 3），p13.
5) 前掲 1），p8.
6) 黒田裕子（2012）：黒田裕子の看護研究 Step by Step. 第 4 版，医学書院，pp28-29.
7) 竹原健二，渡辺多恵子（2010）：看護・医療系の調査研究エッセンス. 医学書院，pp8-10.
8) 谷津裕子（2010）：Start Up 質的看護研究. 学研メディカル秀潤社，pp16-23.
9) 前掲 1），pp668-687.
10) Holloway I, Wheeler S（2002），野口美和子監訳（2006）：ナースのための質的研究入門. 医学書院，p230.
11) 前掲 6），pp336-340.
12) 前掲 3），pp280-297.

医療の倫理に関する綱領や宣言

ニュルンベルク綱領（1947 年）

1. 被験者の自発的な同意が絶対に必要である.
このことは，被験者が，同意を与える法的な能力を持つべきこと，圧力や詐欺，欺瞞，脅迫，陰謀，その他の隠された強制や威圧による干渉を少しも受けることなく，自由な選択権を行使することのできる状況に置かれるべきこと，よく理解し納得した上で意思決定を行えるように，関係する内容について十分な知識と理解力を有するべきことを意味している. 後者の要件を満たすためには，被験者から肯定的な意思決定を受ける前に，実験の性質，期間，目的，実施の方法と手段，起こっても不思議ではないあらゆる不都合と危険性，実験に参加することによって生ずる可能性のある健康や人格への影響を，被験者に知らせる必要がある.
同意の質を保証する義務と責任は，実験を発案したり，指揮したり，従事したりする各々の個人にある. それは，免れて他人任せにはできない個人的な義務であり責任である.
2. 実験は，社会の福利のために実り多い結果を生むとともに，他の方法や手段では行えないものであるべきであり，無計画あるいは無駄に行うべきではない.
3. 予想される結果によって実験の遂行が正当化されるように，実験は念入りに計画され，動物実験の結果および研究中の疾患やその他の問題に関する基本的な知識に基づいて行われるべきである.
4. 実験は，あらゆる不必要な身体的，精神的な苦痛や傷害を避けて行われるべきである.
5. 死亡や障害を引き起こすことがあらかじめ予想される場合，実験は行うべきではない. ただし，実験する医師自身も被験者となる実験の場合は，例外としてよいかも知れない.
6. 実験に含まれる危険性の度合いは，その実験により解決される問題の人道上の重大性を決して上回るべきではない.
7. 傷害や障害，あるいは死をもたらす僅かな可能性からも被験者を保護するため，周到な準備がなされ，適切な設備が整えられるべきである.
8. 実験は，科学的有資格者によってのみ行われるべきである. 実験を行う者，あるいは実験に従事する者には，実験の全段階を通じて，最高度の技術と注意が求められるべきである.
9. 実験の進行中に，実験の続行が耐えられないと思われる程の身体的あるいは精神的な状態に至った場合，被験者は，実験を中止させる自由を有するべきである.
10. 実験の進行中に，責任ある立場の科学者は，彼に求められた誠実さ，優れた技能，注意深い判断力を行使する中で，実験の継続が，傷害や障害，あるいは死を被験者にもたらしそうだと考えるに足る理由が生じた場合，いつでも実験を中止する心構えでいなければならない.

（笹栗俊之訳. https://www.med.kyushu-u.ac.jp/recnet_fukuoka/houki-rinri/nuremberg.html より）

世界医師会ジュネーブ宣言（2017 年 10 月改訂版）

医師の誓い
医師の一人として，
私は，人類への奉仕に自分の人生を捧げることを厳粛に誓う.
私の患者の健康と安寧を私の第一の関心事とする.
私は，私の患者のオートノミーと尊厳を尊重する.
私は，人命を最大限に尊重し続ける.
私は，私の医師としての職責と患者との間に，年齢，疾病もしくは障害，信条，民族的起源，ジェンダー，国籍，所属政治団体，人種，性的志向，社会的地位あるいはその他いかなる要因でも，そのようなことに対する配慮が介在することを容認しない.
私は，私への信頼のゆえに知り得た患者の秘密を，たとえその死後においても尊重する.
私は，良心と尊厳をもって，そして good medical practice に従って，私の専門職を実践する.
私は，医師の名誉と高貴なる伝統を育む.
私は，私の教師，同僚，および学生に，当然受けるべきである尊敬と感謝の念を捧げる.

私は，患者の利益と医療の進歩のため私の医学的知識を共有する．

私は，最高水準の医療を提供するために，私自身の健康，安寧および能力に専心する．

私は，たとえ脅迫の下であっても，人権や国民の自由を犯すために，自分の医学的知識を利用することはしない．

私は，自由と名誉にかけてこれらのことを厳粛に誓う．

（日本医師会訳．https://www.med.or.jp/doctor/international/wma/geneva.html より）

世界医師会ヘルシンキ宣言―人間を対象とする医学研究の倫理的原則（2013 年 10 月改訂版）

序文

1. 世界医師会（WMA）は，特定できる人間由来の試料およびデータの研究を含む，人間を対象とする医学研究の倫理的原則の文書としてヘルシンキ宣言を改訂してきた．

本宣言は全体として解釈されることを意図したものであり，各項目は他のすべての関連項目を考慮に入れて適用されるべきである．

2. WMA の使命の一環として，本宣言は主に医師に対して表明されたものである．WMA は人間を対象とする医学研究に関与する医師以外の人々に対してもこれらの諸原則の採用を推奨する．

一般原則

3. WMA ジュネーブ宣言は，「私の患者の健康を私の第一の関心事とする」ことを医師に義務づけ，また医の国際倫理綱領は，「医師は，医療の提供に際して，患者の最善の利益のために行動すべきである」と宣言している．

4. 医学研究の対象とされる人々を含め，患者の健康，福利，権利を向上させ守ることは医師の責務である．医師の知識と良心はこの責務達成のために捧げられる．

5. 医学の進歩は人間を対象とする諸試験を要する研究に根本的に基づくものである．

6. 人間を対象とする医学研究の第一の目的は，疾病の原因，発症および影響を理解し，予防，診断ならびに治療（手法，手順，処置）を改善することである．最善と証明された治療であっても，安全性，有効性，効率性，利用可能性および質に関する研究を通じて継続的に評価されなければならない．

7. 医学研究はすべての被験者に対する配慮を推進かつ保証し，その健康と権利を擁護するための倫理基準に従わなければならない．

8. 医学研究の主な目的は新しい知識を得ることであるが，この目標は個々の被験者の権利および利益に優先することがあってはならない．

9. 被験者の生命，健康，尊厳，全体性，自己決定権，プライバシーおよび個人情報の秘密を守ることは医学研究に関与する医師の責務である．被験者の保護責任は常に医師またはその他の医療専門職にあり，被験者が同意を与えた場合でも，決してその被験者に移ることはない．

10. 医師は，適用される国際的規範および基準はもとより人間を対象とする研究に関する自国の倫理，法律，規制上の規範ならびに基準を考慮しなければならない．国内的または国際的倫理，法律，規制上の要請がこの宣言に示されている被験者の保護を減じあるいは排除してはならない．

11. 医学研究は，環境に害を及ぼす可能性を最小限にするよう実施されなければならない．

12. 人間を対象とする医学研究は，適切な倫理的および科学的な教育と訓練を受けた有資格者によってのみ行われなければならない．患者あるいは健康なボランティアを対象とする研究は，能力と十分な資格を有する医師またはその他の医療専門職の監督を必要とする．

13. 医学研究から除外されたグループには研究参加への機会が適切に提供されるべきである．

14. 臨床研究を行う医師は，研究が予防，診断または治療する価値があるとして正当化できる範囲内にあり，かつその研究への参加が被験者としての患者の健康に悪影響を及ぼさないことを確信する十分な理由がある場合に限り，その患者を研究に参加させるべきである．

15. 研究参加の結果として損害を受けた被験者に対する適切な補償と治療が保証されなければならない．

リスク，負担，利益

16. 医療および医学研究においてはほとんどの治療にリスクと負担が伴う．

人間を対象とする医学研究は，その目的の重要性が被験者のリスクおよび負担を上まわる場合に限り行うことができる．

17. 人間を対象とするすべての医学研究は，研究の対象となる個人とグループに対する予想し得るリスクおよび負担と被験者およびその研究によって影響を受けるその他の個人またはグループに対する予見可能な利益とを比較して，慎重な評価を先行させなければならない．

リスクを最小化させるための措置が講じられなければならない．リスクは研究者によって継続的に監視，評価，文書化されるべきである．

18. リスクが適切に評価されかつそのリスクを十分に管理できるとの確信を持てない限り，医師は人間を対象とする研究に関与してはならない．

潜在的な利益よりもリスクが高いと判断される場合または明確な成果の確証が得られた場合，医師は研究を継続，変更あるいは直ちに中止すべきかを判断しなければならない．

社会的弱者グループおよび個人

19. あるグループおよび個人は特に社会的な弱者であり不適切な扱いを受けたり副次的な被害を受けやすい．

すべての社会的弱者グループおよび個人は個別の状況を考慮したうえで保護を受けるべきである．

20. 研究がそのグループの健康上の必要性または優先事項に応えるものであり，かつその研究が社会的弱者でないグループを対象として実施できない場合に限り，社会的弱者グループを対象とする医学研究は正当化される．さらに，そのグループは研究から得られた知識，実践または治療からの恩恵を受けるべきである．

科学的要件と研究計画書

21. 人間を対象とする医学研究は，科学的文献の十分な知識，その他関連する情報源および適切な研究室での実験ならびに必要に応じた動物実験に基づき，一般に認知された科学的諸原則に従わなければならない．研究に使用される動物の福祉は尊重されなければならない．

22. 人間を対象とする各研究の計画と実施内容は，研究計画書に明示され正当化されていなければならない．研究計画書には関連する倫理的配慮について明記され，また本宣言の原則がどのように取り入れられてきたかを示すべきである．計画書は，資金提供，スポンサー，研究組織との関わり，起こり得る利益相反，被験者に対する報奨ならびに研究参加の結果として損害を受けた被験者の治療および／または補償の条項に関する情報を含むべきである．

臨床試験の場合，この計画書には研究終了後条項についての必要な取り決めも記載されなければならない．

研究倫理委員会

23. 研究計画書は，検討，意見，指導および承認を得るため研究開始前に関連する研究倫理委員会に提出されなければならない．この委員会は，その機能において透明性がなければならず，研究者，スポンサーおよびその他いかなる不適切な影響も受けず適切に運営されなければならない．委員会は，適用される国際的規範および基準はもとより，研究が実施される国または複数の国の法律と規制も考慮しなければならない．しかし，そのために本宣言が示す被験者に対する保護を減じあるいは排除することを許してはならない．研究倫理委員会は，進行中の研究をモニターする権利を持たなければならない．研究者は，委員会に対してモニタリング情報とくに重篤な有害事象に関する情報を提供しなければならない．委員会の審議と承認を得ずに計画書を修正してはならない．研究終了後，研究者は研究知見と結論の要約を含む最終報告書を委員会に提出しなければならない．

プライバシーと秘密保持

24. 被験者のプライバシーおよび個人情報の秘密保持を厳守するためあらゆる予防策を講じなければならない．

インフォームド・コンセント

25. 医学研究の被験者としてインフォームド・コンセントを与える能力がある個人の参加は自発的でなければならない．家族または地域社会のリーダーに助言を求めることが適切な場合もあるが，インフォームド・コンセントを与える能力がある個人を本人の自主的な承諾なしに研究に参加させてはならない．

26. インフォームド・コンセントを与える能力がある人間を対象とする医学研究において，それぞれの被験者候補は，目的，方法，資金源，起こり得る利益相反，研究者の施設内での所属，研究から期待される利益と予測されるリスクならびに起こり得る不快感，研究終了後条項，その他研究に関するすべての面について十分に説明されなければならない．被験者候補は，いつでも不利益を受けることなしに研究参加を拒否する権利または参加の同意を撤回する権利があることを知らされなければならない．個々の被験者候補の具体的情報の必要性のみならずその情報の伝達方法についても特別な配慮をしなければならない．

被験者候補がその情報を理解したことを確認したうえで，医師またはその他ふさわしい有資格者は被験者候補の自主的なインフォームド・コンセントをできれば書面で求めなければならない．同意が書面で表明されない場合，その書面によらない同意は立会人のもとで正式に文書化されなければならない．

医学研究のすべての被験者は，研究の全体的成果について報告を受ける権利を与えられるべきである．

27．研究参加へのインフォームド・コンセントを求める場合，医師は，被験者候補が医師に依存した関係にあるかまたは同意を強要されているおそれがあるかについて特別な注意を払わなければならない．そのような状況下では，インフォームド・コンセントはこうした関係とは完全に独立したふさわしい有資格者によって求められなければならない．

28．インフォームド・コンセントを与える能力がない被験者候補のために，医師は，法的代理人からインフォームド・コンセントを求めなければならない．これらの人々は，被験者候補に代表されるグループの健康増進を試みるための研究，インフォームド・コンセントを与える能力がある人々では代替して行うことができない研究，そして最小限のリスクと負担のみ伴う研究以外には，被験者候補の利益になる可能性のないような研究対象に含まれてはならない．

29．インフォームド・コンセントを与える能力がないと思われる被験者候補が研究参加についての決定に賛意を表することができる場合，医師は法的代理人からの同意に加えて本人の賛意を求めなければならない．被験者候補の不賛意は，尊重されるべきである．

30．例えば，意識不明の患者のように，肉体的，精神的にインフォームド・コンセントを与える能力がない被験者を対象とした研究は，インフォームド・コンセントを与えることを妨げる肉体的・精神的状態がその研究対象グループに固有の症状となっている場合に限って行うことができる．このような状況では，医師は法的代理人からインフォームド・コンセントを求めなければならない．そのような代理人が得られず研究延期もできない場合，この研究はインフォームド・コンセントを与えられない状態にある被験者を対象とする特別な理由が研究計画書で述べられ，研究倫理委員会で承認されていることを条件として，インフォームド・コンセントなしに開始することができる．研究に引き続き留まる同意はできるかぎり早く被験者または法的代理人から取得しなければならない．

31．医師は，治療のどの部分が研究に関連しているかを患者に十分に説明しなければならない．患者の研究への参加拒否または研究離脱の決定が患者・医師関係に決して悪影響を及ぼしてはならない．

32．バイオバンクまたは類似の貯蔵場所に保管されている試料やデータに関する研究など，個人の特定が可能な人間由来の試料またはデータを使用する医学研究のためには，医師は収集・保存および／または再利用に対するインフォームド・コンセントを求めなければならない．このような研究に関しては，同意を得ることが不可能か実行できない例外的な場合があり得る．このような状況では研究倫理委員会の審議と承認を得た後に限り研究が行われ得る．

プラセボの使用

33．新しい治療の利益，リスク，負担および有効性は，以下の場合を除き，最善と証明されている治療と比較考量されなければならない：

証明された治療が存在しない場合，プラセボの使用または無治療が認められる；あるいは，

説得力があり科学的に健全な方法論的理由に基づき，最善と証明されたものより効果が劣る治療，プラセボの使用または無治療が，その治療の有効性あるいは安全性を決定するために必要な場合，

そして，最善と証明されたものより効果が劣る治療，プラセボの使用または無治療の患者が，最善と証明された治療を受けなかった結果として重篤または回復不能な損害の付加的リスクを被ることがないと予想される場合．

この選択肢の乱用を避けるため徹底した配慮がなされなければならない．

研究終了後条項

34．臨床試験の前に，スポンサー，研究者および主催国政府は，試験の中で有益であると証明された治療を未だ必要とするあらゆる研究参加者のために試験終了後のアクセスに関する条項を策定すべきである．また，この情報はインフォームド・コンセントの手続きの間に研究参加者に開示されなければならない．

研究登録と結果の刊行および普及

35．人間を対象とするすべての研究は，最初の被験者を募集する前に一般的にアクセス可能なデータベースに登録されなければならない．

36．すべての研究者，著者，スポンサー，編集者および発行者は，研究結果の刊行と普及に倫理的責務を負っている．研究者は，人間を対象とする研究の結果を一般的に公表する義務を有し報告書の完全性と正確性に説明責任を負う．すべての当事者は，倫理的報告に関する容認されたガイドラインを遵守すべきである．否定的結果および結論に達しない結果も肯定的結果と同様に，刊行または他の方法で公表されなければならない．資金源，組織との関わりおよび利益相反が，刊行物の中には明示されなければならない．この宣言の原則に反する研究報告は，刊行のために受理されるべきではない．

臨床における未実証の治療

37．個々の患者の処置において証明された治療が存在しないかまたはその他の既知の治療が有効でなかった場合，患者または法的代理人からのインフォームド・コンセントがあり，専門家の助言を求めたうえ，医師の判断において，その治療で生命を救う，健康を回復するまたは苦痛を緩和する望みがあるのであれば，証明されていない治療を実施することができる．この治療は，引き続き安全性と有効性を評価するために計画された研究の対象とされるべきである．すべての事例において新しい情報は記録され，適切な場合には公表されなければならない．

（日本医師会訳．https://www.med.or.jp/doctor/international/wma/helsinki.html より）

患者の権利に関する世界医師会リスボン宣言（2005 年 10 月修正版，2015 年 4 月再確認）

序文

医師，患者およびより広い意味での社会との関係は，近年著しく変化してきた．医師は，常に自らの良心に従い，また常に患者の最善の利益のために行動すべきであると同時に，それと同等の努力を患者の自律性と正義を保証するために払わねばならない．以下に掲げる宣言は，医師が是認し推進する患者の主要な権利のいくつかを述べたものである．医師および医療従事者，または医療組織は，この権利を認識し，擁護していくうえで共同の責任を担っている．法律，政府の措置，あるいは他のいかなる行政や慣例であろうとも，患者の権利を否定する場合には，医師はこの権利を保障ないし回復させる適切な手段を講じるべきである．

原則

1．良質の医療を受ける権利

a．すべての人は，差別なしに適切な医療を受ける権利を有する．

b．すべての患者は，いかなる外部干渉も受けずに自由に臨床上および倫理上の判断を行うことを認識している医師から治療を受ける権利を有する．

c．患者は，常にその最善の利益に即して治療を受けるものとする．患者が受ける治療は，一般的に受け入れられた医学的原則に沿って行われるものとする．

d．質の保証は，常に医療のひとつの要素でなければならない．特に医師は，医療の質の擁護者たる責任を担うべきである．

e．供給を限られた特定の治療に関して，それを必要とする患者間で選定を行わなければならない場合は，そのような患者はすべて治療を受けるための公平な選択手続きを受ける権利がある．その選択は，医学的基準に基づき，かつ差別なく行われなければならない．

f．患者は，医療を継続して受ける権利を有する．医師は，医学的に必要とされる治療を行うにあたり，同じ患者の治療にあたっている他の医療提供者と協力する責務を有する．医師は，現在と異なる治療を行うために患者に対して適切な援助と十分な機会を与えることができないならば，今までの治療が医学的に引き続き必要とされる限り，患者の治療を中断してはならない．

2．選択の自由の権利

a．患者は，民間，公的部門を問わず，担当の医師，病院，あるいは保健サービス機関を自由に選択し，また変更する権利を有する．

b．患者はいかなる治療段階においても，他の医師の意見を求める権利を有する．

3．自己決定の権利

a．患者は，自分自身に関わる自由な決定を行うための自己決定の権利を有する．医師は，患者に対してその決定のもたらす結果を知らせるものとする．

b．精神的に判断能力のある成人患者は，いかなる診断上の手続きないし治療に対しても，同意を与えるかまたは差し控える権利を有する．患者は自分自身の決定を行ううえで必要とされる情報を得る権利を有する．患者は，検査ないし治療の目的，その結果が意味すること，そして同意を差し控えることの意味について明確に理解するべきである．

c. 患者は医学研究あるいは医学教育に参加することを拒絶する権利を有する.

4. 意識のない患者

a. 患者が意識不明かその他の理由で意思を表明できない場合は，法律上の権限を有する代理人から，可能な限りインフォームド・コンセントを得なければならない.

b. 法律上の権限を有する代理人がおらず，患者に対する医学的侵襲が緊急に必要とされる場合は，患者の同意があるものと推定する．ただし，その患者の事前の確固たる意思表示あるいは信念に基づいて，その状況における医学的侵襲に対し同意を拒絶することが明白かつ疑いのない場合を除く.

c. しかしながら，医師は自殺企図により意識を失っている患者の生命を救うよう常に努力すべきである.

5. 法的無能力の患者

a. 患者が未成年者あるいは法的無能力者の場合，法域によっては，法律上の権限を有する代理人の同意が必要とされる．それでもなお，患者の能力が許す限り，患者は意思決定に関与しなければならない.

b. 法的無能力の患者が合理的な判断をしうる場合，その意思決定は尊重されねばならず，かつ患者は法律上の権限を有する代理人に対する情報の開示を禁止する権利を有する.

c. 患者の代理人で法律上の権限を有する者，あるいは患者から権限を与えられた者が，医師の立場から見て，患者の最善の利益となる治療を禁止する場合，医師はその決定に対して，関係する法的あるいはその他慣例に基づき，異議を申し立てるべきである．救急を要する場合，医師は患者の最善の利益に即して行動することを要する.

6. 患者の意思に反する処置

患者の意思に反する診断上の処置あるいは治療は，特別に法律が認めるか医の倫理の諸原則に合致する場合には，例外的な事例としてのみ行うことができる.

7. 情報に対する権利

a. 患者は，いかなる医療上の記録であろうと，そこに記載されている自己の情報を受ける権利を有し，また症状についての医学的事実を含む健康状態に関して十分な説明を受ける権利を有する．しかしながら，患者の記録に含まれる第三者についての機密情報は，その者の同意なくしては患者に与えてはならない.

b. 例外的に，情報が患者自身の生命あるいは健康に著しい危険をもたらす恐れがあると信ずるべき十分な理由がある場合は，その情報を患者に対して与えなくともよい.

c. 情報は，その患者の文化に適した方法で，かつ患者が理解できる方法で与えられなければならない.

d. 患者は，他人の生命の保護に必要とされていない場合に限り，その明確な要求に基づき情報を知らされない権利を有する.

e. 患者は，必要があれば自分に代わって情報を受ける人を選択する権利を有する.

8. 守秘義務に対する権利

a. 患者の健康状態，症状，診断，予後および治療について個人を特定しうるあらゆる情報，ならびにその他個人のすべての情報は，患者の死後も秘密が守られなければならない．ただし，患者の子孫には，自らの健康上のリスクに関わる情報を得る権利もありうる.

b. 秘密情報は，患者が明確な同意を与えるか，あるいは法律に明確に規定されている場合に限り開示することができる．情報は，患者が明らかに同意を与えていない場合は，厳密に「知る必要性」に基づいてのみ，他の医療提供者に開示することができる.

c. 個人を特定しうるあらゆる患者のデータは保護されねばならない．データの保護のために，その保管形態は適切になされなければならない．個人を特定しうるデータが導き出せるようなその人の人体を形成する物質も同様に保護されねばならない.

9. 健康教育を受ける権利

すべての人は，個人の健康と保健サービスの利用について，情報を与えられたうえでの選択が可能となるような健康教育を受ける権利がある．この教育には，健康的なライフスタイルや，疾病の予防および早期発見についての手法に関する情報が含まれていなければならない．健康に対するすべての人の自己責任が強調されるべきである．医師は教育的努力に積極的に関わっていく義務がある.

10. 尊厳に対する権利

a. 患者は，その文化および価値観を尊重されるように，その尊厳とプライバシーを守る権利は，医療と医学教育の場において常に尊重されるものとする.

b. 患者は，最新の医学知識に基づき苦痛を緩和される権利を有する.

c．患者は，人間的な終末期ケアを受ける権利を有し，またできる限り尊厳を保ち，かつ安楽に死を迎えるためのあらゆる可能な助力を与えられる権利を有する．

11．宗教的支援に対する権利

患者は，信仰する宗教の聖職者による支援を含む，精神的，道徳的慰問を受けるか受けないかを決める権利を有する．

（日本医師会訳．https://www.med.or.jp/doctor/international/wma/lisbon.html より）

索　引

NURSING TEXTBOOK SERIES

看護学概論　第5版
看護追求へのアプローチ　　　　　　　ISBN978-4-263-23758-8

2005年4月1日　　第1版第1刷発行
　　　　　　　　　　（看護学概論　看護追求へのアプローチ）
2009年4月15日　　第2版第1刷発行
2013年2月20日　　第3版第1刷発行
2018年2月10日　　第4版第1刷発行（改題）
2022年1月10日　　第5版第1刷発行

編著者　田　中　幸　子

発行者　白　石　泰　夫

発行所　医歯薬出版株式会社

〒113-8612 東京都文京区本駒込1-7-10
TEL.（03）5395-7618（編集）・7616（販売）
FAX.（03）5395-7609（編集）・8563（販売）
https://www.ishiyaku.co.jp/
郵便振替番号　00190-5-13816

乱丁，落丁の際はお取り替えいたします　　　　印刷・三報社印刷／製本・愛千製本所
© Ishiyaku Publishers, Inc., 2005, 2022. Printed in Japan